医用电子基础

主　编　张卫明　周作建
副主编　胡晨骏　杨　涛　张　彪　张云琪
编　委　（按姓氏笔划为序）

弓　伟　广州中医药大学
杨　涛　南京中医药大学
张　彪　南京中医药大学
张卫明　南京中医药大学
张云琪　南京中医药大学
张林帅　成都中医药大学
张国龙　江西中医药大学
周作建　南京中医药大学
冼慧敏　广州中医药大学
胡　云　南京中医药大学
胡晨骏　南京中医药大学
魏德健　山东中医药大学

U0250499

南京大学出版社

内容提要

医用电子基础是一门理论性、实践性都比较强的专业基础课程，既有较强的系统性，又强调工程性，是学习电子系统硬件的入门课程。全书包括三部分：电路理论基础、模拟电子技术基础和医用电子仪器基础。书中着重基本概念、基本原理和基本电路的分析与应用。配套习题强调思考性和启发性，能提高读者分析问题和解决问题的能力。本书适合医学信息工程、医学影像等专业使用。

图书在版编目(CIP)数据

医用电子基础 / 张卫明，周作建主编. -- 南京：
南京大学出版社，2024.9. -- ISBN 978 - 7 - 305 - 28351 - 2
　Ⅰ. R312
中国国家版本馆 CIP 数据核字第 2024BF7074 号

出版发行　南京大学出版社
社　　　址　南京市汉口路 22 号　　　　邮　编　210093
书　　名　医用电子基础
　　　　　　YIYONG DIANZI JICHU
主　　编　张卫明　周作建
责任编辑　苗庆松　　　　　　编辑热线　025 - 83592655
照　　排　南京开卷文化传媒有限公司
印　　刷　南京人民印刷厂有限责任公司
开　　本　787 mm×1092 mm　1/16　印张 21.75　字数 540 千
版　　次　2024 年 9 月第 1 版
印　　次　2024 年 9 月第 1 次印刷
ISBN 978 - 7 - 305 - 28351 - 2

定　　价　59.80 元
网　　址：http://www.njupco.com
官方微博：http://weibo.com/njupco
微信服务号：njuyuexue
销售咨询热线：(025)83594756

前言

"医用电子基础"是医学信息工程专业的一门重要专业基础课,通过本课程的学习,可以让学生掌握电路和模拟电子技术方面的基础理论、基本电路和基本的分析及设计方法,为进一步学习"数字电路(数字逻辑设计)""计算机组成原理""医学仪器原理""嵌入式系统设计"等课程打下良好的基础。

对于医学信息工程专业的学生来说,要较熟练掌握电子电路的分析设计方法和基本应用,但不要求作特别深入的研究。因此医学信息工程专业在实施专业教学的过程中,不能按照电类专业那样设置多门课程进行电工电子基础教学,也难以套用非电类专业那样采用电工学教材的模式进行教学。因此,国内大多数学校的医学信息工程专业培养计划的课程设置,都将电路基础和模拟电子技术合并为一门课程——医用电子基础,后续再安排数字电路(数字逻辑设计)来完成医学信息工程专业电子基础的构建。本教材正是基于这样的背景而编写。

"医用电子基础"课程的内容包括电路理论基础、模拟电子技术基础和医学电子仪器基础三部分内容,在教与学两方面都有较大的难度。考虑到"电路与模拟电子技术"课程的基本教学目标,以及"内容多与学时少"的矛盾,本着"以模拟电子技术基础为主,电路理论为模拟电子技术服务"的原则,删减了"电路理论基础"课程中的部分内容,同时也对"模拟电子技术基础"课程的内容进行了一定的精简,力求使教材更适应于少学时的教学需求。

在内容组织上,考虑到后续课程,增加了一章医学电子仪器基础的介绍。因为篇幅关系,本书没有讲述 EDA 软件;另外考虑到各个学校的实验设备不一样,也没有专门涉及实验内容的安排,这些内容各校可以根据自身具体实验设备,编写适合自己学校的实验指导书。

本书一至四章是电路原理的内容,主要介绍基本的电路理论和分析方法,着重电路的分析方法阐述;五至八章是模拟电子技术的内容,以应用电路来组织内容,着重介绍应用电路的分析和设计;第九章为医学电子仪器基础,着重介绍医学电子仪器的结构、工作方式和设计的基本方法等。

在编写过程中，编者根据自己多年的教学经验，学习参考了国内外同类和相关的教材和著作。本教材以培养学生分析问题和解决问题的能力，提高学生素质为目标，注重基本概念、基本原理、基本方法的论述，既能让学生掌握好基础，又能启发学生思考、开阔视野。文字叙述力求简明扼要，便于自学。

本书的编写大纲是在南京中医药大学人工智能与信息技术学院医学信息系全体老师集体讨论的基础上制订的，由张卫明负责统稿和统筹。南京中医药大学的周作建、杨涛、张彪、张云琪、胡云，广州中医药大学的弓伟、冼慧敏，山东中医药大学的魏德健，成都中医药大学的张林帅，江西中医药大学的张国龙等老师共同参与编写。

由于编者水平有限，书中难免存在一些错误和不足之处，恳请广大读者批评指正。

编　者

2024 年 6 月 17 日于南京

目录

第一章

电路的基本概念与基本定律

1.1 电路组成与功能

1.1.1 电路组成与功能

按所要完成的功能,将一些电气设备或元器件按一定的方式连起来,就构成了电路,电路是电流通过的路径,通常由电源、负载和中间环节三部分组成。

电路的结构形式多种多样,但其作用有两个:一是实现电能的传输和转换,二是实现信号的传递和处理。各类电力系统主要用于电能的传输和转换,这类电路的电压高,电流和功率较大,俗称"强电"系统。而像收音机、电视机的接收天线把载有声音、图像信息的电磁波接收后转换为相应的电信号(信号源),然后通过电路把信号传递和处理,送到扬声器和显像管(负载),还原为原始信息,这类电路主要用于信号的传递和处理,一般功率小、电压低,俗称"弱电"系统。

一般,信号源或电源的电压或电流称为激励,激励在各部分产生的电压和电流称为响应。

有的电路非常复杂,如电力系统从发电、输电到用电是一个非常复杂的网络,再如集成电路芯片、电视机电路、计算机主板电路等。而有些电路则比较简单,如图1-1-1(a)是最简单的电路,其中:电源是提供电能的装置,它把其他能转换为电能,如发电机将机械能转换成电能,电池将化学能转换成电能等;负载是取用电能的装置,它把电能转换成其他形式的能,如电灯将电能转换成光能,电动机将电能转换成机械能等;中间环节是连接电源和负载所必需的部分,其作用是传输、控制和分配电能,如导线、开关及各种控制、保护装置等。

如果电路工作时,其电流的大小或方向不随时间变化,则称为直流电路;如果电路工作时,其电流是随时间按正弦规律变化的,则称为正弦交流电路。图1-1-1所示的电路是一个直流电路。

组成电路的各种器件称为电路元件。

为了便于分析和计算,常把实际电路元件理想化。常用的理想电路元件有电阻元件、电感元件、电容元件和电源等,分别用字母 R、L、C 和 E 表示。

由理想电路元件组成的电路称为实际电路的电路模型。图1-1-1中图(b)就是图(a)的电路模型。用特定符号代表元件连接而成的图形称为电路图,电路图即电路模型图。为了分析方便,通常将一个电路分为两部分:电源内部的电路称为内电路,电源外部的电路称为外电路,如图 1-1-1(b)所示。

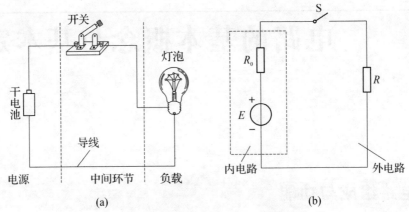

图 1-1-1 最简单的电路及其电路模型

常用元件的图形符号,如表 1-1-1 所示。

表 1-1-1 常用元件的图形符号

名称	符号	名称	符号	名称	符号
固定电容		热敏电阻		开关	
可变电容		光敏电阻		熔断器	
微调电容		电池		相连接导线	
电解电容		理想电压源		不相连导线	
电阻		理想电流源		接地	
可变电阻		电感线圈		灯泡	
电位器		带铁芯线圈			

1.1.2 电路模型

实际电路都是由起特定作用的元件或器件连接组成的,如电池、白炽灯、发电机、变压器、话筒、扬声器等。这些实际元器件都具有一个占主要作用的特征。例如白炽灯,它具有消耗电能的性质(电阻性)外,当电流通过时也会产生磁场,即它的电感性,但是由于它的电感很微小,可以忽略不计,所以电阻特性是白炽灯的主要电磁特性。

上述实际电路的示意图画出了组成电路的元器件的实物,为了便于对实际电路进行分析计算,将实际电路元件理想化(或称为模型化),即在一定条件下只考虑元器件的主要电磁性能,而忽略其次要因素,根据这一理想化的特性,由若干具有简单特性的理想元件构成各个实际元器件的模型,这样就可以完全由理想电路元件构成一个能表达实际电路主要电磁性能的模型电路,称为实际电路的电路模型。

理想电路元件是组成电路模型的最小单元,一般是从某种确定的电磁性质元器件理想化得到的,理想电路元件的特性具有精确的数学定义。

图 1-1-1 中的图(b)就是图(a)的一个理想的电路模型。电阻元件 R 是灯泡的电路模型,电压源 E 和电阻 R_0(也称为电源的内阻)串联作为干电池的模型,连接导线(包括开关)均用理想导线表示,其电阻忽略不计。

后面我们讨论的都是实际电路的电路模型,其中的电路元件均为理想的电路元件,因此我们把理想的电路元件就称为电路元件。

1.2　电路中的基本物理量

1.2.1　电流

当导体连接到一个电源的两端时,在电场的作用下,导体中的自由电子(带负电荷)便会逆电场方向运动,正电荷会向相反方向运动。电荷在导体中定向移动形成电流,一般规定电流的实际方向为正电荷定向运动的方向。电流定义:单位时间内通过某一导体横截面的电荷量,称为电流强度,简称电流。

不随时间变化的电流称为恒定电流或直流电流,用大写字母 I 表示:

$$I = \frac{q}{t} \tag{1-2-1}$$

式中 q 是时间 t 内流过导体横截面的电荷量。

小写字母 i 表示随时间变化的电流,称为交流电流:

$$i = \frac{\mathrm{d}q}{\mathrm{d}t} \tag{1-2-2}$$

式中 $\mathrm{d}q$ 是极短时间 $\mathrm{d}t$ 内流过导体横截面的电流。

注:本书以后均用大写字母表示不随时间变化的物理量,用小写字母表示随时间变化的物理量。

在国际单位制中,时间的单位是秒(s),电量的单位是库仑(C),电流的单位是安培(A),简称安。当电流较大时,用千安(kA)表示,小电流则用毫安(mA)或微安(μA)表示。

$$1\,\mathrm{A} = 10^{-3}\,\mathrm{kA} = 10^{3}\,\mathrm{mA} = 10^{6}\,\mu\mathrm{A}$$

实验证明:在一条无分支的电路上,电流总是处处相等,称为电流的连续性原理。

习惯上规定,正电荷移动的方向为电流的方向(即实际方向),电流的方向是客观存在的,当一个电路的元件参数和电路结构确定以后,流过各元件的电流大小和方向也就确定了。但在分析复杂电路的时候,我们事先往往很难判断电路中各处电流的实际方向,而且电路中电流的方向还可能随时间的变化而变化(如交流电路)。为了分析和计算的方便,任意选择一个方向作为电流的正方向,称为参考方向。这时候,物理量电流就可以用代数量(有正有负)来表示。当实际电流方向与参考方向一致时,则电流为正值;反之,当电流实际方向与参考方向不一致时,电流为负。

如图 1-2-1 所示,流过电阻 R 的实际电流 I,其实际方向如实线箭头所示。图(a)中指定参考方向为由 A 到 B(如虚线箭头所示),电流 I 的参考方向与实际方向相同,$I > 0$;图(b) 中,选择电流的参考方向与实际方向相反,$I < 0$。

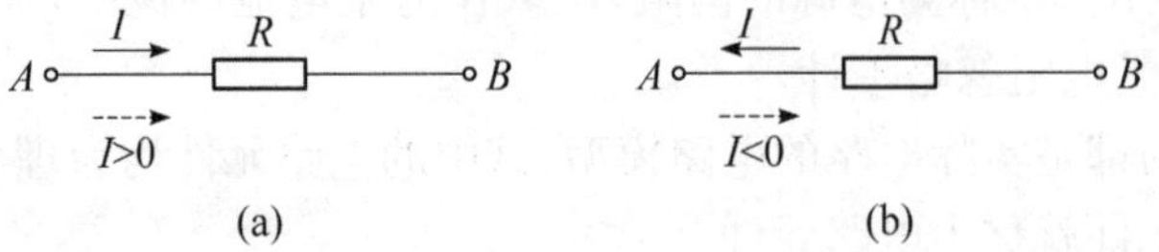

(a)   (b)

图 1-2-1 电流的参考方向

参考方向是人为设定的,设置合理的参考方向可以给电路分析带来便利。只有选定了参考方向,电流才有正负之分。一旦选定了参考方向,电流的正负就确定了,因此在分析过程中,参考方向一般不作改变。

1.2.2 电压、电位和电动势

电路本质上是电场的一个特例,电路中某点的电位(或称电势)是单位正电荷在该点所具有的电位(势)能,数值上等于电场力将单位正电荷沿任意路径从该点移动到参考点所作的功。a 点的电位记作 U_a。

电路中两点间的电位差称为电压,数值上等于电场力把单位正电荷从起点移到终点所做的功,即

$$U_{ab} = U_a - U_b \tag{1-2-3}$$

式中,U_a 为 a 点的电位,U_b 为 b 点的电位,U_{ab} 为 ab 两点间的电压。

电压的单位是伏特,简称为(V),还有千伏(kV)、毫伏(mV)和微伏(μV)等。

$$1 \text{ kV} = 10^3 \text{ V} = 10^6 \text{ mV} = 10^9 \text{ } \mu\text{V}$$

电压的极性规定为高电位点指向低电位点,即电位降的方向。与电流类似,在比较复杂的电路中,两点间的电压实际很难预测,因此在分析电路前,为电压选择一个参考极性(参考方向),从而将带有极性的物理量电压用代数值来表示。如果实际极性与参考极性一致,则电压为正;如果相反,则电压为负。电路中电压的参考极性一般用"+""−"表示,"+"表示参考极性的高电位点,"−"表示参考极性的低电位点。也可用箭头(由"+"极指向"−"极)或双下标来表示电压的参考极性。

电路中同一元件的电压和电流都存在设定参考极性方向的问题,为了分析方便,常取一致的参考方向(即在同一电路元件上,电流的参考方向从电压参考极性的"+"极指向"−"极),称为关联参考方向。这样,我们在一个元件上只要设定了一个参考方向(电压或电流),另一个就自然确定了,后面,如果不作特别说明,一般都采用关联参考方向。

电路中任意一点的电位,就是该点与零电位点(一般称为参考点)之间的电压,因此,电压与电位本质上是相同的,都表示了电路中功和能的概念。但是电位与电压又是有区别的:

电位数值依赖于参考点的选择,电路中某点的电位会因选择不同的参考点而不同,而电压却与参考点的选择无关。

在国际单位制(SI)中,电压、电位的单位均为伏特(V)。

例 1-2-1　如图 1-2-2 所示,已知:电压源 $U_1=3\,\text{V}$,$U_2=6\,\text{V}$。在下列两种情况下求各点电位以及 U_{ab} 和 U_{bc}。

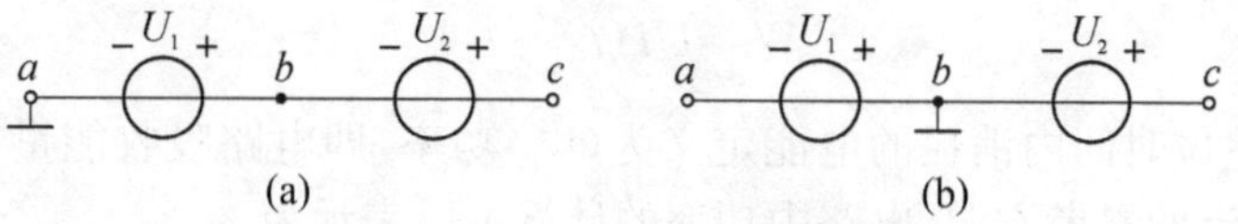

图 1-2-2　例 1-2-1 的图

(1) 取 a 点为参考点,如图 1-2-2(a)所示。

(2) 取 b 点为参考点,如图 1-2-2(b)所示。

解:(1) 取 a 点为参考点,如图 1-2-2(a)所示,由图可得

$U_a=0\,\text{V}$,$U_b=U_1=3\,\text{V}$,$U_c=U_1+U_2=(3+6)\text{V}=9\,\text{V}$

$U_{ab}=U_a-U_b=(0-3)\text{V}=-3\,\text{V}$

$U_{bc}=U_b-U_c=(3-9)\text{V}=-6\,\text{V}$

(2) 取 b 点为参考点,如图 1-2-2(b)所示,由图可得

$U_a=-U_1=-3\,\text{V}$,$U_b=0\,\text{V}$,$U_c=U_2=6\,\text{V}$

$U_{ab}=U_A-U_b=(-3-0)\text{V}=-3\,\text{V}$

$U_{bc}=U_b-U_c=(0-6)\text{V}=-6\,\text{V}$

原则上,电路中的参考点可以任意选择,但是电工技术中,通常选大地(或机壳)为参考点,电路中用符号"⏚"表示;在电子技术中则选公共点作为参考点,电路中常用符号"⏚"表示强电或模拟的参考地,用"⊥"表示弱电的参考地;用"▽"表示数字的参考地。

电动势是对电源中非电场做功(转变为电能)能力的描述,数值上等于非电场力克服电场力把单位正电荷从电源负极移动到正极所做的功,因此电动势的方向从电源负极指向正极,即电源电位升的方向。电动势用 E(或 e)表示,如图 1-2-3 所示,$U_{ab}=E$。

电路分析中,与电压电流一样,事先也给电源电动势规定一个参考方向,为了与电源元件的参考极性相区别,常用箭头表示。

在国际单位制中电动势的单位也是伏特。

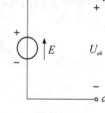

图 1-2-3

电动势及其参考方向

1.2.3　功率和能量

电流和电压是电路中的两个基本物理量,在实际应用中,还必须知道电气设备的电功率是多少,一个 100 W 的白炽灯比 60 W 的白炽灯要亮,供电部门需要计量一个电气设备在某个阶段或周期的用电量。因此,电气设备的功率与能量在电路分析中是非常重要的。

电荷流过电路中的元件,其电位发生变化,说明电场力对电荷做功,这部分能量被认为由该元件从电路中吸收。从 t_0 到 t_1 这段时间内,某元件吸收的电能可从电压的定义中求得

$$W=\int_{q(t_0)}^{q(t_1)}u\cdot\mathrm{d}q \tag{1-2-4}$$

因为 $i = \dfrac{\mathrm{d}q}{\mathrm{d}t}$，所以在关联参考方向下

$$W = \int_{t_0}^{t_1} ui \cdot \mathrm{d}t \qquad (1-2-5)$$

对于直流电路，电压、电流均为恒定值，则

$$W = UI(t_1 - t_2) \qquad (1-2-6)$$

电路中，将单位时间内消耗的电能定义为（电）功率，即电路吸收能量对时间的导数，结合电路中电压电流的参考方向，电路中功率的计算可以表示为

$$p = \frac{\mathrm{d}w}{\mathrm{d}t} = \begin{cases} ui & \text{关联参考方向} \\ -ui & \text{非关联参考方向} \end{cases} \qquad (1-2-7)$$

在直流电路中：$P = UI$（关联参考方向）或 $P = -UI$（非关联参考方向）。

注意：采用非关联参考方向时，计算电路功率需要在公式中增加一个负号。由于考虑的功率是电路中元件消耗（吸收）电能的速度，因此，当 $P > 0$ 时，表示元件吸收功率，则表明是电路的负载；当 $P < 0$，元件发出功率，是电路中的电源。

国际单位制中，能量 W 的单位为焦耳（J），功率 P 的单位是瓦特（W）。若时间单位为小时（h），功率以千瓦（kW）为单位，则电能的单位为千瓦·时（kW·h），也称为"度"，这是供电部门度量用电量的常用单位。

如图 $1-2-4$ 所示，已知某元件两端电压为 $5\,\mathrm{V}$，A 点电位高于 B 点电位，流过元件的电流为 $2\,\mathrm{A}$，实际方向为从 A 到 B。若电压和电流采用关联参考方向，如图 $1-2-4(a)$ 所示，则 $U = 5\,\mathrm{V}$，$I = 2\,\mathrm{A}$，$P = UI = 10\,\mathrm{W} > 0$，此元件吸收的功率为 $10\,\mathrm{W}$；若电压和电流采用非关联参考方向，如图 $1-2-4(b)$ 所示，则 $U = -5\,\mathrm{V}$，$I = 2\,\mathrm{A}$，仍然有 $P = -UI = 10\,\mathrm{W} > 0$，因此，参考方向的选择不会改变电路的实际工作情况。

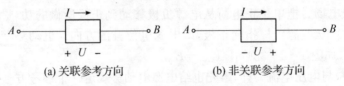

(a) 关联参考方向   (b) 非关联参考方向

图 1-2-4 参考方向

例 1-2-2 图 $1-2-5$ 是一个蓄电池充电电路，已知蓄电池的电动势 $E = 12\,\mathrm{V}$，内阻 $R_{02} = 1\,\Omega$；供电电源内阻 $R_{01} = 0.5\,\Omega$，线路电阻 $R = 0.5\,\Omega$，电路中开关 S 断开时，充电器（点画线框所示）的输出电压（称为开路电压）$U_1 = 14\,\mathrm{V}$。求：

（1）充电电流 I；

（2）外电源提供给蓄电池的功率 P；

（3）蓄电池中转变为化学能的功率 P_E，内阻 R_{02} 消耗的功率。

解：（1）由 $U_1 = I(R_{01} + R + R_{02}) + E$，得 $I =$

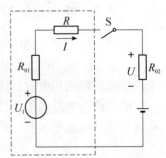

图 1-2-5 例 1-2-2 的图

$$\frac{U_1-E}{R_{01}+R+R_{02}}=\frac{14\ \mathrm{V}-12\ \mathrm{V}}{2\ \Omega}=1\ \mathrm{A}$$

充电电源输出电压 $U=U_1-(R_{01}+R)I=13\ \mathrm{V}$

（2）给蓄电池充电的外电源功率 $P=-UI=-(13\times1)\mathrm{W}=-13\ \mathrm{W}$

（3）蓄电池中转变为化学能的功率 $P_E=EI=(12\times1)\mathrm{W}=12\ \mathrm{W}$

内阻 R_{02} 消耗的功率 $P_{R_{02}}=I^2R_{02}=(1^2\times1)\mathrm{W}=1\ \mathrm{W}$

可见 $P+P_E+P_{R_{02}}=0$，即外电源发出的功率等于蓄电池转化为化学能的功率与蓄电池内阻消耗的功率，达到功率平衡。

例 1-2-3　如图 1-2-6 所示电路，求各元件的功率，说明哪些是负载，哪些是电源。

解：A 元件采用非关联参考方向，$P_A=-(20\times5)\mathrm{W}=-100\ \mathrm{W}<0$（产生）。

B 元件采用关联参考方向，$P_B=(20\times2)\mathrm{W}=40\ \mathrm{W}>0$（吸收）。

C 元件采用非关联参考方向，$P_C=-(10\times3)\mathrm{W}=-30\ \mathrm{W}<0$（产生）。

D 元件采用关联参考方向，$P_D=(30\times3)\mathrm{W}=90\ \mathrm{W}>0$（吸收）。

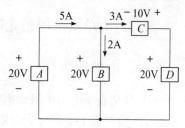

图 1-2-6　例 1-2-3 图

元件 A、C 功率小于 0，是电源；元件 B、D 功率大于 0，是负载。

$P_A+P_B+P_C+P_D=0$，电路中所有电源产生的功率等于所有负载吸收的功率，达到功率平衡。

1.3　基本电路元件

电路模型是从实际电路抽象出来的，可以用数学方法准确表述，是一种理想电路。各种实际电路元器件的主要电磁特性由若干简单的理想元件等效替代，这些简单的理想电路元件分别描述一种特定的电路物理量之间的联系。显然，理想元件种类越少，电路模型越简单。

在电路分析中，涉及的物理量主要有电压、电流、电荷和磁通，图 1-3-1 给出了它们之间关系的元件联系图。

电路中的四个基本变量（电压 u、电流 i、电荷 q、磁通 ϕ）之间的对应函数关系构成了电路的基本理想元件特性。电荷与电流、磁通与电压（电动势）之间的微分关系在物理学中我们已经学过。

对于二端元件，若电荷与电压之间存在代数约束，由电容元件描述；若磁通与电流之间存在代数约束，由电感元件约束；若电压与电流之间存在代数约束，由电阻元件描述。这三种基本电路元件都有对应的实际元器件原型，并很早就被人们认识和使用，而对应于电荷与磁通之间的代数约束，直到 1971 年才由美籍华人蔡少棠教授提出忆阻元件模型加以描述，并且找到

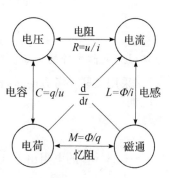

图 1-3-1
基本理想电路元件关系

了一些原型器件,如库仑电池、热敏电阻、氖气灯泡等,由于在线性电路中电流与电荷、磁通与电压的一阶微分关系,忆阻元件和电阻元件是完全等同的。

$$M = \frac{\phi}{q} = \frac{\mathrm{d}\phi}{\mathrm{d}q} = \frac{\mathrm{d}\phi}{\mathrm{d}t} \cdot \frac{\mathrm{d}t}{\mathrm{d}q} = \frac{u}{i} = R \tag{1-3-1}$$

这也正是忆阻元件很长一段时间未被重视的原因,本书中主要针对线性电路进行讨论,所以后面将不再特别介绍忆阻元件。

实际上,在电路中常常有一些元器件具有多于两个的外接端,为了对这些元器件构建电路模型,需要多端的理想元件,建立不同位置电压电流之间的约束关系。最常用的是二端口理想元件。

1.3.1 单端口理想元件

一、电阻元件

电阻是表征电路中阻碍电流流动特性的参数,而电阻元件是表征电路中消耗电能的理想元件,但习惯上也简称为电阻。所以,通常我们所说的电阻既是电路元件,又是表征其量值大小的参数,以下简称为电阻。电阻的图形符号如图 1-3-2(a)所示。从元件特性看,电阻两端电压和流过的电流关系(伏安特性)是代数关系,即可用电压—电流平面的一条曲线表示。如果伏安关系是一条过原点的正斜率直线,则称为线性电阻,电阻 R 的值不随电压或电流变化(即 R 为常数);否则称为非线性电阻。如果电阻 R 的值随时间变化,则称为时变电阻,否则称为时不变电阻。本书如果不特别说明,均为线性时不变电阻。线性电阻的伏安特性(欧姆定律)可用图 1-3-2(b)所示的曲线表示,称为线性电阻的伏安特性(VCR)曲线。

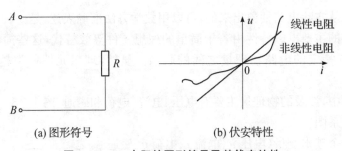

(a) 图形符号　　　　　　　　　(b) 伏安特性

图 1-3-2　电阻的图形符号及其伏安特性

1. 电阻元件的电压、电流关系

采用关联参考方向时,任意瞬间,(线性)电阻两端的电压和流过它的电流服从欧姆定律,即

$$u = R \cdot i \tag{1-3-2}$$

金属导体的电阻由下式决定

$$R = \rho \frac{L}{S} \tag{1-3-3}$$

式中，ρ 是导体的电阻率，L 是导体的长度，S 是导体的横截面面积。

在国际单位制中，电阻的单位是欧姆（Ω），电阻 R 的倒数称为电导 G。

$$G = \frac{1}{R} \qquad (1-3-4)$$

电导表示了电路允许电流流动的特性，电导的单位为西门子（$1\,\text{S} = 1\,\Omega^{-1}$）。

2. 电阻元件的功率和能量

某一时刻，电阻上的功率（称为瞬时功率）为

$$p = ui = i^2 R = \frac{u^2}{R} = Gu^2 = \frac{i^2}{G} \qquad (1-3-5)$$

由于电阻 R 和 G 都是正实数，所以电阻上的功率总为正，即电阻是一种耗能元件。从 t_0 到 t_1 时间内，电阻消耗的能量为

$$W = \int_{t_0}^{t_1} p\,\mathrm{d}t \qquad (1-3-6)$$

电阻是对电流有阻碍作用并消耗电能的一类器件的模型，如白炽灯、电阻炉等都属于这类器件。

常见电阻见图 1-3-3。

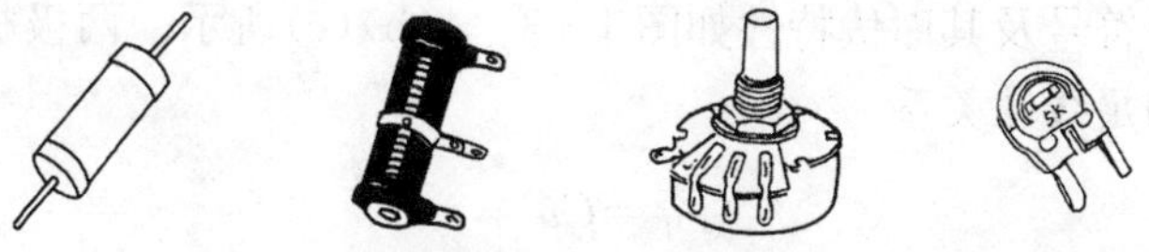

(a) 固定电阻　　　(b) 可变电阻　　　(c) 电位器　　　(d) 半可变电阻

图 1-3-3　常见电阻

有一类特殊的电阻元件，其电阻值既不为常数，也不取决于流过的电流值，而与工作环境（如光、热等）有关，这类电阻元件有光敏电阻、热敏电阻等。

色环电阻是电子电路中常用的电子元件，色环电阻就是在普通的电阻封装上涂上不一样颜色的色环，用来区分电阻的阻值。

最常见是四环电阻，分别用不同的颜色表示不同的数字，见表 1-3-1。其中前两个色环表示的是阻值的有效数字，第三环表示倍率，第四环表示精确度。金表示 5%，银表示 10%，无色表示 20%。精确度的色环与其他色环的距离较大。

表 1-3-1　电阻色环代表的数字

色环颜色	棕	红	橙	黄	绿	蓝	紫	灰	白	黑
表示的数字	1	2	3	4	5	6	7	8	9	0

例如一个电阻有四个色环，分别是红、橙、棕、金，则前两环表示"23"，第三环表示"$\times 10^1$"，第四色环表示精确度是 $\pm 5\%$，即这个电阻的阻值是 $230\,\Omega \pm 5\%$。

五色环电阻是精密电阻，五环电阻前三环表示数字，第四环表示倍率，最后一环表示精

确度。精确度通常是金、银、棕、绿,分别表示精确度为±5%、±10%、±1%、±0.5%。精密电阻通常用于军事、航天等领域。

六环电阻在五环电阻的基础上增加一道表示温度系数的色环,在特定场合使用。

二、电容元件

电容元件(简称电容)是一种表征电路元件储存电荷特性的理想元件,其原始模型是两块金属极板中间用绝缘介质隔开的平板电容器,参见图 1-3-4(a)。当在两极板加上电压后,极板上分别积聚着等量的正、负电荷,在两个极板之间产生电场。积累的电荷越多,所形成的电场就越强,电容所储存的电场能也就越大。同"电阻"一样,"电容"一词既表示一种理想电路元件,又表示该元件的参数,以下简称电容。

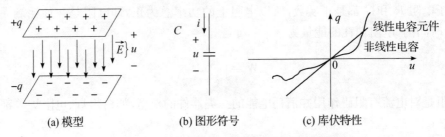

(a) 模型 (b) 图形符号 (c) 库伏特性

图 1-3-4 电容模型、图形符号及其库伏特性

线性电容的图形符号及其库伏特性如图 1-3-4(b)(c)所示。两极板之间的电压与极板上储存的电荷量满足线性关系

$$q = Cu \tag{1-3-7}$$

式中,C 是电容的参数,称为电容(量),它表征电容储存电荷的能力。当 C 为常数时,称为线性电容;当 C 不为常数时,称为非线性电容。如果 C 随时间变化,称为时变电容,否则称为时不变电容。本书如无特殊说明均为线性时不变电容。

在国际单位制中,电容的单位为法拉(F),当电容两端充上 1 伏特(V)的电压时,极板上若储存了 1 库仑(C)的电荷量,则该电容的值为 1 法拉(F)。法拉的单位很大,常用微法 (1 μF $= 10^{-6}$ F)和皮法(1 pF $= 10^{-12}$ F)为计量单位。

1. 电容元件的电压、电流关系

当电路中有电流流入电容,极板上的电荷量 q 将发生变化,电容的端电压 u 也将发生变化,根据电流的定义

$$i = \frac{dq}{dt} = \frac{d(Cu)}{dt} = C\frac{du}{dt} \tag{1-3-8}$$

在关联参考方向下,电容元件的电流与其电压的导数(变化率)成正比,而与电容元件端电压的绝对值无关,说明电容元件是一种动态元件。

当电容两端电压不随时间变化(即直流)时,则电压的导数为零,即没有电流流过电容元件,说明电容在直流情况下相当于开路,或者说电容具有隔离直流(简称隔直)的作用。

需要注意,若要电容两端发生突变(导数无穷大),则电路需要提供无穷大的充电电流,

这在实际情况中一般是不可能的,所以,当电路不能提供无穷大电流时,电容两端的电压是不能突变的。

对上式两边积分,可得

$$u = \frac{1}{C}\int_{-\infty}^{t} i\,\mathrm{d}t = \frac{1}{C}\int_{-\infty}^{0} i\,\mathrm{d}t + \frac{1}{C}\int_{0}^{t} i\,\mathrm{d}t = u(0) + \frac{1}{C}\int_{0}^{t} i\,\mathrm{d}t \qquad (1-3-9)$$

式中的 $u(0)$ 是 $t = 0$ 时电容两端电压的初始值,这里接受了 $u(\infty) = 0$ 的事实。上式表明,当前状态下电容两端的电压与电路对电容充电的过去状况有关,这说明电容具有记忆能力,因此,将其称为记忆元件。

2. 电容元件的功率和能量

根据电路功率的定义,在关联参考方向下,电容的瞬时功率为

$$p = u \cdot i = Cu\frac{\mathrm{d}u}{\mathrm{d}t} \qquad (1-3-10)$$

数值上有三种可能:

(1) 电压绝对值增大, $p > 0$,电容吸收电功率并将电能转化为电场能储存起来;

(2) 电压绝对值减少, $p < 0$,电容发出电功率,将储存的电场能转化为电能输出;

(3) 电压绝对不保持不变, $p = 0$,此时电容功率为零。

在 $-\infty$ 到 t 时间内,电容储存的电场能(从电路获得)为

$$W = \int_{-\infty}^{t} ui\,\mathrm{d}t = \int_{0}^{u} Cu\,\mathrm{d}u = \frac{1}{2}Cu^{2} \qquad (1-3-11)$$

可见,某一时刻电容中所储存的电场能只取决于该时刻电容两端电压的大小,与电压的形式和方向无关。

电容是一种储能元件,电容与电路其他部分之间实现能量的相互转换,理想电容在这种转换过程中其本身不消耗能量。

电容的种类很多,按其结构不同可分为:固定电容器、可变电容器和半可变电容器(又称为微调电容器)三类。按所用电介质不同可分为:云母电容器、陶瓷电容器、金属膜电容器、有机薄膜电容器、纸介质电容器和电解电容器等。常见的几种电容器如图 1-3-5 所示。其中电解电容器有正负极之分,使用时要将正极接高电位、负极接低电位,否则可能被击穿,或因过热而爆裂。

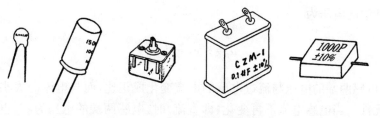

图 1-3-5　几种常用电容器的外形

在电子电路中,主要利用的是电容器的"隔直流、通交流",常用作滤波、耦合、旁路、调谐和能量转换等。

三、电感元件

电感元件是另一种储能元件,电感元件的原始模型是用导线绕成的螺线管线圈。当线圈通以电流 i,在线圈中就会产生磁能,并储存磁场能量。表征电感元件(简称电感)产生磁通存储磁场能力的参数称为电感(也称自感),用 L 表示,它在数值上等于单位电流产生的磁链。

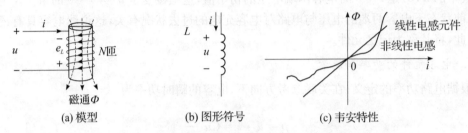

(a) 模型　　　　　　(b) 图形符号　　　　　(c) 韦安特性

图 1 - 3 - 6　电感模型、图形符号及其韦安特性

图 1 - 3 - 6 所示是电感的模型、图形符号及其韦安特性,设该电感的匝数为 N,则磁通 $\Psi = N\Phi$,得

$$L = \frac{\Psi}{i} = \frac{N\Phi}{i} \tag{1 - 3 - 12}$$

若 L 不随电流和磁通的变化而变化,则称为线性电感;当 L 随电流或磁通而变化时,则称为非线性电感。如 L 不随时间而变化,称为时不变电感,否则为时变电感。以后若无特殊说明,均为线性时不变电感。

国际单位制中,电感的单位亨利(H),亨利的单位很大,实用中常采用毫亨 $mH(10^{-3}H)$ 和微亨 $\mu H(10^{-6}H)$。

1. 电感元件的电压、电流的关系

电感线圈中通以电流就会产生磁通,变化的电流产生变化的磁通,根据物理学中电磁感应定律,线圈中磁通发生变化将产生感应电动势 e_L。感应电动势的大小与磁通的变化率成正比,感应电动势的方向和磁通 Φ 符合右手螺旋定则,如图 1 - 3 - 6(a)所示参考方向,可得

$$e_L = -\frac{d\Psi}{dt} = -L\frac{di}{dt} \tag{1 - 3 - 13}$$

而电感两端的电压为

$$u = -e_L = L\frac{di}{dt} \tag{1 - 3 - 14}$$

这表明,电感两端的电压与流过电感的电流变化成正比,而与电流的大小无关,说明电感也是动态元件。当电感电流不再变化(即直流)时,电感两端的电压为零,也就是说,对直流来说,电感相当于短路。若电感电流要突变,就需要加无穷大的电压,实际上这是不可能的,因此,电感中的电流是不能突变的。

根据楞次定律,电感产生的感应电动势将阻碍磁场的变化。电流增大,引起磁场增强,

这时 e_L 阻碍电流的增大。同理,电流减小,引起的磁场减弱,这时 e_L 则阻碍电流的减少。可见,感应电动势具有阻碍电流变化的性质。将上式两边积分,得到电感上的电流与其端电压的关系为

$$i = \frac{1}{L}\int_{-\infty}^{t} u\,\mathrm{d}t = \frac{1}{L}\int_{-\infty}^{0} u\,\mathrm{d}t + \frac{1}{L}\int_{0}^{t} u\,\mathrm{d}t = i(0) + \frac{1}{L}\int_{0}^{t} u\,\mathrm{d}t \qquad (1-3-15)$$

其中, $i(0)$ 是 $t=0$ 时电感中通过的电流,称为初始值。这里接受了 $i(\infty)=0$ 的事实。这表明了,当前状态下电感上的电流与电路加载到电感上的电压过去状况有关,说明电感也是记忆元件。

2. 电感的功率与能量

根据电路的功率的定义,电感元件的瞬时功率为

$$p = ui = Li\frac{\mathrm{d}i}{\mathrm{d}t} \qquad (1-3-16)$$

其数值存在三种情况:

(1) 电流绝对值增大, $p>0$,电感吸收电功率并将电能转化为磁场能储存起来;
(2) 电流绝对值减少, $p<0$,电感将储存的磁场能转化为电能向电路发出电功率;
(3) 电流绝对值不变,电感中磁场保持不变, $p=0$,电感的功率为零。

理想电感与外部电路之间实现能量转换,转换过程中电感本身不消耗能量,即电感是一个无损耗储能元件,在 $-\infty$ 到 t 时间内,电感储存的磁场能(从电路获得)为

$$W = \int_{-\infty}^{t} ui\,\mathrm{d}t = \int_{0}^{i} Li\,\mathrm{d}i = \frac{1}{2}Li^2 \qquad (1-3-17)$$

电感储存的磁场能只与该时刻电流的绝对值大小有关,而与电流的方向无关。

用漆包线、纱包线、塑皮线或裸导线等在绝缘骨架或磁芯、铁芯上一圈一圈(导线间彼此互相绝缘)绕制成一组串联的同轴线匝,就构成了电感线圈或称电感器。如图 $1-3-7$ 所示。

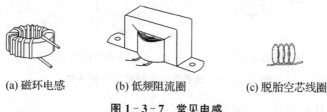

(a) 磁环电感　　　　(b) 低频阻流圈　　　　(c) 脱胎空芯线圈

图 1-3-7　常见电感

按电感的作用,可分为有自感作用的电感线圈和有互感作用的变压器线圈;按工作特性分类,可分为固定电感、可变电感和半可变电感。

四、有源电路元件

前面介绍的三种基本的二端元件都不能主动向电路提供能量,因此称为无源元件。电路中能向外提供能量的电路元件称为有源电路元件,理想的有源电路元件包括电压源和电

流源,统称电源。电源有独立源和非独立源(受控源)两种,实际的电源有发电机(如火力发电机、水力发电机、风力发电机等)、电池(如干电池、蓄电池、燃料电池等)、实验用的各种信号源等。理想电压源和电流源是从实际电源中抽象出来的一种电路模型。

1. 理想电压源

若二端元件两端电压不随流过它的电流变化,保持固定的数值(或变化规律),称此元件为理想(独立)电压源。理想电压源的输出电压仅是时间的函数,与所接的负载大小无关,它是从实际电源抽象得到的一种二端电路元件模型,其图形符号如图 1-3-8(a)所示。

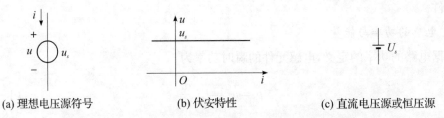

(a) 理想电压源符号　　　　(b) 伏安特性　　　　(c) 直流电压源或恒压源

图 1-3-8　理想电压源的符号、伏安特性及恒压源符号

理想电压源的伏安特性为一条平行于电流轴的直线,如图 1-3-8(b)所示。理想电压源两端的电压值不随电流变化,因此,理想电压源的两端不能被短路(电阻值为 0),否则,将流过无穷大电流。

常用的电池在正常工作范围内近似为理想电压源[恒压源,符号如图 1-3-8(c)所示]。使用中不能将其两个电极短路,否则将损坏。

2. 理想电流源

若流过二端元件的电流不随它两端电压变化,保持固定的数值(或变化规律),称此元件为理想(独立)电流源。理想电流源输出的电源是时间的函数,与所接负载无关,它也是一种抽象的电路模型,其图形符号如图 1-3-9(a)所示。

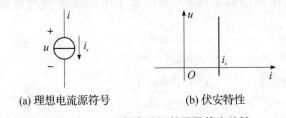

(a) 理想电流源符号　　　　(b) 伏安特性

图 1-3-9　理想电流源符号及伏安特性

理想电流源的伏安特性为一条平行于电压轴的直线。

流过理想电流源的电流值不随电压变化,因此,理想电流源的两端不能被开路(电阻值为∞),否则,将产生无穷大电压。

现实世界中理想电压源和理想电流源都是不存在的,它们只是实际电源在一定条件下的近似(模型)。

3. 实际电源的模型

实际上,理想的电压源和电流源是不存在的,实际电源不可能输出无穷大的功率。实际电压源(简称电压源)随着电流的增大,端电压将下降,因此可以用理想电压源 u_s 和一个内阻 R_0 串联来等效。如图 1-3-10 所示。

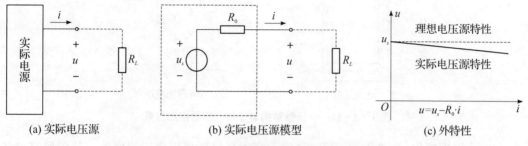

(a) 实际电压源　　　　　(b) 实际电压源模型　　　　　(c) 外特性

图 1-3-10　实际电压源等效模型及外特性

理想的电流源同样是不存在的。实际电流源(简称电流源)可以用理想电流源与内阻并联来表示,当电流源两端电压愈大,其输出的电流就愈小。当实际电流源的内阻比负载电阻大得多时,往往可以近似地将其看作理想电流源。如图 1-3-11 所示。

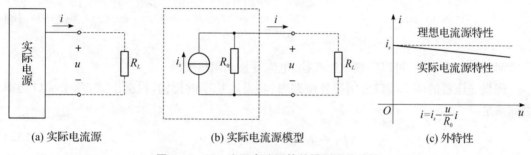

(a) 实际电流源　　　　　(b) 实际电流源模型　　　　　(c) 外特性

图 1-3-11　实际电流源等效模型及外特性

电压源模型和电流源模型都是对实际电源的近似,两种电源模型之间可以互相转换。

1.3.2　双端口理想元件

电路中常常出现具有多个外接端的元件,当这些外接端中有两个端的电流始终保持大小相同而方向相反(一个流入,另一个流出)的关系时,则将这两个外接端组合成元件的一个端口,上面介绍的二端元件的两个外接端就是一个端口,因为只有一个端口,所以称为单端口元件。电路中研究任意多端元件是很困难的,一般只讨论具有多个端口的电路,双端口是最常见的。双端口元件中,出现两个端口的电压和电流,如图 1-3-12 所示,其电压电流关系(VCR)往往涉及不同端口,这是一种转换(控制)关系。电路理论中,双端口的理想元件包括理想变压器和线性受控源。

一、理想变压器

理想变压器是从耦合线圈(电感)构成变压器理想化抽象得到的。根据电磁感应定律,只要电感线圈中的磁场发生变化,就会在线圈中感应出电压,如果磁场的变化是由另一线圈中电流产生的,这两个线圈之间的能量就出现耦合(耦合电感),耦合的大小与线圈的尺寸、相互位置等有关,利用这种耦合关系实现信号传递的器件就是变压器,如图 1-3-12(a)所示。

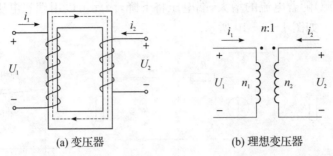

(a) 变压器　　　　　(b) 理想变压器

图 1 - 3 - 12　变压器结构与理想变压器图形符号

将变压器理想化(全耦合、无损耗、自感无穷大),得到理想变压器模型。其图形符号如图 1 - 3 - 12(b)所示。其中两个标志"·"称为同名端,表示当两个端口的电流同时流进(或流出)同名端时,两个线圈产生的磁场互相加强,反之则互相削弱。理想变压器的参数是其变比 n,电压电流关系为

$$\begin{cases} u_1 = nu_2 \\ i_1 = -\dfrac{1}{n}i_2 \end{cases} \tag{1-3-18}$$

利用理想变压器,可以实现电压变换、电流变换和阻抗变换。

理想变压器的两个端口分别接外电路时,将发生功率的传输,根据上式,两个端口功率之间满足

$$p_1 = u_1 i_1 = -u_2 i_2 = -p_2 \tag{1-3-19}$$

说明理想变压器一个端口从电路吸收的功率,完全从另一端口输出给外电路,理想变压器是无损耗元件。需要注意的是,变压器是建立在交变的磁场基础上的,因此,变压器(包括理想变压器)不能在直流状态下工作。

二、线性受控源模型

在电子电路中广泛使用各种晶体管、运算放大器等多端器件。这些多端器件的某些端口的电压或电流受到另一些端口电压或电流的控制。为了模拟多端器件各电压、电流间的这种耦合关系,需要定义一些多端电路元件(模型)。

受控源又称为非独立源。一般来说,一条支路的电压或电流受本支路以外的其他因素控制时统称为受控源。受控源由两条支路组成,其第一条支路是控制支路,呈开路或短路状态;第二条支路是受控支路,它是一个电压源或电流源,其电压或电流的量值受第一条支路电压或电流的控制。

受控源可以分成四种类型,分别称为电流控制的电流源(CCCS),电压控制的电流源(VCCS),电压控制的电压源(VCVS)和电流控制的电压源(CCVS),如图 1 - 3 - 13 所示。

线性受控源可以用两个线性方程来表征

$$CCCS: u_1 = 0, i_2 = \beta i_1$$
$$VCCS: i_1 = 0, i_2 = gu_1$$

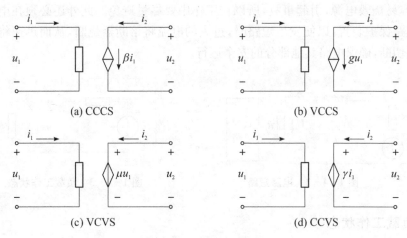

图 1-3-13　四种受控源

$$VCVS: i_1 = 0, u_2 = \mu u_1$$
$$CCVS: u_1 = 0, u_2 = \gamma i_1$$

其中，μ 无量纲，称为电压放大系数(或电压传输系数)；g 具有电导量纲，称为转移电导(或跨导)；γ 具有电阻量纲，称为转移电阻；β 无量纲，称为电流放大系数(或电流传输系数)。

为了突出受控电源的控制作用，受控电源控制端口(输入端口)或为开路或为短路，因此，在实际电路分析时，为了简化电路图，受控源常常只保留菱形的输出端口，控制输入端一般不特别画出，而只在电路中其他支路标出控制变量。

1.4　电路的工作状态与电气设备的额定值

1.4.1　电路的工作状态

电路工作时，根据所接负载不同，电路的工作状态分为三种：开路、短路、负载状态。

一、开路状态

如图 1-4-1 所示，开关断开，电路外接端未接任何负载，端电流 $i=0$(开路，也称为空载)。此时，端口电压由电路内部电源与结构决定，称为开路电压，记作 u_{OC} 或 U_{OC}，它在数值上等于电源的电动势，即 $U_{OC}=E$。

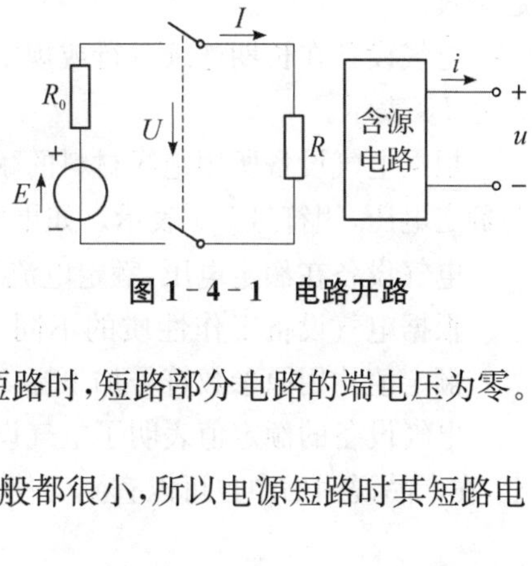

二、短路

由于工作不慎或负载的绝缘破损等原因，致使电源两端被导体连通，称为电路的短路状态，简称短路。短路时，短路部分电路的端电压为零。如图 1-4-2 所示。

短路的电流 $I_{SC}=U_{OC}/R_0$，R_0 是电压源的内阻，一般都很小，所以电源短路时其短路电

图 1-4-1　电路开路

流很大,很容易烧毁电源,引起事故,所以在工作中要尽量避免。此外还必须在电路中接入熔断器等短路保护装置,以便发生短路时,过大的电流将熔断器烧断,从而迅速将电源与短路部分电路切断,确保电路其他部分的安全运行。

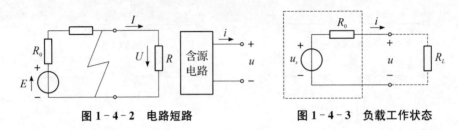

图 1-4-2　电路短路　　　　　图 1-4-3　负载工作状态

三、负载工作状态

电源与负载接通,称为电路的负载状态,此时电路中有电流流过,又称通路状态,如图 1-4-3 所示。电路中的电流为 $I = \dfrac{U_S}{R_0 + R_L}$。

实际工作中电源(包括内阻)往往是确定的,所以电流 I 的数值取决于负载电阻 R_L 的大小。当电路中的电流等于电源或供电线的设计容量(额定电流)时,称为满载(或额定状态);当电路中的电流大于额定电流时,称为过载;当电路中的电流小于额定电流时,称为欠载。一般来说,电路不宜工作在过载状态,但短时少量的过载还是可以的,长时间过载可能会引起事故,是绝不允许的。为了保证电路安全工作,一般需在电路中接入必要的过载保护装置。

另外,当 R_L 减小时,电源的输出电流 I 增大,电源的输出功率也增大,这时称电源的负载增大。因此,实际工作中所谓负载的大小是指负载电流或功率的大小,而不是负载电阻值的大小。

1.4.2　电气设备的额定值

电气设备(包括导线、开关等)的导电部分都具有一定的电阻,由于电阻的热效应,电流流过时,该电气设备就会发热。电流越大,发热量也越大,电气设备的温升也就越高。如果温升超过允许的数值,电气设备会由于过热,而使其性能变坏,甚至烧毁。如导线中流过的电流过大,会使其表面的绝缘材料遭受损坏,而达不到绝缘的效果,甚至可能会因短路而引起火灾。

电气设备在长期连续运行或规定的工作条件下允许通过的最大电流,称为额定电流,用符号 I_N 表示。

根据电气设备所用绝缘材料的耐压程度和允许温升等情况,规定正常工作时的电压,称为额定电压,用符号 U_N 表示。如果所加电压超过额定值过多,绝缘材料可能被击穿。

电气设备在额定电压、额定电流下工作时的功率称为额定功率,用 P_N 表示。

根据电气设备工作性质的不同,还有其他一些额定值(电动机有额定转速、额定转矩等),额定值均用原参数符号加下标 N 表示。

电气设备的额定值表明了电气设备的正常工作条件、状态和容量,通常标在设备的铭牌上,在产品说明书中也可以查到。使用电气设备时,一定要注意它的额定值,避免出现不正常的情况和发生事故。

在实际使用时,电气设备的实际电压、电流、功率等值不一定等于其额定值,这一点是要引起注意的。

表 1-4-1 中给出了当电线周围环境温度为 35 ℃时,明线敷设的塑料绝缘铜心导线的安全载流量。当实际环境温度高于 35 ℃时,导线的安全载流量可乘以表 1-4-2 中的校正系数加以校正。

表 1-4-1　明线敷设的塑料绝缘铜心导线的安全载流量

导线截面积/mm²	0.5	1	1.5	2	2.5	4	6	8	10
安全载流量/A	8	18	22	26	30	40	50	63	75

表 1-4-2　校正系数表

导线截面积/mm²	35	40	45	50	55
校正系数	1.00	0.93	0.85	0.76	0.66

例 1-4-1　有一只白炽灯,标有 220 V/40 W 的字样。问:

(1) 能否将其接到 380 V 的电源上使用?

(2) 若将它接到 127 V 的电源上使用,其实际功率为多少?

解:(1) 白炽灯上标有 220 V/40 W 的字样,表示其额定电压为 220 V,额定功率为 40 V,所以不能将其接到 380 V 的电源上使用,否则会因电压过高而烧毁。

(2) 在额定工作电压 220 V 时,白炽灯灯丝的电阻为

$$R = \frac{U_N^2}{P_N} = \left(\frac{220^2}{40}\right)\Omega = 1\ 210\ \Omega$$

将它接到 127 V 的电源上时,假设白炽灯的电阻不变(实际上随着电压不同,灯丝温度也不同,所呈现的电阻值也会变化),此时的功率为

$$R = \frac{U^2}{R} = \left(\frac{127^2}{1\ 210}\right)W \approx 13.3\ W$$

由此可见,将该灯接到 127 V 的电源上,虽然能安全工作,但白炽灯的亮度不够,其功率不再是 40 W,而只有 13.3 W。

例 1-4-2　一额定值为 1 W/100 Ω 的电阻,其额定电流为多少? 使用时,电阻两端可加的最大电压为多少?

解:电阻的额定电流为

$$I_N = \sqrt{\frac{P_N}{R}} = \sqrt{\frac{1}{100}}\ A = 0.1\ A$$

所以电阻两端可加的最大电压为

$$U_N = RI_N = (100 \times 0.1)V = 10\ V$$

由此可见,我们在选用电阻时,不能只看它的电阻值,还应考虑流过的电流或电阻两端

承受的电压,以选取功率相当的电阻元件。

1.5 基尔霍夫定律

电路是由电路元件连接而构成的,如果工作信号频率较低,信号波长远大于电路元件尺寸,信号通过电路元件的时间可以忽略,电路工作过程中信号在同一个元件上的各个位置都相同,即信号能量被严格约束在电路内部,不会产生电磁能量向外辐射,这类电路称为集中参数电路(或称集总参数电路)。反之,如果电路工作信号频率很高,信号波长与电路元件尺寸相当,这时,信号通过电路元件的时间将不能忽略,电路工作过程中信号在同一元件上不同位置将出现差异,信号能量不再被约束在电路内部而向空间辐射,这类电路称为分布参数电路,分布参数电路一般需要采用电磁场的方式来分析,已超出本书范围。

对于集中参数电路,可以用组成电路的各元件伏安特性 VCR(如欧姆定律)约束和电路元件之间连接关系的拓扑约束完全描述电路工作状况。

基尔霍夫定律是由德国物理学家 G. R. 基尔霍夫(Gustav Robert Kirchhoff,1824—1887)于 1845 年提出的,描述了集中参数电路的拓扑约束,包括基尔霍夫电压定律和基尔霍夫电流定律。在讨论基尔霍夫定律之前,先介绍几个名词。

支路:电路中的每一分支称为支路,一条支路流过同一个电流,称为支路电流。图 1-5-1 所示电路中有三条支路,三个支路电流分别为 I_1、I_2、I_3。

结点:电路中支路与支路之间的连接点称为结点(实际上,两条支路串联可以等效为一条支路,所以,一般将三条或三条以上支路的连接点称为结点)。图 1-5-1 所示电路中有两个结点:a 和 c。

回路:电路中的任意一个闭合路径称为回路。图 1-5-1 电路中有三个回路:$abca$、$acda$ 和 $abcda$。

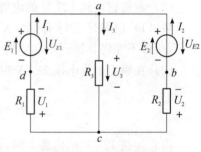

图 1-5-1 电路举例

网孔:回路中不包含其他支路的最简单的回路称为网孔。图 1-5-1 电路中有两个网孔:$abca$ 和 $acda$。

1.5.1 基尔霍夫电流定律

基尔霍夫电流定律(Kirchhoff's Current Law,简称 KCL)是物理学中物质守恒在电路中的体现,对于集中参数电路,电路中既不会产生出"新"的电荷,"原有"的电荷也不会消失,即电路中遵守电荷守恒。把电荷守恒运用于电路中的结点,就得出了基尔霍夫电流定律。

在任一瞬时,流入电路中任一结点的电流之和等于流出该结点的电流之和。

基尔霍夫电流定律也称基尔霍夫第一定律或结点电流定律。在图 1-5-1 中,对结点 a 可以写出 $I_1 + I_2 = I_3$,也可以定数 $I_1 + I_2 - I_3 = 0$。

基尔霍夫电流定律还可以描述为:任一瞬时,流入(出)电路任一结点的电流代数和恒等于零。如果规定参考方向为流入结点的电流取正号,流出结点的电流取负号,则在任一瞬时,流入任一结点的支路电流为零,记为 $\sum i = 0$。

基尔霍夫电流定律的推广：

基尔霍夫电流定律可以应用于包围部分电路的任一假设的闭合面，即在任一瞬间，流入电路中某一闭合面的电流之和等于流出该闭合面的电流之和。例如，图 1-5-2 所示电路，将虚线所示的闭合面看作一个广义的结点，则根据基尔霍夫电流定律可以写出 $I_1 + I_2 = I_3 + I_4$，或写成 $I_1 + I_2 - I_3 - I_4 = 0$。

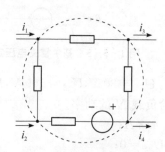

图 1-5-2　基尔霍夫电流定律的推广

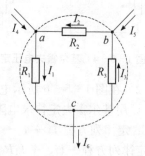

图 1-5-3　例 1-5-1 的图

例 1-5-1　在图 1-5-3 所示电路中，已知 $I_1 = 3$ A，$I_4 = 5$ A，$I_5 = 4$ A。求 I_2、I_3 和 I_6。

解：应用基尔霍夫电流定律列方程求解，由结点 a 可列方程 $I_2 + I_4 = I_1$，得

$$I_2 = I_1 - I_4 = -2 \text{ A}$$

由结点 b 可列方程 $I_3 + I_5 = I_2$，得 $I_3 = I_2 - I_5 = -6$ A。

由虚线所示的广义结点列方程 $I_4 + I_5 = I_6$，可得 $I_6 = 9$ A。

1.5.2　基尔霍夫电压定律

基尔霍夫电压定律(Kirchhoff's Voltage Law，简称 KVL)是物理学中能量守恒在电路中的体现，本质上，电路是电场的特定形式，而电场是一种有源场，参考点(零电位点)确定以后，电路中任何一点电位在每一瞬间都是确定的。因此，电荷从电路中任何一点出发，沿任意路径返回到原处，电场力所做的功为零，结合电压的概念和上面回路的定义，基尔霍夫电压定律表述为：在任一瞬时，电路任一回路中各段支路电压的代数和恒等于零。

基尔霍夫电压定律也称基尔霍夫第二定律或回路电压定律，其数学表达式为 $\sum u = 0$。以图 1-5-1 中的 $abca$ 回路为例，从 a 点为开始，顺时针环行一周，如图 1-5-4 所示，取电位降为正号，电位升为负号，由基尔霍夫电压定律得

$$U_{E2} - I_2 R_2 - I_3 R_3 = 0 \quad \text{或写为} \quad U_{E2} = I_2 R_2 + I_3 R_3$$

基尔霍夫电压定律也可以推广到开口回路，即广义的回路。如图 1-5-5 所示电路，应用基尔霍夫电压定律，以 a 为起点，沿逆时针方向环行一周，则 $U_{AB} - U_S + IR = 0$ 或写成 $U_S = U_{AB} + IR$。

应当指出，基尔霍夫定律对于集中参数电路具有普遍适用性，既适用于线性电路，也适用于非线性电路，同时，在电路工作的任一瞬时，随时间变化的电压和电流都满足基尔霍夫定律的约束。

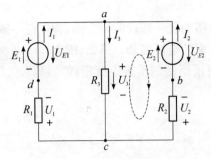

图 1-5-4 基尔霍夫电压定律

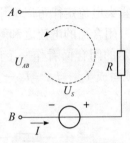

图 1-5-5 基尔霍夫电压定律的推广

例 1-5-2 在图 1-5-6 所示电路中,已知:$U_{S1}=80$ V,$U_{S2}=100$ V,$R_1=2$ Ω,$I=5$ A,$I_2=2$ A,试用基尔霍夫定律求电阻 R_2 和供给负载 N 的功率。

解: 由 KCL 定律列方程 $I_1+I_2-I=0$,得 $I_1=3$ A;

由 KVL 定律列方程 $-U_{S1}+I_1R_1-I_2R_2+U_{S2}=0$;

将已知条件代入上述方程 $-80+3\times2-2R_2+100=0$,得 $R_2=13$ Ω;

供给负载 N 的功率为 $P=I(U_{S2}-I_2R_2)=370$ W。

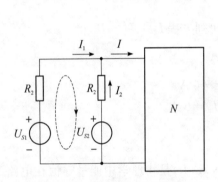

图 1-5-6 例 1-5-2 的图

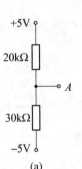

图 1-5-7 例 1-5-3 的图

例 1-5-3 求图 1-5-7(a)所示电路中 A 点的电位。

解: 将图 1-5-7(a)改画成图 1-5-7(b):由图 1-5-7(b)可得

$$I=\frac{(5+5)\text{V}}{(20+30)\text{k}\Omega}=0.2 \text{ mA}$$

$$U_A=U_{AB}+U_{BC}=(30\times0.2-5)\text{V}=1 \text{ V}$$

例 1-5-4 如图 1-5-8 所示电路,分别求开关 S 断开和闭合时 A 点的电位 U_A。

解: (1) 当开关 S 断开时,可将图(a)改画成图(b)所示电路。

$$I=\frac{(12+18)\text{V}}{(20+10+30)\Omega}=0.5 \text{ A}$$

$$U_A=U_{AD}+U_{DC}=30 \text{ Ω}\times0.5 \text{ A}-18 \text{ V}=-3 \text{ V}$$

(2) 当开关 S 闭合时,可将图(a)改画成图(c)所示电路。

$$I=\frac{18 \text{ V}}{(10+30)\Omega}=0.45 \text{ A}$$

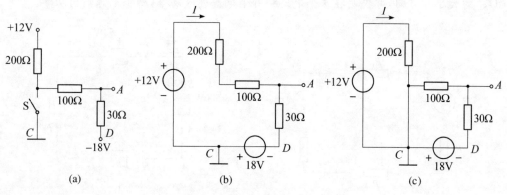

图 1-5-8 例 1-5-4 的图

$$U_A = U_{AD} + U_{DC} = 30\ \Omega \times 0.45\ A - 18\ V = -4.5\ V$$

习题

1. 电路如图-题 1-1,已知电流 I 为 2 A,求电压 U_{ab}。

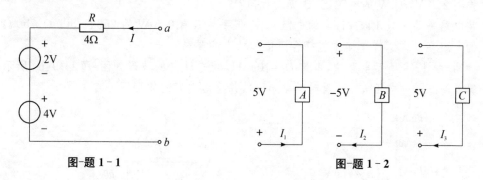

图-题 1-1   图-题 1-2

2. 电路如图-题 1-2,元件 A 吸收功率 30 W,元件 B 吸收功率 15 W,元件 C 产生功率 30 W,分别求出三个元件中的电流 I_1、I_2、I_3。

3. 电路如图-题 1-3,各元件电压为 $U_1 = -5\ V$,$U_2 = 2\ V$,$U_3 = U_4 = -3\ V$,指出哪些元件是电源,哪些元件是负载。

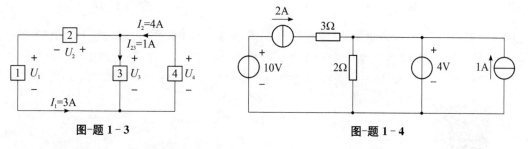

图-题 1-3   图-题 1-4

4. 电路如图-题 1-4,求各元件的功率。

5. 电路如图-题 1-5,已知 $I = 2\ A$,$U_{S1} = 48\ V$,$R_{01} = R_{02} = 0.5\ \Omega$,$R_1 = 6\ \Omega$,$R_2 = 5\ \Omega$。求

U_{S2} 的大小和方向,并说明在这个电路中哪个电源吸收功率,哪个电源输出功率。

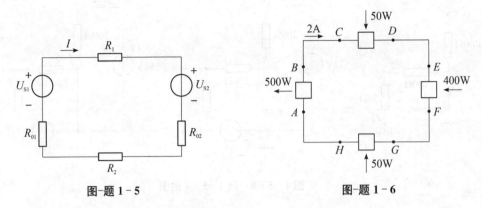

图-题 1-5   图-题 1-6

6. 电路如图-题 1-6,已知 AB 段产生的电功率为 500 W,其他三段消耗的电功率分别为 50 W、400 W、50 W,电流方向如图所示。

(1) 试标出各段电路两端电压的极性;

(2) 试计算各段电压的数值。

7. 一个额定值为 220 V,10 kW 的电阻炉可否接到 220 V,30 kW 的电源上使用? 如果将它接到 220 V,5 kW 的电源上,情况又如何?

8. 某电路需要一只 1 kΩ/1 W 的电阻元件,但手边只有 0.5 W 的 250 Ω、500 Ω、750 Ω、1 kΩ 的电阻多只。怎样连接才能符合阻值和功率的要求?

9. 如图-题 1-9 所示电路中,电感 $L=10$ mH,电流 $i(t)$ 的波形如图-题 1-9(b) 所示,试计算 $t \geqslant 0$ 时的电压 $u(t)$,瞬时功率 $p(t)$,并绘出它们的波形图。

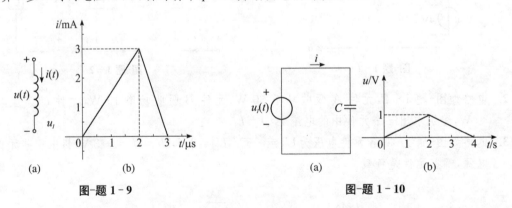

图-题 1-9   图-题 1-10

10. 如图-题 1-10 所示电路中,电容 $C=2$ μF,电压 $u(t)$ 的波形如图-题 1-10(b) 所示。

(1) 试求流过电容的电流 $i(t)$ 及电容的瞬时功率 $p(t)$,并绘出波形图;

(2) 当 $t=1.5$ s 时,电容是吸收功率还是发出功率? 其值如何?

【微信扫码】
参考答案 & 相关资源

第二章

电路分析的基本方法

当电路工作了足够长的时间,电路中的电压和电流在给定的条件下已达到某一稳定值(或稳定的时间函数),这种状态称为电路的稳定工作状态,简称稳态。

如果电路中的激励(即电源)只有直流电压源(恒压源)和直流电流源(恒流源),并且电路在直流电源的激励下已经工作了很长时间,那么电路各处的电压和电流也将趋于恒定,呈现为不随时间变化的直流量。这样的电路称为直流稳态电路。

本章以直流稳态电路为对象介绍电路分析的基本方法,这些方法可以方便地推广应用到其他电路分析场合,是本课程的重要基础内容。

第一章已经指出,对于直流而言,电容相当于开路,电感相当于短路,因此,在直流稳态电路中起作用的无源元件只有电阻(但是,在电路工作的初期未进入稳态时电容和电感会对电路的工作产生影响,这些内容在第四章讨论),故也称为直流电阻电路。

本章的重点是要掌握电路分析的方法,特别是等效电路分析法和结点分析法,这是学习后面各章内容的主要基础。

对于本章所介绍的电路定理,首先要弄清定理适用的条件,理解定理所描述的内容,然后着重学习这些电路定理在电路分析中的应用。

2.1 等效电路分析法

实际的电路往往是各种各样的,有些电路比较简单,而有些电路则比较复杂。在电路分析和计算中,常常可以用简单的等效电路替代复杂的电路部分,从而简化电路结构,方便电路分析。

2.1.1 等效电路的概念

一个电路可以分割成若干部分电路,它们通过导线(理想导体)互相连接构成整个电路,各部分电路的对外连接端至少为两个(否则由 KCL 可知,该部分电路与外接电路无电气关联,各自独立工作)。在某些电路的分析与计算问题中,对于部分电路内部的工作情况并不感兴趣,而只关心该部分电路对外接电路的影响,这时这个部分电路就像一个电路元件一样。

如果有两个外接端相同的部分电路 N_1 和 N_2,如图 2-1-1 所示,它们分别与任意外接电路 N 组成完整电路后,外接电路 N 的工作状况完全一致,即部分电路 N_1 和 N_2 在电路中的作用完全相同,称这两个部分电路互为等效电路,它们在组成电路时可以互相替换。

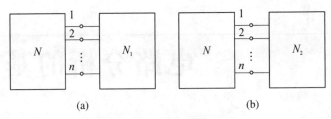

图 2-1-1　等效电路的概念

值得注意的是,等效电路只是它们对外的作用等效,两个等效电路内部一般具有不同的结构,工作情况也不相同,因此,等效电路的等效只对外,不对内。在分析电路时,利用等效电路的概念,可以用结构简单的部分电路来替换结构复杂的部分电路(互相等效),从而简化电路。

为方便讨论,仅考虑只有两个端钮与外电路连接的情况,即二端网络。若二端网络中含有电源,称为有源二端网络;若二端网络中不含电源,则称为无源二端网络。图 2-1-2(a)所示电路中的 R_1、R_2、U_{S1}、U_{S2} 组成的部分电路为有源二端网络,用 N_1 表示;R_3、R_4、R_5、R_6 组成的部分电路为无源二端网络,用 N_2 表示。

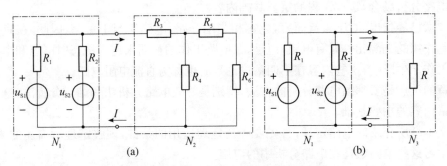

图 2-1-2　二端网络及其等效电路概念

为了确定两个二端网络的等效关系,定义端钮上的电压与电流之间的关系为二端网络的外特性(u-i 特性),由于二端网络仅仅通过端口的电压和电流与外接电路相互作用,因此,具有相同外特性的两个电路互为等效电路。

图 2-1-2(b)所示电路中用 N_3 表示的电阻 R 与图 2-1-2(a)中的部分电路 N_2 具有相同的外特性,因此,N_3 与 N_2 互为等效电路,它们对 N_1 的作用完全相同,可以互相替换。下面介绍几种电路分析中常用的等效电路。

2.1.2　电阻的串联和并联等效

一、电阻的串联等效

两个或多个二端元件首尾相接,中间无分叉,这样的连接方式称为串联连接,显然,串联连接的每个元件中流过同一电流。考虑 n 个电阻元件串联连接组成的二端网络 N_1,如图 2-1-3(a)所示。

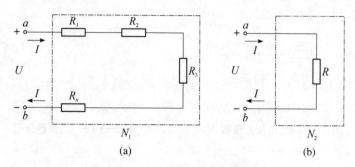

图 2-1-3 电阻串联等效电路

由于每个串联电阻中流过相同的电流 I,可以方便地写出 N_1 的外特性。

$$U = R_1 I + R_2 I + R_3 I + \cdots + R_n I = (R_1 + R_2 + R_3 + \cdots + R_n)I \quad (2-1-1)$$

对于由单个电阻构成的二端网络 N_2,如图 2-1-3(b)所示,其外特性为

$$U = RI$$

若使

$$R = R_1 + R_2 + R_3 + \cdots + R_n = \sum_{k=1}^{n} R_k \quad (2-1-2)$$

则 N_1 与 N_2 的外特性完全相同,即 N_1 与 N_2 是等效的。

n 个电阻 $R_1, R_2, R_3, \cdots, R_n$ 串联等效为一个电阻,其等效电阻值 R 等于各串联电阻之和:$R = R_1 + R_2 + R_3 + \cdots + R_n$。

在 n 个电阻串联的电路中,各串联电阻两端的电压分别为 $U_k = R_k I (k = 1, 2, \cdots, n)$,由 KVL 可知,$U_1 + U_2 + \cdots + U_n = U = RI$。因此,每个串联电阻电压都是端口总电压的一部分。

$$U_k = \frac{R_k}{R} U = \frac{R_k}{R_1 + R_2 + \cdots + R_n} U \quad (2-1-3)$$

上式称为串联电阻的电压分配公式。显然,电阻值越大的串联电阻所分得的电压越大,在极端情况下,如果串联电路中存在一个开路元件,则二端网络的总电压将全部分配到该开路元件上。

例 2-1-1 图 2-1-4 所示是电阻分压器电路,设输入的信号电压 U_i 为 50 V,$R_1 = 1 \text{ k}\Omega$,$R_2 = 9 \text{ k}\Omega$,问从 ab 端得到的输出电压 U_o 为多少?

解:输出电压即电阻 R_1 上的分压,可得

$$U_o = \frac{R_1}{R_1 + R_2} U_i = 50 \text{ V} \times \frac{1 \text{ }\Omega}{(9+1)\text{ }\Omega} = 5 \text{ V}$$

如果将图 2-1-4 中的两个电阻合为一个电阻 R,即 $R = R_1 + R_2$。并在 R 上设一个可以滑动的接触点,滑动触点时,相当于改变 R_1 和 R_2 的比例,而保持 $R = R_1 + R_2$ 不变,如图 2-1-5 所示,输出电压跟随触点滑动而变化。调节接触点可以得到一个从 0 到 U_i 连续可变而极性不变的电压。这种带有中间滑动端的电阻称为电位器。收音机中就是用电位器来调

节音量(音频输出电压)的大小的。

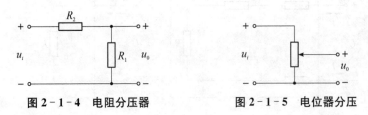

图 2 - 1 - 4 电阻分压器　　　　图 2 - 1 - 5 电位器分压

二、电阻的并联等效

两个或多个二端元件连接在同一对结点之间,这样的连接方法称为并联连接,显然,并联连接的每个元件具有相同的电压。考虑 n 个电阻元件 $R_1, R_2, \cdots, R_n$ 并联而成的二端网络 N_1,如图 2 - 1 - 6(a)所示。利用 KCL 和欧姆定律,可以得到其外特性:

$$I = I_1 + I_2 + \cdots + I_n = \frac{U}{R_1} + \frac{U}{R_2} + \cdots + \frac{U}{R_n} = U\left(\frac{1}{R_1} + \frac{1}{R_2} + \cdots + \frac{1}{R_n}\right) = U\sum_{k=1}^{n}\frac{1}{R_k}$$

$$(2 - 1 - 4)$$

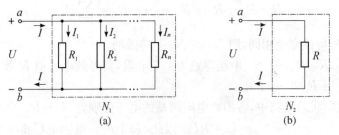

图 2 - 1 - 6 电阻并联等效电路

而对图 2 - 1 - 6(b)由单一电阻 R 构成的二端网络 N_2,其外特性为

$$I = U\frac{1}{R} \qquad (2 - 1 - 5)$$

若使

$$\frac{1}{R} = \frac{1}{R_1} + \frac{1}{R_2} + \cdots + \frac{1}{R_n} = \sum_{k=1}^{n}\frac{1}{R_k} \qquad (2 - 1 - 6)$$

则 N_1 与 N_2 的外特性完全相同,即 N_1 与 N_2 是等效的。

n 个电阻 $R_1, R_2, \cdots, R_n$ 并联等效为一个电阻,等效电阻 R_{eq} 的倒数等于各并联电阻倒数之和:$\frac{1}{R_{eq}} = \frac{1}{R_1} + \frac{1}{R_2} + \cdots + \frac{1}{R_n}$。

如果采用电导 G 表示电阻元件的参数,则 n 个电导 $G_1, G_2, \cdots, G_n$ 并联等效为一个电导,等效电导 G_{eq} 等于各并联电导之和:$G_{eq} = G_1 + G_2 + \cdots + G_n$。

在 n 个电阻并联的电路中,流过各并联电阻的电流分别为 $I_k = U/R_k (k = 1, 2, \cdots, n)$,由 KCL 可知,$I_1 + I_2 + \cdots + I_n = I = \frac{U}{R}$。因此,每个并联电阻电流都是端口总电流的

一部分。

$$I_k = \frac{R}{R_k}I = \frac{1/R_k}{\sum\limits_{m=1}^{n}\dfrac{1}{R_m}}I = \frac{G_k}{\sum\limits_{m=1}^{n}G_m}I \qquad (2-1-7)$$

此式称为并联电阻的电流分配公式。显然,电阻值越小的并联电阻所分得的电流越大,在极端情况下,如果并联电路中存在一个短路元件,则二端网络的总电流将全部分配给该短路元件,这种情况在电子技术中称为旁路。

例 2-1-2 电路如图 2-1-7 所示,已知 $R_1 = 1\,\Omega$,$R_2 = 3\,\Omega$,$R_3 = 6\,\Omega$,$R_4 = 12\,\Omega$,$R_5 = 6\,\Omega$,$U = 21\,V$,求电路中的电流 I。

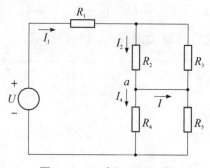

图 2-1-7 例 2-1-2 图

解: 设电流 I_1、I_2、I_4 的参考方向如图所示。应用串、并联等效得

$$I_1 = \frac{U}{R_1 + R_2 /\!/ R_3 + R_4 /\!/ R_5} = \frac{21}{1 + \dfrac{3 \times 6}{3 + 6} + \dfrac{12 \times 6}{12 + 6}}\,A = 3\,A$$

为了简便,后常用"$/\!/$"符号表示并联,再应用公式得

$$I_2 = \frac{R_3}{R_3 + R_2}I_1 = \frac{6}{6 + 3} \times 3\,A = 2\,A$$

$$I_4 = \frac{R_5}{R_4 + R_5}I_1 = \frac{6}{12 + 6} \times 3\,A = 1\,A$$

对于结点 a 应用 KCL,得电流

$$I = I_2 - I_4 = (2 - 1)A = 1\,A$$

三、电阻串并联的特点

1. 电阻串联的特点

(1) 流过每个电阻的电流相等。

(2) 各串联电阻对总电压进行分压。

(3) 等效电阻大于任何一个串联电阻。

2. 电阻并联的特点

(1) 所有电阻两端的电压相等。

(2) 各并联电阻对总电流进行分流。

(3) 等效电阻小于任何一个并联电阻。

2.1.3 理想电压源、电流源的串联和并联

一、理想电压源的串联等效

N 个理想电压源串联,如图 2 - 1 - 8(a)所示,其外特性为

$$u_{ab} = U_{S1} + U_{S2} + \cdots + U_{SN} = U_S \qquad (2 - 1 - 8)$$

等效成一个数值为 U_S 的理想电压源,如图 2 - 1 - 8(b)所示。

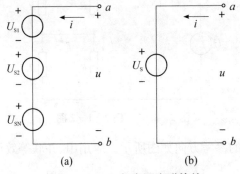

图 2 - 1 - 8 理想电源串联等效

N 个理想电压源 $U_{S1}, U_{S2}, \cdots, U_{SN}$ 串联,等效为一个理想电压源,等效理想电压源数值等于各串联理想电压源数值的代数和,即 $U_S = U_{S1} + U_{S2} + \cdots + U_{SN}$。

实际工作中电压源串联使用的例子很多,例如,收录机中使用 4 节 1.5 V 电池串联来获得 6 V 的电源电压。

二、理想电压源与非电压源支路的并联等效

实际工作中还常常遇到电压源与其他电路并联的情况,如图 2 - 1 - 9(a)所示,从外特性等效的观点来看,任何一条非电压源支路与理想电压源并联后,对外连接端口的电压源特性并没有改变,因此,图 2 - 1 - 9(a)所示等效为图 2 - 1 - 9(b)所示的一个等值理想电压源。其中 N 为除电压源以外的任意元件。

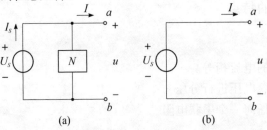

图 2 - 1 - 9 理想电压源与非电压源支路并联等效

值得注意的是,图2-1-9(b)所示等效电压源中的电流 I 不等于等效前电压源的电流 I_S,这是由于等效电路只是外部特性等效,内部工作并不等效。

理想电压源与非电压源支路并联等效的一个实际例子是,采用电压源供电的电力系统中,所有用户(负载)都与供电电压源并联连接,但每个用户并不受已经接入电网用户的影响。

例2-1-3 电路图2-1-10(a)所示,已知 $R_1 = 5\ \Omega, R_2 = 18\ \Omega, R_3 = 6\ \Omega, I_S = 1\ \text{A}, R = 8\ \Omega, U_S = 16\ \text{V}$,求电流 I。

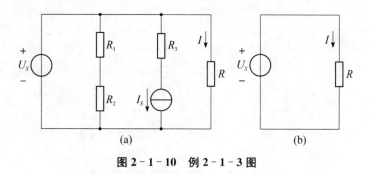

图2-1-10 例2-1-3图

解:图2-1-10(a)所示电路可以等效变换为图2-1-10(b)所示电路,因此电路中电流:

$$I = \frac{U_S}{R} = \frac{16}{8}\ \text{A} = 2\ \text{A}$$

需要特别注意的是,不等数值的理想电压源不能并联连接,否则由并联理想电压源构成的回路因 KVL 约束将出现无穷大电流。实际电路中,将不同数值的电压源并联连接,虽然不会出现无穷大电流,却会因电流太大而损坏电压源,应当避免。

三、理想电流源的并联等效

N 个理想电流源并联,如图2-1-11(a)所示,其外特性为

$$I = I_{S1} + I_{S2} + \cdots + I_{SN} = I_S \tag{2-1-9}$$

等效成一个数值为 I_S 的电流源,如图2-1-11(b)所示。

N 个理想电流源 $I_{S1}, I_{S2}, \cdots, I_{SN}$ 并联,等效为一个理想电流源。等效理想电流源数值等于各并联理想电流源数值的代数和,即:$I_S = I_{S1} + I_{S2} + \cdots + I_{SN}$。

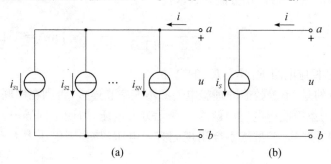

图2-1-11 理想电流源的并联等效

四、理想电流源与非电流源支路的串联等效

电路分析中还会遇到理想电流源与其他电路串联的情况,如图 2-1-12(a)所示,从外特性等效的观点来看,任何一条非电流源支路与理想电流源串联后,对外连接端口的电流源特性并没有改变,因此,图 2-1-12(a)所示电路等效为图 2-1-12(b)所示电路。N 为除电流源外的任意元件。

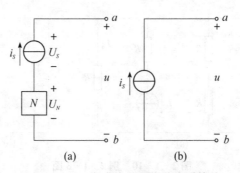

图 2-1-12 与非电流源支路串联等效

值得注意的是,图 2-1-12(b)等效电流源中的电压 U 不等于等效前电压源的电压 U_S。这是由于等效电路只是外部特性等效,内部工作并不等效。

例 2-1-4 电路如图 2-1-13(a)所示,已知 $R_1=5\text{ k}\Omega,R_2=8\text{ k}\Omega,R_3=2\text{ k}\Omega,R_4=7\text{ k}\Omega,I_S=5\text{ mA},U_S=16\text{ V}$,求电流 I_1。

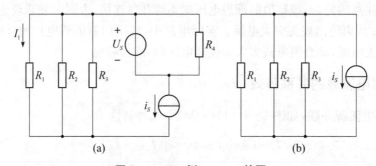

图 2-1-13 例 2-1-4 的图

解:图 2-1-13(a)所示电路可以化简为图 2-1-13(b)所示电路。该电路中等效电流源对三个并联电阻供电,I 可以用分流公式求得

$$I_1=-\frac{G_1}{G_1+G_2+G_3}I_S=\left(-\frac{0.2}{0.2+0.125+0.5}\times5\right)\text{mA}=-1.2\text{ mA}$$

式中,G_1,G_2,G_3 是相应电阻 R_1,R_2,R_3 的电导。

需要特别注意的是,不等数值的理想电流源不能串联连接,否则在串联理想电流源的连接点处将因 KCL 约束而使得电流源两端出现无穷大电压,迫使空间导电。实际电路中,将不同数值的电流源并联连接,虽然不会出现无穷大电压,却会因电压太大而损坏电流源,应当避免。

2.1.4 电源模型的等效变换

理想电压源及理想电流源实际上都是不存在的。在第一章中已介绍了实际电源的电压源与电流源的模型,如图 2-1-14 所示。

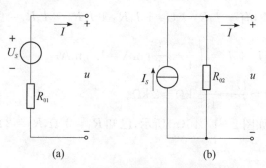

(a)　　　　　(b)

图 2-1-14 电压源、电流源模型

实际上两种电源模型都是对实际电源的等效,因此,从等效电路的概念出发,电压源模型与电流源模型之间可以进行等效变换,只要对外电路作用相等,即等效变换前后对外电路提供的电压 U 和电流 I 相同。图 2-1-14(a)所示电路的外特性为

$$U = U_S - IR_{01} \tag{2-1-10}$$

图 2-1-14(b)所示电路的外特性为

$$I = I_S - U/R_{02} \quad \text{或} \quad U = I_S R_{02} - IR_{02} \tag{2-1-11}$$

要使电压源模型与电流源模型互相等效,它们的外特性必须相等,因此,两种电源模型的等效转换条件为

$$\begin{cases} R_{01} = R_{02} = R_0 \\ U_S = I_S R_0 \end{cases} \tag{2-1-12}$$

注意:不带串联电阻的纯理想电压源(也称无伴电压源)和不带并联电阻的纯理想电流源(称为无伴电流源)之间是不能等效变换的。

例 2-1-5 电路如图 2-1-15(a)所示,已知 $R_1 = R_2 = 2\,\text{k}\Omega$,$R_3 = 4\,\text{k}\Omega$,$I_S = 1\,\text{mA}$,$U_S = 10\,\text{V}$,$U = 3\,\text{V}$,求电阻 R。

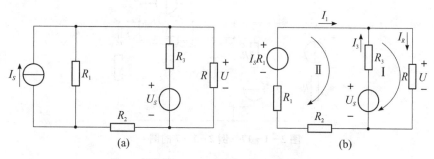

(a)　　　　　(b)

图 2-1-15 例 2-1-5 的图

解:将电流源模型(I_S,R_1)变换为电压源模型,如图$2-1-15(b)$所示。等效后的电压源电压为$I_SR_1=1\text{ mA}\times 2\text{ k}\Omega=2\text{ V}$,内阻不变仍为$R_1$。

对回路 I 应用 KVL,有$R_3I_3+U-U_S=0$,即,$4I_3+3-10=0$,得$I_3=\dfrac{7}{4}\text{ mA}$;

对回路 II 应用 KVL,有$-I_3R_3+U_S+I_1R_2+I_1R_1-I_SR_1=0$,得$I_1=-\dfrac{1}{4}\text{ mA}$;

根据 KCL 得$I_R=I_1+I_3=\left(\dfrac{7}{4}-\dfrac{1}{4}\right)\text{mA}=1.5\text{ mA}$;

应用欧姆定律得$R=\dfrac{U}{I_R}=\dfrac{3}{1.5}\text{ k}\Omega=2\text{ k}\Omega$。

例 2-1-6 电路如图$2-1-16(a)$所示,已知$R_1=3\ \Omega,R_2=2\ \Omega,R_3=12\ \Omega,I_S=4\text{ A},U_S=6\text{ V}$,求$U_{ab}$。

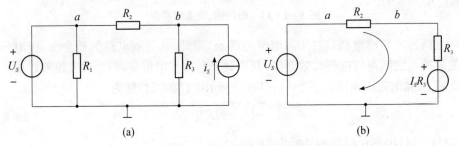

图 2-1-16 例 2-1-6 的图

解:由于与理想电压源U_S并联的元件不影响电压源的外特性,因此电阻R_1不影响外电路,应用有伴电源等效变换将电流源模型(I_S,R_3)变换为电压源模型,如图$2-1-16(b)$所示。

$$I=\dfrac{-I_SR_3+U_S}{R_2+R_3}=\left(\dfrac{-48+6}{12+2}\right)\text{A}=-3\text{ A}$$

$$U_{ab}=R_2I=2I=-6\text{ V}$$

例 2-1-7 电路如图 2-1-17 所示,已知$R_1=4\ \Omega,R_2=2\ \Omega,R_3=4\ \Omega,R_4=3\ \Omega,R_5=5\ \Omega,I_{S1}=4\text{ A},I_{S2}=3\text{ A},U_S=8\text{ V}$,求$R_5$支路的电流$I_5$。

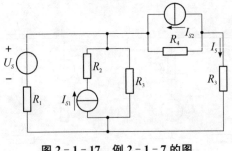

图 2-1-17 例 2-1-7 的图

解:因为与理想电流源串联的元件不影响电流源的外特性,因此电阻R_2不影响电流源

I_{S1} 的外特性。利用电源等效变换将电压源(R_1,U_S)变换为电流源模型,如图 2-1-18(a)所示。再将并联的电流源等效合并,电阻 R_1、R_2 并联等效合并,图 2-1-18(a)所示电路变换为图 2-1-18(b)所示电路。

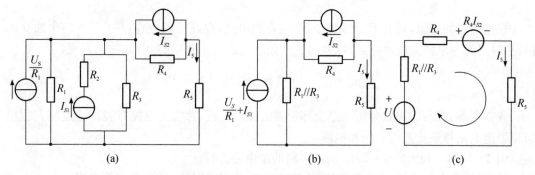

图 2-1-18　例 2-1-7 等效变换

进一步将电流源变换为电压源如图 2-1-18(c)所示,图中电压源 U 的电压为

$$U=\left(\frac{U_S}{R_1}+I_{S1}\right)\cdot R_1 \mathbin{/\mkern-5mu/} R_3 = 12\ \text{V}$$

用欧姆定律得

$$I_5=\frac{12-R_4 I_{S2}}{R_1 \mathbin{/\mkern-5mu/} R_3 + R_4 + R_5}=\left(\frac{12-9}{2+3+5}\right)\text{A}=0.3\ \text{A}$$

2.2　电路分析的系统方法

利用等效电路的方法可以有效地将分析对象电路从复杂转化为简单,但是,仅仅使用等效并不能完全解决电路的分析问题,而且,有些电路通过等效仍然还具有比较复杂的结构,这时必须采用更加系统的方法才能对电路实施分析。

2.2.1　全电路方程

一个确定的电路是由确定的电路元件按照确定的拓扑结构连接而成。假设确定的电路具有 B 条支路 N 个结点,其中,每条支路都是一个具有确定电压电流关系(VCR)的元件。分析这样的电路,实际上就是要得出每条支路的电压和电流,其他的物理量都能从支路电压和电流导出,因此,电路分析所要确定的变量为 $2B$ 个(B 个支路电压和 B 个支路电流)。

为了确定 $2B$ 个变量$(u_1,u_2,\cdots,u_B,i_1,i_2,\cdots,i_B)$,需要建立关于这些变量的 $2B$ 个线性方程组(对于线性电路),从第一章可知,对于每条支路对应的元件,都有一个元件外特性所约束的 VCR 方程(共有 B 个):

$$f(u_b,i_b)=0 \quad (b=1,2,\cdots,B) \tag{2-2-1}$$

例如,电阻支路的 VCR 方程为 $u=iR$,电压源支路的 VCR 方程为 $u=u_s$,电流源支路的 VCR 方程为 $i=i_s$。

电路的 N 个结点都受到 KCL 的约束,但是,其中只有 $(N-1)$ 个结点的 KCL 方程是独立的,这样可以得到 $(N-1)$ 个关于支路电流独立的 KCL 方程:

$$\sum_n i_k = 0 \quad (n = 1, 2, \cdots, N-1) \tag{2-2-2}$$

根据图论的知识,具有 B 条支路 N 个结点的电路,存在且仅存在 $(B-N+1)$ 个独立的回路,针对每一个独立的回路,可以列出一个关于支路电压独立的 KVL 约束方程:

$$\sum_l u_k = 0 \quad (l = 1, 2, \cdots, B-N+1) \tag{2-2-3}$$

联立上述方程式,构成分析电路全部所需的独立方程,称为全电路方程。通过解方程组可以得出电路每条支路的电压和电流。

例 2-2-1 列出图 2-2-1 所示电路的全电路方程。

解:电路含有 4 个结点,6 条支路(为简化分析,将有伴电压源视为一条支路),电路应含有 $6-4+1=3$ 个独立的回路,其中的一种独立回路选择如图 2-2-1 所示(回路绕行方向采用顺时针)。

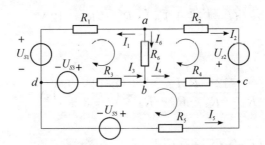

图 2-2-1 例 2-2-1 的图

对于 6 条支路列出 VCR 方程:

$$\begin{cases} U_{ad} = I_1 R_1 + U_{S1} \\ U_{ac} = I_2 R_2 - U_{S2} \\ U_{bd} = U_{S3} - I_3 R_3 \\ U_{bc} = I_4 R_4 \\ U_{cd} = U_{S5} - I_5 R_5 \\ U_{ab} = I_6 R_6 \end{cases}$$

对于结点 a、b、c 列写 KCL 方程:

$$\begin{cases} I_1 + I_2 + I_6 = 0 \\ I_3 - I_4 + I_6 = 0 \\ I_2 + I_4 + I_5 = 0 \end{cases}$$

对于图示的 3 个独立回路列写 KVL 方程:

$$\begin{cases} U_{ab} + U_{bd} - U_{ad} = 0 \\ U_{ac} - U_{bc} - U_{ab} = 0 \\ U_{bc} + U_{cd} - U_{bd} = 0 \end{cases}$$

2.2.2　支路电流分析法

从上面的例子可以看出,全电路方程虽然可以确定电路的所有支路电压和电流,但是对于规模不是很大的电路,全电路方程组的数量都是很大的,而解方程的工作量随着方程数的增加将呈指数增加,需要采取措施减少方程组的规模。

仔细观察全电路方程,不难发现,利用 VCR 方程,实际上已经将支路电压都表示成了支路电流的函数,因此,如果将各支路电流作为基本变量(或称中间变量),将元件特性约束 VCR 直接代入到 KVL 方程中,这样得到仅仅含有支路电流变量(B 个变量)的 KCL 和 KVL 方程组(B 个方程),就可首先解出电路中各支路电流,然后再由 VCR 确定支路电压。

仍然以图 2-2-1 电路为例,说明支路电流法的分析步骤。

(1) 选定各支路电流的参考方向及回路的绕行方向,如图所示。

(2) 列写独立的 KCL 方程:

$$\begin{cases} I_1 + I_2 + I_6 = 0 \\ I_3 - I_4 + I_6 = 0 \\ I_2 + I_4 + I_5 = 0 \end{cases} \qquad (2-2-4)$$

(3) 列写独立回路的 KVL 方程:

在列写 KVL 方程时直接将 VCR 的关系应用到每条支路上,得到

$$\begin{cases} \text{回路 } abda: R_6 I_6 - R_3 I_3 + U_{S3} + U_{S1} - R_1 I_1 = 0 \\ \text{回路 } acba: R_2 I_2 - U_{S2} - R_4 I_4 - R_6 I_6 = 0 \\ \text{回路 } bcdb: R_4 I_4 - R_5 I_5 + U_{S5} - U_{S3} + R_3 I_3 = 0 \end{cases} \qquad (2-2-5)$$

(4) 联立求解上述独立方程(共 6 个),可得到待求的各支路电流。

(5) 最后利用 VCR 确定各支路的电压:

$$\begin{cases} U_{ad} = I_1 R_1 + U_{S1} \\ U_{ac} = I_2 R_2 - U_{S2} \\ U_{bd} = U_{S3} - I_3 R_3 \\ U_{bc} = I_4 R_4 \\ U_{cd} = U_{S5} - I_5 R_5 \\ U_{ab} = I_6 R_6 \end{cases}$$

通过设置中间变量的方式,将原本 12 个方程的求解,分成两步,解方程数降低到了 6 个,大大减小了分析工作量。支路电流法是求解复杂电路最基本最直接的一种方法。

例 2-2-2　电路如图 2-2-2 所示,已知 $R_1 = 7\ \Omega$,$R_2 = 11\ \Omega$,$R_3 = 7\ \Omega$,$U_{S1} = 70\ \text{V}$,$U_{S2} = 6\ \text{V}$。求支路电流 I_1、I_2、I_3。

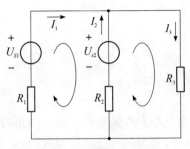

图 2-2-2　例 2-2-2 的图

解:电路只有 2 个结点、3 条支路。

(1) 选定各支路电流的参考方向及回路的绕行方向,如图 2-2-2 所示。

(2) 列出独立结点的 KCL 电流方程式:

$$I_1 + I_2 - I_3 = 0$$

(3) 选取独立回路,列出独立回路的 KVL 电压方程:

$$R_1 I_1 - R_2 I_2 - U_{S1} + U_{S2} = 0$$
$$R_2 I_2 + R_3 I_3 - U_{S2} = 0$$

代入电路参数:

$$I_1 + I_2 - I_3 = 0$$
$$7I_1 - 11I_2 - 70 + 6 = 0$$
$$11I_2 + 7I_3 - 6 = 0$$

(4) 联立求解以上方程组,得 $I_1 = 6$ A;$I_2 = -2$ A;$I_3 = 4$ A。

(5) 最后利用功率平衡校验计算结果是否正确。

$$R_1 I_1^2 + R_2 I_2^2 + R_3 I_3^2 - I_1 U_{S1} - I_2 U_{S2}$$
$$= [7 \times 6^2 + 11 \times (-2)^2 + 7 \times 4^2 - 6 \times 70 - (-2) \times 6] \text{W} = 0 \text{ W(功率平衡)}$$

2.2.3　网孔电流分析法

支路电流分析方法是一种普遍适用的电路分析方法,但是,在应用中存在两个问题,第一是如何选取独立回路来列写 KVL 方程并没有十分简便有效的方法,虽然可以确定存在 $(B-N+1)$ 个独立的回路,但独立回路的选取却不是唯一的。对于简单电路可以通过观察凭经验来选取,但若电路结构复杂规模较大时,就比较难以确定独立回路组;第二是当电路规模较大时利用支路电流法分析所列出的方程数仍然较大,解方程工作量较大。

如果分析的电路是平面电路,即电路图上不存在交叉支路,所有电路部分可以完全画在一个平面上,这样的电路就像一张平铺的渔网,网络图论已经证明,平面电路的所有内网孔构成了电路的一组独立回路 $(B-N+1)$ 个。而这组独立回路可以简单地通过观察得到。

仔细观察支路电流法所列出的方程,其中 $(N-1)$ 个结点的 KCL 方程很简单,这些方程实际上说明,电路的 B 个支路电流变量不是一组独立变量,它们相互之间受到 KCL 约束,只有$(B-N+1)$个独立变量。

事实上,平面电路的任一支路或者只存在于一个网孔(电路最外围支路)或者为两个网孔所共有(电路的内部支路),如果假设每个网孔(独立的回路)中有一沿该网孔流通的电流(称为网孔电流),若某支路为一个网孔独有,则该支路电流就是这一网孔电流,如果某支路共存于两个网孔,则该支路电流由两个网孔电流叠加构成。

如图$2-2-3$(a)所示的平面电路共有 3 个内网孔,对三个网孔分别设定网孔电流 I_{m1}、I_{m2}、I_{m3},如图$2-2-3$(b)所示,为了分析的方便,一般网孔电流统一采用顺(逆)时针方向,显然

$$I_1 = I_{m1}, \qquad I_2 = -I_{m2}, \qquad I_3 = -I_{m3}$$
$$I_4 = I_{m1} - I_{m3}, \quad I_5 = I_{m1} - I_{m2}, \quad I_6 = I_{m3} - I_{m2} \qquad (2-2-6)$$

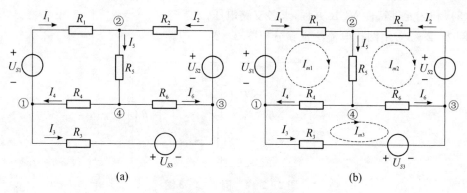

图 $2-2-3$　网孔电流法

为了规范方程的列写,在列写回路 KVL 方程时,将回路中无源支路的电压降之和列于方程的左边,而方程的右边则列写回路中纯电源支路电压升之和:

$$回路中无源支路电压降之和 = 回路中纯电源支路电压升之和 \qquad (2-2-7)$$

对图$2-2-3$(b)所示电路中的 3 个内网孔列写 KVL 方程:

$$\begin{cases} R_1 I_1 + R_4 I_4 + R_5 I_5 = U_{S1} \\ -R_2 I_2 - R_5 I_5 - R_6 I_6 = -U_{S2} \\ -R_3 I_3 - R_4 I_4 + R_6 I_6 = U_{S3} \end{cases} \qquad (2-2-8)$$

如果考虑上面支路电流和网孔电流的关系,则网孔 KVL 方程可以表示成

$$\begin{cases} (R_1 + R_4 + R_5) I_{m1} - R_5 I_{m2} - R_4 I_{m3} = U_{S1} \\ -R_5 I_{m1} + (R_2 + R_5 + R_6) I_{m2} - R_6 I_{m3} = -U_{S2} \\ -R_4 I_{m1} - R_6 I_{m2} + (R_3 + R_4 + R_6) I_{m3} = U_{S3} \end{cases} \qquad (2-2-9)$$

此式称为平面电路的网孔方程组,如网孔电流采用一致的顺时针(或逆时针)选取方法,网孔方程组可以写成下面的标准方式:

$$网孔\ k: R_{kk} \cdot I_{mk} + \sum_{j \neq k} R_{kj} I_{mj} = U_{sk} \qquad (k = 1, 2, \cdots, M) \qquad (2-2-10)$$

其中,M 为网孔数($B-N+1$);I_{mk} 为设定的网孔 k 的网孔电流,R_{kk} 为网孔 k 中所有支路电阻之和,称为网孔 k 的自电阻;R_{kj} 为网孔 k 和网孔 j 共有支路电阻之和的负值,称为网孔 k 和网孔 j 的互电阻,U_{sk} 为沿网孔 k 一周所有纯电源支路电压升之和。

该网孔方程的基本变量是网孔电流,方程数量和变量数目完全相同,解方程组可以得到网孔电流值,进而可以确定各个支路电流,最后再由 VCR 通过支路电流确定支路电压。

将网孔电流法分析电路的过程总结如下:

(1) 设定网孔电流并在电路图上标明,全部网孔电流均选为顺时针(或逆时针)参考方向;

(2) 列出网孔方程组;

(3) 求解网孔方程组,得到各网孔电流;

(4) 根据支路电流与网孔电流的线性组合关系,求得各支路电流;

(5) 利用元件特性 VCR 方程,求各支路电压。

例 2 - 2 - 3 用网孔电流法重新分析图 2 - 2 - 4 电路。

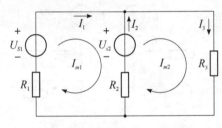

图 2 - 2 - 4　例 2 - 2 - 3 图

解:(1) 设定网孔电流 I_{m1}、I_{m2},如图 2 - 2 - 4 所示。

(2) 列写网孔方程组:

$$\begin{cases} (R_1+R_2)I_{m1}-R_2I_{m2}=U_{S1}-U_{S2} \\ -R_1I_{m1}+(R_2+R_3)I_{m2}=U_{S2} \end{cases}$$

(3) 代入元件参数值,解网孔方程组:

$$\begin{cases} (7+11)I_{m1}-11I_{m2}=70-6 \\ -11I_{m1}+(11+7)I_{m2}=6 \end{cases} \Rightarrow \begin{cases} 18I_{m1}-11I_{m2}=64 \\ -11I_{m1}+18I_{m2}=6 \end{cases} \Rightarrow \begin{cases} I_{m1}=6 \text{ A} \\ I_{m2}=4 \text{ A} \end{cases}$$

(4) 求各支路电流:

$$I_1=I_{m1}=6 \text{ A};I_2=I_{m2}-I_{m1}=-2 \text{ A};I_3=I_{m2}=4 \text{ A}$$

采用网孔电流分析法分析电路时,宜采用电压源作为电源模型,如果电路中含有伴电流源(带并联电阻),应先利用电源模型的转换使之转化为电压源模型,这一步骤在熟练以后可省略。

如果电路出现无伴电流源(即没有并联电阻),不能通过电源模型转换得到电压源,在列写涉及无伴电流源的网孔电流方程时,将无法直接写出方程右边的电源电压升,需要特别处理。

如果无伴电流源 I_s 为两个内网孔 j 和 k 共有(即处于电路内部),首先为无伴电流源假设一个电压变量(未知量),将其视为电压源,列写网孔电流方程组,方程组中增加了一个为无伴电流源设置的电压变量,需要补充一个方程才能求解方程组。实际上,由于无伴电流源为网孔 j 和 k 共有,在设置一致的网孔电流方向下,无伴电流源的数值就是这两个网孔电流的差,因此,只要补充电源方程 $I_{mj}-I_{mk}=I_S$,即可使方程数等于变量数。

如果无伴电压源 I_S 接在电路最外层,仅包含在一个网孔 j 中,网孔 j 的电流就是已知的电流源数值,已经无需求解,因此,对于网孔 j 不必再列写网孔电流方程,而直接写出其数值 $I_{mj}=I_S$。这种情况下,实际上减少了所要求解的网孔方程组数量。

例 2-2-4 用网孔电流法求图 2-2-5 所示电路中 5 Ω 电阻的功率。

解:电路中含有 2 个无伴电流源,一个处于外层,另一个在电路内部。设内部的无伴电流源两端电压为 U,同时对 3 个内网孔分布设顺时针方向的网孔电流 I_1、I_2、I_3,如图 2-2-5 所示。

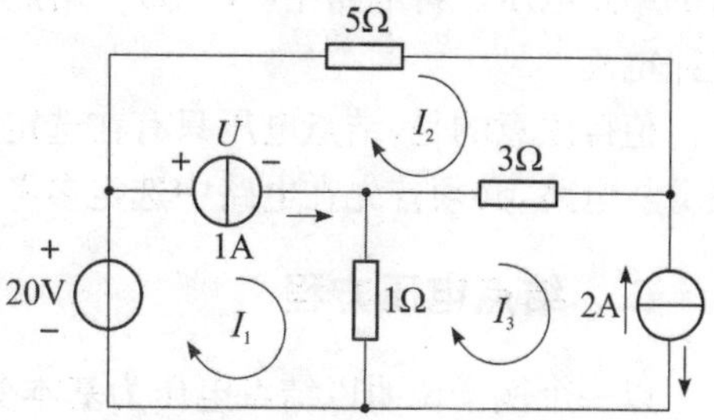

图 2-2-5　例 2-2-4 图

将 1 A 电流源当作电压源,对网孔 1 和网孔 2 列写网孔方程:

$$(I_1-I_3)\times 1\,\Omega=20\,V-U$$
$$I_2\times(3\,\Omega+5\,\Omega)-I_3\times(3\,\Omega)=U$$

对含有外层电流源的网孔 3 直接写出网孔电流值 $I_3=2\,A$,并代入上述网孔方程中:

$$I_1\times 1\,\Omega-2\,V=20\,V-U$$
$$I_2\times 8\,\Omega-6\,V=U$$

根据 1 A 电流源的连接方式,补充一个电流源方程:$I_1-I_2=1\,A$,解方程得到 $I_2=3\,A$,计算电阻功率 $P_{5\Omega}=5\,\Omega\times I_2^2=45\,W$。

从本质上看,网孔电流分析法是通过选取(假设)网孔电流为中间变量,把 $2B$ 个方程的全电路方程组降低到 $(B-N+1)$ 个网孔方程组,分三步分析电路,第一步先求取网孔电流(假设的中间变量),第二步求解支路电流,第三步再求解支路电压。

网孔电流分析法的思想可以推广到非平面电路,这时独立回路不再限定为电路的内网孔,分析电路的中间变量为在每个独立回路中假设的回路电流,这样的分析方法称为回路电流分析法,因此,网孔电流分析法是回路电流法在平面电路中的一个特例。

2.2.4　结点电压分析法

在支路电流分析法和网孔电流分析法中均使用电流作为基本分析变量(中间变量),对电路进行分步分析。对于非平面电路,网孔电流分析法虽然可以转换成回路电流分析法,但是,与支路电流分析法一样,如何选取足够数量的独立回路却没有简捷的方法,给这两个方法的实施带来困难。

事实上,在设置中间变量简化全电路方程的过程中,将支路电压作为基本变量也是可行的,只要确定了各支路电压,支路电流完全可以确定。

仔细观察电路的结构,不难发现,电路中每条支路必定接在两个结点之间,支路电压实际上就是该支路所连两个结点的电位差,如果知道了电路中各个结点的电位,则可由结点电位求解所有支路电压和电流。因此,结点电位可以作为简化全电路方程的中间变量,而且,一般电路的结点数总是小于支路数,因此,采用结点电位可以减少电路分析的方程组数量。

一、结点电压的概念

电位是一个相对量,选择不同的参考点,电路中各结点电位的数值也随之不同,为此,在电路中选择一个结点作为参考结点,其电位为零,在电路图上用"⊥",将其定义为非参考结点的结点电压。将电路中$(N-1)$个结点电压作为中间变量,可以完全确定所有支路电压和支路电流。

值得注意的是,结点电压只有在选定了参考结点后才有意义。因此,采用结点电压分析法分析电路,必须首先在电路中选定参考结点。

二、结点电压方程

以一个例子说明以结点电压为基本变量的电路方程组形式。

在图 2-2-6(a)所示电路中,共有 3 个结点,选定 1 个结点作参考结点后,只有 2 个独立结点(即非参考结点)A、B。列写 KCL 方程:

$$结点\ A:I_3=I_1+I_2$$
$$结点\ B:I_3=I_4+I_5$$

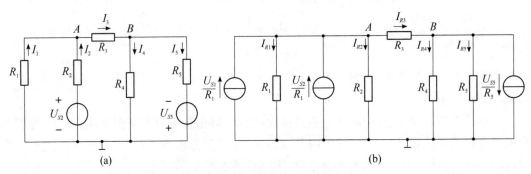

图 2-2-6 结点电压方程的推导

根据欧姆定律,将各个支路电流用结点电压表示:

$$I_1=\frac{U_{S1}-U_A}{R_1};I_2=\frac{U_{S2}-U_A}{R_2};I_3=\frac{U_A-U_B}{R_3};$$

$$I_4=\frac{U_B}{R_4};I_5=\frac{U_B-U_{S5}}{R_5}$$

将上述各支路电流代入 A、B 两结点电流方程,整理得结点电压方程组:

$$\begin{cases}\dfrac{U_A}{R_1}+\dfrac{U_A}{R_2}+\dfrac{U_A-U_B}{R_3}=\dfrac{U_{S1}}{R_1}+\dfrac{U_{S2}}{R_2}\\[2mm]\dfrac{U_B-U_A}{R_3}+\dfrac{U_B}{R_4}+\dfrac{U_B}{R_5}=-\dfrac{U_{S5}}{R_5}\end{cases}$$

从上面推导过程可以看出,结点电压方程是由结点电压表示的 KCL 方程,因此,KCL 是结点电压分析法的基本出发点。

仔细观察上面的结点电压方程,不难看出,如果将电路中所有电压源模型(带有串联电阻的有伴电压源)全部转换为电流源模型,如图 2-2-6(b)所示,则结点电压方程具有下面结构:方程的左边为流出结点的无源支路(电阻)电流总和,而方程的右边为流入结点的纯电源支路电流的总和,即

$$\sum_{\text{流出结点}} I_{RK} = \sum_{\text{流入结点}} I_{SK} \tag{2-2-11}$$

三、由观察法快速建立结点电压方程

将结点电压方程做进一步整理,合并每个结点电压变量的系数,得到

$$\begin{cases} \left(\dfrac{1}{R_1}+\dfrac{1}{R_2}+\dfrac{1}{R_3}\right)U_A + \left(-\dfrac{1}{R_3}\right)U_B = \dfrac{U_{S1}}{R_1}+\dfrac{U_{S2}}{R_2} \\ \left(-\dfrac{1}{R_3}\right)U_A + \left(\dfrac{1}{R_3}+\dfrac{1}{R_4}+\dfrac{1}{R_5}\right)U_B = -\dfrac{U_{S5}}{R_5} \end{cases}$$

在结点 A 的方程左边,结点电压 U_A 的系数为所有连接到结点 A 的电阻支路电导之和,称为结点 A 的自电导,记作 G_{AA};结点电压 U_B 的系数为连接在结点 A 和 B 之间的电阻支路电导之和的负值,称为结点 A 与结点 B 的互电导,记作 G_{AB},如果两个结点之间没有电阻支路直接相连,则相应的互电导为零;显然,$G_{AA}=G_{AB}$。

结点 A 的方程右边的常数项为连接到结点 A 的纯电源支路流入结点 A 的电源电流之代数和,记作 I_{SA};如果没有纯电源支路接到结点 A,则 $I_{SA}=0$。

结点 B 的方程具有完全相同的结构,因此,可以从电路的组成结构直接根据结点电压方程的结构特点,通过观察直接列写电路方程,而无需一步一步从电路基本定律去推导结点电压方程。结点电压方程的一般形式为

$$\text{结点 } k : G_{kk} \cdot U_k + \sum_{j \neq k} G_{kj} \cdot U_j = I_{SK} \quad (k=1,2,\cdots,N-1) \tag{2-2-12}$$

需要注意,采用结点电压法分析电路,电路中电源宜取电流源模型,如果电路中含有电压源(带串联电阻),可利用电源模型的转换使之转化为电流源模型,如图 2-2-6(b)所示,但在熟练以后这种转换也可省略。

例 2-2-5 在图 2-2-7 所示电路中设 d 为参考结点,列出各结点电压方程。

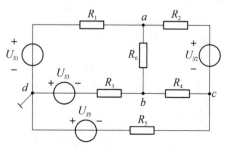

图 2-2-7 例 2-2-5 图

解:该电路有 3 个独立结点 a、b、c。采用观察法直接列写结点电压方程:

结点 a:$\left(\dfrac{1}{R_1}+\dfrac{1}{R_2}+\dfrac{1}{R_6}\right) \cdot U_a - \dfrac{1}{R_6} \cdot U_b - \dfrac{1}{R_2} \cdot U_c = -\dfrac{U_{S1}}{R_1} - \dfrac{U_{S2}}{R_2}$

结点 b:$-\dfrac{1}{R_6} \cdot U_a + \left(\dfrac{1}{R_3}+\dfrac{1}{R_4}+\dfrac{1}{R_6}\right) \cdot U_b - \dfrac{1}{R_4} \cdot U_c = \dfrac{U_{S3}}{R_3}$

结点 c:$-\dfrac{1}{R_2} \cdot U_a - \dfrac{1}{R_4} \cdot U_b + \left(\dfrac{1}{R_2}+\dfrac{1}{R_4}+\dfrac{1}{R_5}\right) \cdot U_c = \dfrac{U_{S2}}{R_2} + \dfrac{U_{S5}}{R_5}$

例 2-2-6 列出图 2-2-8 所示电路中各结点方程。

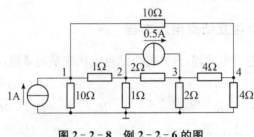

图 2-2-8 例 2-2-6 的图

解:如图选择参考结点,对 4 个独立结点分别赋予 1、2、3、4 的名称。由观察法列写结点电压方程:

结点 1:$(1+0.1+0.1)U_1 - U_2 - 0.1U_4 = 1$

结点 2:$-U_1 + (1+1+0.5)U_2 - 0.5U_3 = -0.5$

结点 3:$-0.5U_2 + (0.5+0.5+0.25)U_3 - 0.25U_4 = 0.5$

结点 4:$-0.1U_1 - 0.25U_3 + (0.1+0.25+0.25)U_4 = 0$

四、弥尔曼定理

如果电路只含有两个结点(单结点偶电路),所有支路都连接在两个结点之间,如图 2-2-9 所示,则利用结点电压方程可给出结点电压的求解公式:

$$U_A = \dfrac{\dfrac{U_{S1}}{R_1} + \dfrac{U_{S2}}{R_2} + \dfrac{U_{S3}}{R_3} + \cdots + \dfrac{U_{SN}}{R_N}}{\dfrac{1}{R_1} + \dfrac{1}{R_2} + \dfrac{1}{R_3} + \cdots + \dfrac{1}{R_N}} \qquad (2\text{-}2\text{-}13)$$

在电路理论中,该公式称为弥尔曼定理。

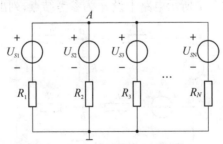

图 2-2-9 单结点偶电路

五、无伴电压源的处理

采用结点电压分析法分析电路,如果出现无伴电压源(即没有串联电阻),不能通过电源模型转换得到电流源模型,在列写涉及无伴电压源的结点电压方程时,将无法直接写出方程右边的电源电流,需要特别处理。

如果无伴电压源 U_S 接在非参考结点 j 和 k 之间,首先为无伴电压源假设一个电流变量(未知量),将其视为电流源,列写结点电压方程组,方程中增加了一个为无伴电压源设置的电流变量,需要补充一个方程才能求解方程组。实际上,由于无伴电压源接在两个非参考结点之间,而无伴电压源的数值就是这两个结点电压的差,因此,只要补充电源方程 $U_j - U_k = U_S$,即可使方程数等于变量数。

如果无伴电压源 U_S 接在非参考结点 j 和参考结点之间,结点 j 的电压就是已知的电压源数值,已经无需求解,因此,对于结点 j 不必再列写结点电压方程,而直接写出其数值 $U_j = U_S$。这种情况下,实际上减少了所要求解的结点方程组数量,所以在应用结点法分析电路时应尽量将无伴电压源的一端选为参考结点。

例 2 - 2 - 7　试用结点电压法分析图 2 - 2 - 10 所示电路中 4 Ω 电阻的功率。

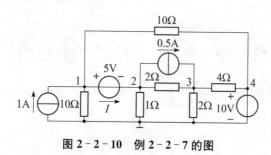

图 2 - 2 - 10　例 2 - 2 - 7 的图

解:电路中含有 2 个无伴电压源,其中 10 V 电压源接在结点 4 与参考点之间,所以结点 4 不必再列结点方程,且 $U_4 = 10$ V。5 V 电压源接在结点 1 和 2 之间,为其假设一个电流 I,如图 2 - 2 - 10 所示,并将其当作电流源对结点 1、2、3 列写结点方程:

$$0.2U_1 - 0.1U_4 = 1 - I$$
$$1.5U_2 - 0.5U_3 = I - 0.5$$
$$-0.5U_2 + 1.25U_3 - 0.25U_4 = 0.5$$

补充电压源方程 $U_1 - U_2 = 5$ V,解方程得 $U_3 = 2.85$ V,计算 4 Ω 电阻的功率:

$$P_{4\,\Omega} = \frac{(U_4 - U_3)^2}{4} = 12.78 \text{ W}$$

2.3　电路定理

前面两节讨论了电路分析的基本方法,实际上,许多时候面临问题并不是要对电路的所有电压电流进行全面分析计算,可能只关注电路的一个部分,还有的时候需要对电路的不同成分分别研究,这些特殊的情况,都需要区别对待。这一节讨论几个电路定理,利用这些定理,可以帮助简化电路分析的工作,同时还会对认识电路工作机理给出指引。

2.3.1 叠加定理

叠加定理是线性电路普遍适用的基本定理,它是线性电路的重要性质之一。

当电路中存在多个理想电源(又称为独立电源)时,电路中各支路电压、电流响应都是这些独立电源共同激励所产生的。对于线性电路,响应电压、电流与激励电源之间满足线性(可加性和齐次性)关系,利用线性关系可将多电源激励的电路问题分解为多个单电源激励的电路问题,这就是叠加定理。

包含多个独立电源的线性电路,要确定电路中任意响应电压或电流,可分别计算每个独立电源单独激励(其他独立电源置零)时的响应,总响应为各独立电源单独激励产生响应的代数和。

应用叠加定理可以把一个复杂电路分解成若干简单电路来研究(如图 2-3-1 所示),然后将这些简单电路的研究结果叠加,便可求得原来电路中的电流或电压。

$$I_1 = I_1' + I_1'' \quad I_2 = I_2' + I_2'' \quad I_3 = I_3' + I_3''$$

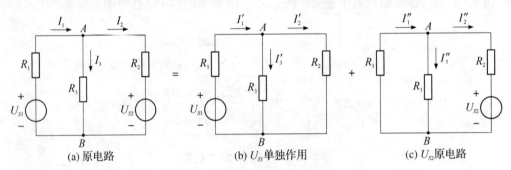

图 2-3-1 叠加定理示意图

例 2-3-1 如图 2-3-2(a)所示电路,应用叠加定理求电压 U。

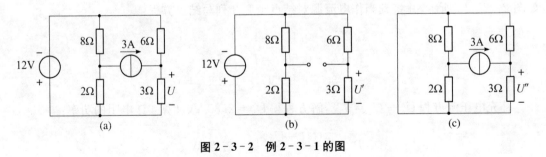

图 2-3-2 例 2-3-1 的图

解:(1) 12 V 电源单独作用时,3 A 电流源替换为开路,如图 2-3-2(b)所示电路,有

$$U' = \left(-\frac{3}{3+6} \times 12 \right) V = -4 \ V$$

(2) 3 A 电流源单独作用时,12 V 电压源替换为短路,如图 2-3-2(c)所示电路,有

$$U'' = \left(3 \times \frac{6 \times 3}{3+6}\right) V = 6\ V$$

（3）叠加确定总响应,可得

$$U = U' + U'' = -4\ V + 6\ V = 2\ V$$

应用叠加定理要注意的问题：

（1）叠加定理只适用于求解线性电路的电压和电流响应。

（2）叠加时只将独立电源分别考虑,电路中其他部分（包括受控电源）的结构和参数不变。

（3）各独立电源单独激励分析时,应保留各支路电流,电压的参考方向。确保最后叠加时各分量具有统一的参考方向。

（4）叠加定理是电路线性关系的应用,由于电路中功率与激励电源的关系为二次函数,不具有线性关系,因此,叠加定理只能用于电压或电流的计算,不能直接用来计算功率。

（5）运用叠加定理求解时也可以把电源分组求解,每个分电路的电源个数可能不止一个,必须保证每个独立电源包含且仅包含在一个分电路中。如图 2-3-3 所示,将独立电源分成电压源与电流源两组。

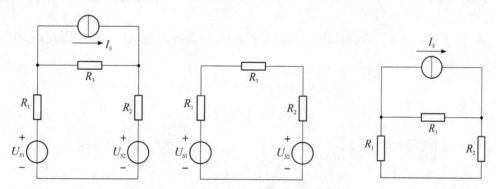

图 2-3-3 叠加定理中独立电源分组讨论

叠加定理是电路频域分析的理论基础,当线性电路在一个复杂信号激励下,可分别对信号的各个频率分量进行分析,详细内容参考下一章。

2.3.2 替代定理

替代定理是存在唯一解的集中参数电路（线性和非线性）普遍适用的基本定理,在电子技术领域应用十分广泛。

电路中的一个二端网络 N_1（可以是一条简单支路,也可以是一个电路部分）,与电路 N 构成了具有唯一解的集中参数电路,如图 2-3-4(a)所示,并且已经知道,端口电压、电流为 u_o 和 i_o,说明 N 和 N_1 的端口电压电流关系（VCR）曲线相交于工作点 $Q(u_o, i_o)$。从上几节的分析可知,二端网络的端口电压、电流之间是受到本身特性约束的,相互不独立,也就是说,只要 N 保持不变,工作点上电压和电流就不能任意变化,一旦电压确定,电流也就随之确定,反之亦然。因此,如果用另一个二端电路结构 N' 替代 N_1,且保证替代 N' 的电压电流特性曲线过 Q 点,则 N 的内部工作就不会改变。

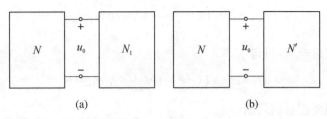

图 2-3-4 替代定理

考虑替代简化电路分析的目的，N' 采用最简单的替代结构——电压源或电流源，这样就得到电路普遍适用的替代定理。

如果 N_1 的端口电压 u_o 和电流 i_o 已知，则用数值为 u_o 的电压源或数值为 i_o 的电流源替代 N_1，电路 N 其余部分的各处工作状态不会改变。

这里必须区别替代定理与等效电路的不同，替代定理是在电路固定的前提下，替代一个已知端口电压电流的分支，对其他部分进行分析；而等效电路方法并不要求被替换的部分端口电压电流已知，两者的等效可以适用于各种电路结构中，并不局限于固定的电路。

例 2-3-2 在图 2-3-5(a)所示电路中，已知电阻 R 上的电流为 0.2 A，求 R 的电阻值。

解：按照图 2-3-5(a)，利用等效电路分析方法，不难分析得到 $U=4$ V，因此，电阻 $R=U/I=20\ \Omega$。

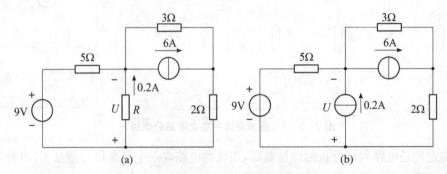

图 2-3-5 例 2-3-2 的图

现在用替代定理，将已经知道端口电流的电阻 R 用电流源替代，如图 2-3-5(b)所示，在替代后的电路上分析计算电压 U，利用叠加定理可以得到

$$U=\left(-9\times\frac{3+2}{3+2+5}\right)\text{V}+\left(6\times\frac{7\times3}{5+2+3}\times\frac{5}{5+2}\right)\text{V}-\left[0.2\times\frac{5\times(3+2)}{5+3+2}\right]\text{V}=4\ \text{V}$$

所得到的结果与原电路一致，电阻 $R=U/I=20\ \Omega$。

电子技术中常在一些关键的电路测试点标注出正常工作时的电压电流值，检测系统时，直接在测试点注入标准信号（即用电源替代），逐级排查电子系统中的故障位置。这是替代定理的一个典型应用。

2.3.3 等效电源定理

在复杂电路中,如果只需要计算某一条支路的电压或电流时,常常使用等效电源定理来简化电路分析,而不需要对整个电路进行全面求解,分析电路时将待求支路从电路中分离出来,其余部分的电路(二端网络)可视为待分析支路的等效电源。等效电源定理包含两个表述形式:戴维宁定理和诺顿定理。

一、戴维宁定理

任何一个有源二端线性网络,对外电路而言,等效成一个数值为 U_{OC} 的理想电压源和内阻为 R_0 相串联的电压源,如图 2-3-6(b)所示。等效电源的电动势就是有源二端网络的开路电压 U_{OC},即将负载断开后 a、b 两端之间的电压;而内阻 R_0 等于把有源二端网络中所有独立电源置零(理想电压源替换为短路,理想电流源替换为开路)后所得到的无源二端网络 N_0 在 a、b 两端看进去的等效电阻,如图 2-3-6(d)所示。

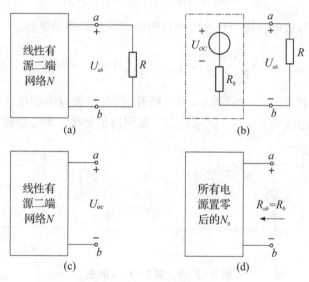

图 2-3-6 戴维宁定理

例 2-3-3 电路如图 2-3-7 所示,已知 $R_1 = 20\ \Omega$,$R_2 = 30\ \Omega$,$R_3 = 30\ \Omega$,$R_4 = 20\ \Omega$,$U_S = 10\ \text{V}$。求:当 $R_5 = 10\ \Omega$ 时,I_5 的值。

解:利用戴维宁定理进行计算,将电阻 R_5 作为负载,电路其他部分作为等效电源。首先确定等效电源参数,如图 2-3-8(a)所示,有源二端网络的开路电压 U_{OC} 为

$$U_{OC} = \frac{R_2}{R_1 + R_2} U_S - \frac{R_4}{R_3 + R_4} U_S = 2\ \text{V}$$

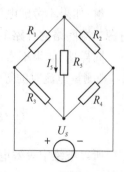

图 2-3-7 例 2-3-3 的图

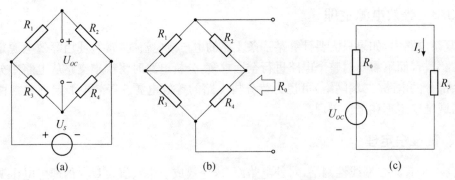

图 2-3-8　例 2-3-3 戴维宁等效电路求解

为确定等效电源内阻,将理想电压源替换为短路,得到如图 2-3-8(b)所示的无源二端网络,则

$$R_0 = R_1 \mathbin{/\!/} R_2 + R_3 \mathbin{/\!/} R_4 = 24 \ \Omega$$

最后,将戴维宁等效电路应用到原电路得图 2-3-8(c)所示电路。

$$I_5 = \frac{U_{OC}}{R_0 + R_5} = \left(\frac{2}{24 + 10}\right) \mathrm{A} \approx 0.059 \ \mathrm{A}$$

例 2-3-4　如图 2-3-9(a)所示,当 S 断开时,电压表读出的电压为 18 V;当 S 闭合时,电流表中读出的电流为 1.8 A。试求有源二端网络的戴维宁等效电路。

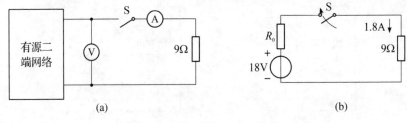

图 2-3-9　例 2-3-4 的图

解:如果不考虑电压表的内阻(即电压表内阻为∞),则当开关 S 断开时电压表测得的即有源二端网络的开路电压 $U_{OC} = 18$ V。

同样地,如果不考虑电流表内阻(即电流表内阻为 0),设有源二端网络等效电阻内阻为 R_0,则测量电流时的等效电路如图 2-3-9(b)所示,根据 KVL 有

$$(9 \ \Omega + R_0) \times 1.8 \ \mathrm{A} = 18 \ \mathrm{V} \quad R_0 = \left(\frac{18}{1.8} - 9\right) \Omega = 1 \ \Omega$$

所以戴维宁等效电路的内阻 $R_0 = 1 \ \Omega$。

二、诺顿定理

戴维宁定理说明,任意有源二端线性网络等效为一个电压源模型,而诺顿定理则将有源二端线性网络等效为一个电流源模型。

任意有源二端线性网络,对外电路而言,等效成一个电流为 I_{SC} 的理想电流源和内阻 R_0 相并联的电流源,如图 2-3-10(b)所示。等效电源中的理想电流 I_{SC} 数值上等于该二端网络的短路电流,等效电源内阻 R_0 等于有源二端网络中所有独立电源置零(理想电压源替换为短路,理想电流源替换为开路)后所得到的无源二端网络 N_0 在 a,b 两端所呈现的等效电阻,如图 2-3-10(d)所示。

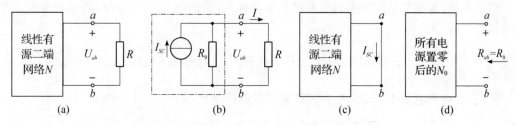

图 2-3-10　诺顿定理

例 2-3-5　电路如图 2-3-11 所示,已知 $R_1 = 4\,\Omega$,$R_2 = 2\,\Omega$,$R_3 = 10\,\Omega$,$U_{S1} = 12\,\text{V}$,$U_{S2} = 24\,\text{V}$。用诺顿定理求电路中电阻 R_1 上的电流 I。

解:把原电路中除电阻 R_1 以外的部分化简为诺顿等效电路。

第一步:求等效电源的理想电流源 I_{SC}。

如图 2-3-12(a)所示,将 ab 两点短路,求其短路电流 I_{SC}。

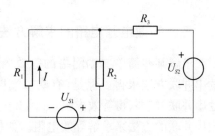

图 2-3-11　例 2-3-5 的图

注意,图 2-3-12(a)所示电路中,ab 两点短路后,理想电压源 U_{S1} 与电阻 R_2 并联,但在分析电路时却不能将 R_2 去掉,因为前面讲与理想电压源并联的支路可以等效为一个理想电压源只是对外电路而言的。

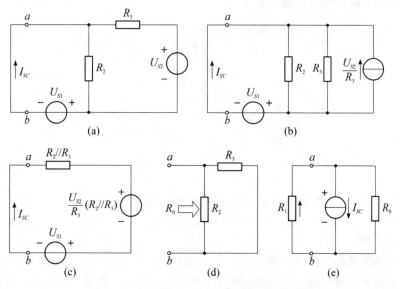

图 2-3-12　例 2-3-5 诺顿等效电路求解

利用电源等效变换可将图 2-3-12(a)中的电压源(U_{S2},R_3)转换为电流源,如图 2-3-12(b)所示;将 R_2 和 R_3 并联后,再将电路变换为图 2-3-12(c)所示电路,由图可直接计算短路电流为

$$I_{SC} = \frac{U_{S1} + \dfrac{U_{S2}}{R_3} \cdot R_2 \,/\!/\, R_3}{R_2 \,/\!/\, R_3} = \left(-\frac{12+4}{1.67} \right) A \approx -9.58\ A$$

第二步:将有源二端网络中的所有理想电源置零,得到图 2-3-12(d)所示的无源二端网络,则

$$R_0 = R_2 \,/\!/\, R_3 = \left(\frac{2 \times 10}{2 + 10} \right) \Omega \approx 1.67\ \Omega$$

第三步:在原电路中二端网络用其诺顿等效电路替换,如图 2-3-12(e)所示,有

$$I = \frac{R_0}{R_1 + R_0} I_{SC} = \left[\frac{1.67}{4 + 1.67} \times (-9.58) \right] A \approx -2.82\ A$$

三、等效电源电路的求解方法

求解某些简单二端网络的等效内阻时,可以直接用电阻的串并联方法求得。但是,有些二端网络的电阻不能用简单的串并联方法获得等效内阻,如图 2-3-13 所示电路就无法用串并联的方法来求解等效电阻。如果二端网路中还含有受控电源,一般都无法简单地用串并联等效得到等效电源参数。

下面介绍几种常用的求等效电源电路方法。

图 2-3-13 复杂电阻网络

1. 开路、短路法

先求出有源二端网络端口的开路电压 U_{OC},再求有源二端网络端口的短路电流 I_{SC},如图 2-3-14 所示,则该等效电路参数为

$$R_0 = \frac{U_{OC}}{I_{SC}}$$

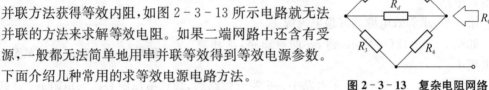

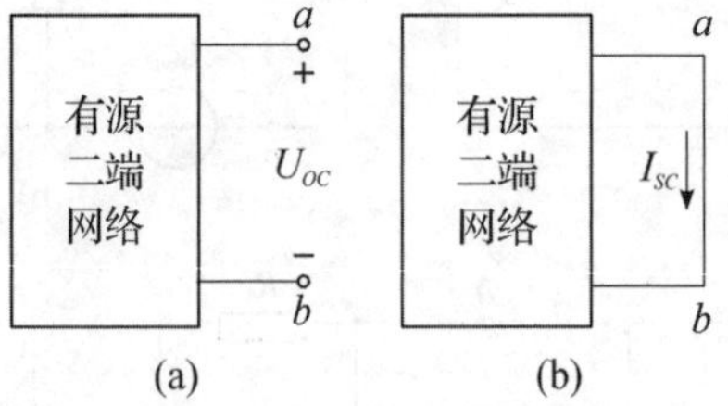

(a)   (b)

图 2-3-14 开路、短路法求二端网络等效电阻

2. 外加激励法

在有源二端网络端口处外加激励电压源 U(或电流源 I),求出端口处的响应电流 I(如加电流源激励则求电压响应 U)与激励的关系,如图 2-3-15 所示,根据电路线性特性,有

$$U = U_{OC} + R_0 I \quad 或 \quad I = U/R_0 - I_{SC}$$

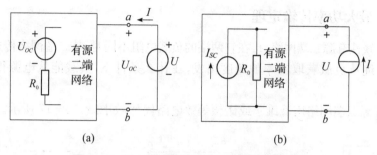

图 2-3-15　外加激励法求二端网络等效电路

这一关系完全确定了等效电路的参数。

3. 测量法(外接负载法)

许多情况下,有源二端网络的内部结构可能并不能确切给出(特别是一些复杂的网络),同时有源二端网络也常不允许端口开路或短路(尤其大多数网络不能将端口短路工作,否则将损坏网络内部器件),这时可以采用测量的方法来确定网络的等效电源电路。这也是实验室常用的二端网络参数测量方法。

给有源二端网络外接一个可变负载电阻 R,调节负载电阻值,分别在两种不同负载 R_1 和 R_2 时测量端口电压、电流,如图 2-3-16 所示。

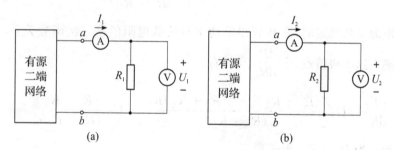

图 2-3-16　测量法求二端网络等效电阻

根据戴维宁定理,可知两次测量的电压与电流之间都满足

$$U_1 = U_{OC} - R_0 I_1 \quad U_2 = U_{OC} - R_0 I_2$$

由此两个关系可以确定等效电路参数:

$$R_0 = \frac{U_1 - U_2}{I_2 - I_1} \quad 或 \quad R_0 = \frac{U_2 - U_1}{I_1 - I_2}$$

$$U_{OC} = U_1 + \frac{U_1 - U_2}{I_2 - I_1} I_1 \quad 或 \quad U_{OC} = U_2 + \frac{U_2 - U_1}{I_1 - I_2} I_2$$

$$I_{SC} = I_1 + \frac{I_1 - I_2}{U_2 - U_1} U_2 \quad 或 \quad I_{SC} = I_2 + \frac{I_2 - I_1}{U_1 - U_2} U_2$$

事实上,开路、短路法是外接负载法的一个特例,当 $R_1 = \infty$(开路) 时,有 $I_1 = 0$,$U_1 = U_{OC}$;当 $R_0 = 0$(短路) 时,有 $U_2 = 0$,$I_2 = I_{SC}$。

2.3.4 最大功率传输定理

对于一个线性有源二端网络,接在它两端的负载电阻不同时,从二端网络传递给负载的功率也不同。单纯从负载获取功率的角度出发,在什么条件下,负载能从电源得到最大的功率呢?

将线性有源二端网络用戴维宁或诺顿等效电路代替,如图 2-3-17 所示。

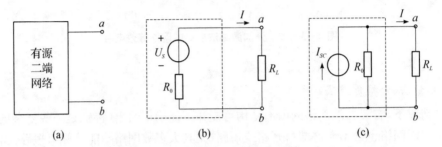

图 2-3-17 有源二端网络向负载传输功率

负载电阻 R_L 从有源二端网络(电源)获得的功率为

$$P_L = R_L \cdot I^2 = R_L \cdot \left(\frac{U_S}{R_0 + R_L} \right)^2 \qquad (2-3-1)$$

当等效电源参数确定时,负载获得的功率与负载电阻值呈二次函数关系,存在一个极值。现在来确定这个极值点,令 $\dfrac{\mathrm{d}P_L}{\mathrm{d}R_L} = 0$,有

$$\frac{\mathrm{d}P_L}{\mathrm{d}R_L} = U_S^2 \left[\frac{(R_0 + R_L)^2 - 2(R_0 + R_L)R_L}{(R_0 + R_L)^4} \right] = U_S^2 \frac{(R_0 - R_L)}{(R_0 - R_L)^3} = 0$$

唯一极值点为 $R_L = R_0$,由于

$$\left. \frac{\mathrm{d}^2 P_L}{\mathrm{d}^2 P_L} \right|_{R_L = R_0} = -\frac{U_S^2}{8R_0^3} < 0$$

说明上面所确定的极值点为最大点,这时负载从等效电源获得最大功率,负载电阻从给定的电源获得最大功率为

$$P_{Lmax} = \frac{U_S^2}{4R_0} \qquad (2-3-2)$$

若等效电源确定 (U_S, R_0),当且仅当负载电阻等于等效电源内阻(即 $R_L = R_0$)时,等效电源向负载传输最大功率:$P_{Lmax} = \dfrac{U_s^2}{4R_0}$。

若采用诺顿等效电路,则负载最大功率可表示为 $P_{Lmax} = \dfrac{1}{4} I^2 R_0$

注意:最大功率传输定理是在电源确定的前提下,调节负载电阻获得最大功率。如果 R_L 固定,而 R_0 可以改变,则 R_0 越小,R_L 获得的功率会越大。当 $R_0 = 0$ 时,R_L 获得的功率最大。

例2-3-6　在图2-3-18所示电路中,若电阻R可变,问R等于多大时,它才能从电路中吸取最大功率? 并求此最大功率。

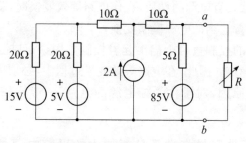

图2-3-18　例2-3-6的图

解:利用电源等效变换可以将图2-3-18所示电路进行如图2-3-19所示的变换,由图2-3-18(e)不难得到,当$R = \dfrac{30}{7}\,\Omega \approx 4.286\,\Omega$时获得最大功率,其值为

$$P_{Rmax} = \left(\frac{80^2}{4 \times \dfrac{30}{7}}\right)\text{W} \approx 373\,\text{W}$$

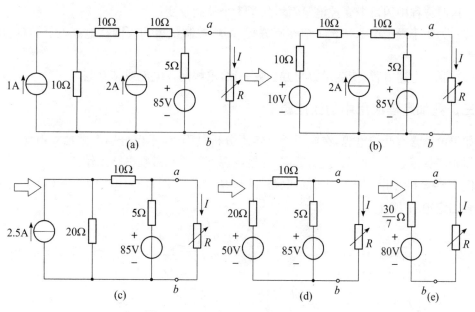

图2-3-19　例2-3-6的电路变换

2.4　含受控电源的电路分析

受控电源的输出端虽然具有电源的性质,但受到另一支路电压或电流的控制,因此,在分析含有受控电源的线性电路时,不能像独立电源那样处理受控电源,下面分别讨论在各种分析方法中受控电源的处理。

一、等效电路分析法中受控电源的处理

受控电源输出端既然具有电源的性质,在作电路等效变换时,就可以按照两种电源模型的转换方法,根据需要进行适当的电源模型变换。

但是,由于受控电源的控制量对于输出起着控制作用,一旦控制量消失(被变换掉),则受控电源的输出将无法确定。因此,在电路等效变换过程中,必须确保每个受控电源的控制量不会消失。由于这个原因,对于含受控电源的电路,一般比较少使用等效变换改变其结构。

二、网孔电流分析法和结点电压分析法中的受控电源处理

由于受控电源的输出并不是确定值,包含了控制变量,所以在列写电路方程时,多出了控制变量,必须补充方程,才能使方程组完备。事实上,受控电源的控制量本身必然是电路中的某个电压或电流,因此,总能利用 KCL、KVL 和欧姆定律将控制量表示成网孔电流(或结点电压)的线性组合,即控制方程。

归纳起来,当电路中出现受控电源时:

(1) 将受控电源输出端口当作独立电源(非确定量),列写网孔电流方程(或结点电压方程)组,这时方程中因每个受控电源而增加了 1 个控制量变量。

(2) 为每个受控电源补充 1 个控制方程,即将控制量表示成网孔电流(或结点电压)的线性组合。

(3) 联立上述方程,使变量数与方程数一致,求解网孔电流或结点电压。

三、叠加定理应用中的受控源

如果电路含有受控电源,在应用叠加定理分析过程中,不仅分别考虑独立电源的作用,还必须始终保留着受控电源,换句话说,受控电源不能单独激励电路工作。

例 2 - 4 - 1 如图 2 - 4 - 1 所示电路,已知 $R_1 = R_2 = 2\,\Omega$,$R_3 = 1\,\Omega$,$U_S = 20\,\text{V}$,$I_S = 2\,\text{A}$,应用叠加定理求 I_1、I_2。

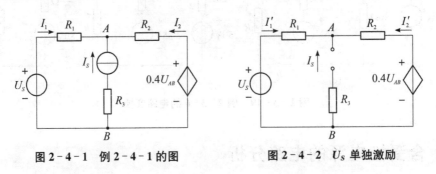

图 2 - 4 - 1 例 2 - 4 - 1 的图 　　　　　　图 2 - 4 - 2 U_S 单独激励

解:(1) 电压源 U_S 单独激励,如图 2 - 4 - 2 所示,则

$$I_1' = -I_2'$$
$$U_{AB} = U_S - R_1 I_1' = 20 - 2I_1' = 0.4U_{AB} - R_2 I_2'$$

解之,得 $U_{AB}=12.5\text{ V},I'_1=3.75\text{ A},I'_2=-3.75\text{ A}$。

(2) I_S 单独作用,如图 2-4-3 所示,则

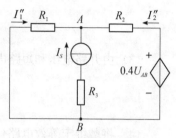

$$I''_1+I''_2=-I_S$$

$$U_{AB}=-R_1I''_1=0.4U_{AB}-R_2I''_2$$

解得 $U_{AB}=2.5\text{ V},I''_1=-1.25\text{ A},I''_2=-0.75\text{ A}$。

(3) 将上述结果叠加:

$$I_1=I'_1+I''_1=(3.75-1.25)\text{A}=2.5\text{ A}$$

$$I_2=I'_2+I''_2=(-3.75-0.75)\text{A}=-4.5\text{ A}$$

图 2-4-3 I_S 单独激励

四、含受控电源的等效电源电路

如果有源二端网络内含有受控电源,在应用等效电源定理时,在确定了开路电压或短路电流后,为了确定等效电源内阻,将所有独立电源置零,但受控电源必须保留。由于保留了受控电源,较难通过电阻串并联等效来计算等效电阻。因此,对于含有受控电源的有源二端网路,一般直接采用开路、短路法或外加激励法获取等效电源参数。

例 2-4-2 电路如图 2-4-4 所示,已知 $R_1=6\ \Omega,R_2=4\ \Omega,U_S=20\text{ V},I_S=10\text{ A}$,用戴维宁定理求 I_2。

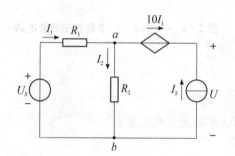

图 2-4-4 例 2-4-2 的图

解:(1) 将含 I_2 支路断开,如图 2-4-5(a)所示,求 $a\sim b$ 端开路电压 U_{OC},由图得

$$I_1=-I_S \quad U_{OC}=U_S-R_1I_1=20+6I_S=80\text{ V}$$

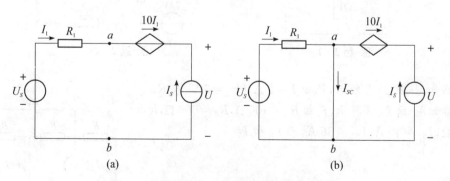

| (a) | (b) |

图 2-4-5 例 2-4-2 戴维宁等效电路求解

（2）将 I_2 支路短路，如图 2-4-5(b)，求 $a \sim b$ 端短路电路：

$$I_{SC} = I_1 + I_S = \frac{U_S}{R_1} + I_S = \frac{40}{3} \text{ A}$$

（3）由开路电压和短路电流计算等效电阻：

$$R_0 = \frac{U_{OC}}{I_{SC}} = 6 \text{ }\Omega$$

（4）将戴维宁等效电路代入，如图 2-4-6 所示，有

$$I_2 = \frac{U_{OC}}{R_0 + R_2} = \left(\frac{80}{6+4}\right) \text{ A} = 8 \text{ A}$$

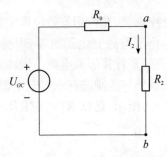

图 2-4-6　例 2-4-2 戴维宁等效电路

习题

1. 电路如图-题 2-1 所示，求电流 I 和电压 U。

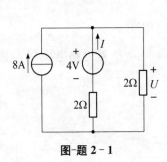

图-题 2-1

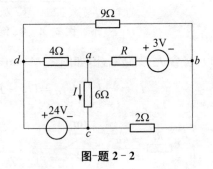

图-题 2-2

2. 电路如图-题 2-2 所示，已知 $I = 2 \text{ A}$，$U_{ab} = 6 \text{ V}$，求 R。

3. 电路如图-题 2-3 所示，已知 $R_1 = 400 \text{ }\Omega$，$R_3 = 600 \text{ }\Omega$，$R_6 = 60 \text{ }\Omega$，$I_{S2} = 40 \text{ A}$，$I_{S7} = 36 \text{ A}$，求 I_4 和 I_5。

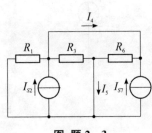

图-题 2-3

4. 电路如图-题 2-4 所示，$I_{S1}=2\,A,I_{S2}=4\,A,R_1=2\,\Omega,R_2=4\,\Omega,R_3=6\,\Omega,R_4=8\,\Omega,R_5=10\,\Omega$，求各电源的输出功率。

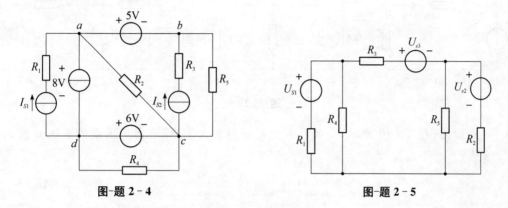

图-题 2-4   图-题 2-5

5. 电路如图-题 2-5 所示，已知 $U_{S1}=20\,V,U_{S2}=10\,V,U_{S3}=10\,V,R_1=R_4=10\,k\Omega,R_2=R_3=R_5=5\,k\Omega$。求电阻 R_5 两端的电压。

6. 电路如图-题 2-6 所示，从图(a)得知，$U_{ab}=10\,V$，从图(b)得知，a、b 两点之间的短路电流 $I_{SC}=22\,mA$，求有源二端网络 N 的戴维宁等效电路。

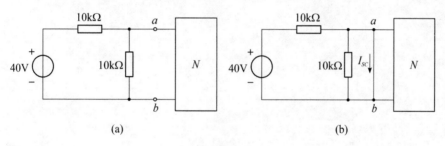

(a)   (b)

图-题 2-6

7. 电路如图-题 2-7 所示，(1) 当 S 断开时，求 U_A；(2) 当 S 闭合时，求 U_A。

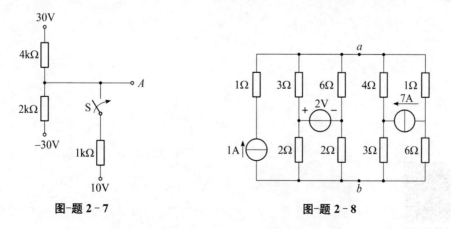

图-题 2-7   图-题 2-8

8. 电路如图-题 2-8 所示，求 U_{ab}。

9. 电路如图-题 2-9 所示,求各电路中负载获得最大功率时的 R_L 值及最大值。

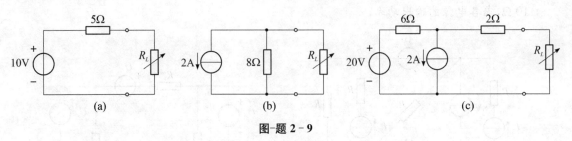

图-题 2-9

10. 电路如图-题 2-10 所示,为使负载电阻获得最大功率,试问变压器的变比 n 应该为多大?

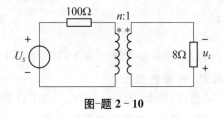

图-题 2-10

第三章

交流稳态电路分析

本章在上一章介绍的电路分析基本方法基础上,研究一类特殊激励——正弦信号的电路,由于易于产生且便于远距离传输,交流电机也较之直流电机结构简单,成本低,效率高,正弦交流电在工业生产和日常生活中得到广泛应用。

所谓正弦稳态电路,是指电路中的激励(电压源或电流源)和在电路中各部分所产生的响应(电压或电流)均是按正弦规律变化的电路,在交流电路中所说的稳态,是指电压和电流随时间变化的函数规律稳定不变。

与直流电路不同,交流电路中电压和电流都是随时间变化的,必须考虑电容和电感的作用,电路方程将从代数方程转变成微分方程,这给分析计算带来困难。利用正弦稳态电路中所有电压、电流均为同频率正弦量的特点,将电路分析的问题转换到相量域中进行,从而将时间域中需要微分方程描述的正弦稳态电路转换到相量域中用代数方程描述。

从信号分析的角度来看,正弦信号是信号空间的基信号,任何现实电路中存在的随时间周期变化的信号均可以按照傅里叶级数(傅里叶变换)将其分解成不同频率正弦量的叠加;线性电路对正弦信号进行加、减、比例(放大)、微分和积分等线性运算后,得到的结果仍然是同频率正弦信号;利用叠加定理,可以将单一频率正弦激励电路的分析推广到任意信号激励下电路分析,这就是现代电路分析中的傅里叶分析方法——频域分析。

本章首先讨论单一频率正弦信号激励下稳态线性电路的相量分析方法,然后对电力系统特有的三相电路进行简单的介绍,最后把相量分析推广到一般非正弦周期电路——谐波分析。

学习本章的重点是要掌握相量的概念及相量分析方法,对照相量域和直流稳态时间域关系,领会各种电路分析方法在相量域中的使用。

正弦稳态功率和功率因数是在正弦稳态电路中提出的新概念,学习中容易出现理解困难,需要重视。

谐波分析是一种常用的信号分析手段,不仅要求对高等数学中定积分计算熟练运用,还要求进行大量的相量(复数)运算,学习过程中应力求细心和耐心。

3.1 正弦量的基本概念

正弦电压或电流的值随时间按正弦规律周期变化,图 3-1-1 所示为一正弦交流电流的波形,图示波形的正弦电流可以用数学式子表示如下:

$$i(t) = I_m \sin\left[\frac{2\pi}{T}(t - t_0)\right] = I_m \sin\left(\frac{2\pi}{T}t + \frac{2\pi}{T}t_0\right) = I_m \sin(\omega t + \theta) \quad (3-1-1)$$

式中,$i(t)$ 为正弦电流的瞬时值,I_m 为振幅或最大值,T 为正弦函数的周期;三角函数的变量 $\omega t + \theta$ 是随时间变化的弧度或角度,称为瞬时相位;$\theta = \frac{2\pi}{T}t_0$ 是 $t = 0$ 时的相位,称为初始相位,简称初相位;$\omega = \frac{2\pi}{T}$ 是相位随时间变化的速率,称为角频率。要完整表示一个正弦电流(或电压),需要确定其周期、振幅和初相位,因此,周期、振幅和初相位也称为正弦量的三要素。

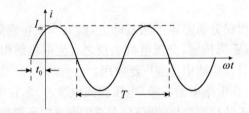

图 3-1-1 正弦电流的波形

3.1.1 周期、频率和角频率

周期函数变化一次所需的时间称为周期,用 T 表示,单位为秒(s)。单位时间内周期函数变化的次数称为频率,用 f 表示,单位为赫兹(Hz),即 1 Hz = 1 s^{-1}。当频率很高时,常用千赫(1 kHz = 10^3 Hz)和兆赫(1 MHz = 10^6 Hz)为计量单位。

从周期和频率的定义可以看到,频率 f 是周期 T 的倒数,即

$$f = \frac{1}{T} \tag{3-1-2}$$

因为正弦函数在一个周期内相位变化为 2ω 弧度(rad),所以,正弦量周期 T 频率 f 和角频率 ω 的关系可用下式表示:

$$\omega = \frac{2\pi}{T} = 2\pi f \tag{3-1-3}$$

角频率 ω 的单位是弧度每秒(rad/s),当 ω 是定值时,图 3-1-1 中的时间轴也可以用角度坐标 ωt 表示。

例 3-1-1 已知某正弦量的频率 $f = 50$ Hz,求其周期 T 和解频率 ω。

解:

$$T = \frac{1}{f} = \frac{1}{50} \text{ s} = 0.02 \text{ s}$$

$$\omega = 2\pi f = 2 \times 3.14 \times 50 \ \frac{\text{rad}}{\text{s}} = 314 \ \frac{\text{rad}}{\text{s}}$$

3.1.2　幅值和有效值

正弦量在任一瞬间的值称为瞬时值,用小写字母表示,如 i、u 分别表示电流、电压的瞬时值。

正弦量的峰值(最大值)称为振幅,用大写字母加下标 m 表示,如 I_m、U_m 分别表示电流、电压的振幅。

正弦电压、电流的数值随时间周期变化,瞬时值和幅值只是在某一特定时刻的取值。为了表征正弦电压、电流在电路中的功率效应,工程上常用有效值来衡量正弦电压或电流的做功能力并度量其"大小"。即,如果某一交流电流 i 通过一个电阻时在一个周期内产生的热量,与某一个直流电流 I 通过同一电阻在一个周期内产生的热量相等,那么就把这一直流电流 I 的数值定义为交流电流 i 的有效值。

如图 3-1-2 所示,将周期电流 i 加载到 1 Ω 电阻,如果在一个周期 T 内,该电阻获得的能量与某直流电流 I 流过它时在相同时间 T 所获得的能量相等,则这一直流电流的数值 I 称为周期电流 i 的有效值。

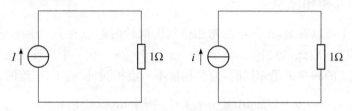

图 3-1-2　正弦电流的有效值

根据定义,$\int_0^T i^2 R \mathrm{d}t = I^2 RT$,因此,周期电流的有效值为

$$I = \sqrt{\frac{1}{T} \int_0^T i^2 \mathrm{d}T} \qquad\qquad (3-1-4)$$

即有效值等于瞬时值的平方在一个周期内平均值的开方,所以有效值也称为方均根值(Root Mean Square,RMS)。

考虑周期电流为正弦电流,即 $i = I_m \sin(\omega t + \theta)$,则

$$I = \sqrt{\frac{1}{T} \int_0^T I_m^2 \sin^2(\omega t + \theta) \mathrm{d}t} = \sqrt{\frac{I_m^2}{T} \int_0^T \frac{1 - \cos 2(\omega t + \theta)}{2} \mathrm{d}t} = \sqrt{\frac{I_m^2}{T} \frac{1}{2} T} = \frac{I_m}{\sqrt{2}}$$

因此,正弦交流电流的有效值与振幅的关系可简化为

$$\begin{cases} I = \dfrac{I_m}{\sqrt{2}} = 0.707 I_m \\ I_m = \sqrt{2} I = 1.414 I \end{cases} \qquad\qquad (3-1-5)$$

同理,可以求得正弦交流电压有效值与振幅之间的关系为

$$\begin{cases} U = \dfrac{U_m}{\sqrt{2}} = 0.707U_m \\[3mm] U_m = \sqrt{2}U = 1.414U \end{cases} \qquad (3-1-6)$$

平常所说的交流电压或电流的大小，若无特别说明，均是指有效值。一般交流电压表和电流表的读数也是指有效值。

例 3-1-2 设某正弦电压的表达式为 $u = 311\sin(314t)\,\mathrm{V}$，求其有效值 U 和 $t = 0.1\,\mathrm{s}$ 时的瞬时值。

解:

$$U = \frac{U_m}{\sqrt{2}} = \frac{311}{\sqrt{2}}\,\mathrm{V} \approx 220\,\mathrm{V}$$

可见，平常所用的 220 V 交流电，其最大值为 311 V。

当 $t = 0.1\,\mathrm{s}$ 时，$u = 311\sin(314t)\,\mathrm{V} = 31\sin 31.4\,\mathrm{V} = 0\,\mathrm{V}$。

3.1.3 相位和相位差

从图 3-1-1 可以看出，正弦量的初相位与所取计时起点有关。由于正弦量的相位是以 2π 为周期变化的，因此，初相位的取值为 $-\pi \leqslant 0 \leqslant \pi$。在一个线性正弦稳态电路中，所有电压 u 和电流 i 的频率都是相同的，但初相位不一定相同，设电压、电流的表达式为

$$u = U_m\sin(\omega t + \theta_u) \qquad i = I_m\sin(\omega t + \theta_i)$$

波形如图 3-1-3 所示。

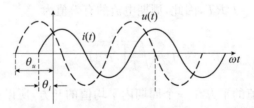

图 3-1-3 正弦量的相位差

两个同频率正弦量的相位之差称为相位差，用 φ 表示。上面 u 和 i 的相位差为

$$\varphi = (\omega t + \theta_u) - (\omega_t + \theta_i) = \theta_u - \theta_i \qquad (3-1-7)$$

式（3-1-7）说明，两个同频率正弦量的相位差就是它们的初相位之差。由于正弦量的周期性，和初相位类似，相位差的取值范围也为 $-\pi \leqslant \varphi \leqslant \pi$。

从图 3-1-3 可见，由于 $\theta_u > \theta_i$，在 $-\pi \leqslant \omega t \leqslant \pi$ 区间，u 比 i 先达到最大值，称在相位上电压超前电流 φ 角，或者说电流滞后电压 φ 角。如果两正弦量的相位差为 0，称两正弦量同相；如果 $\varphi = \pm\pi$，称两正弦量反相；如果 $\varphi = \pm\dfrac{1}{2}\pi$，称两正弦量正交。

在比较两正弦量的相位时，要注意以下几点：

（1）同频率，只有同频率的正弦量才有不随时间变化的相位差。

（2）同函数，在数学上，正弦量既可用正弦函数表示，也可用余弦函数表示，必须化成同一函数（正弦或余弦）才能用式（3-1-7）计算相位差。

（3）同符号，两个正弦量数学表达式前的符号要相同（同为正或负），因为符号不同，则相位相差±π。

在分析计算交流电路时，往往以某个正弦量为参考量，即将该正弦量的初相位设为零，然后求其他正弦量与该参考量的相位关系。

例 3-1-3　某正弦交流电流的有效值 $I = 10$ A，频率 $f = 50$ Hz，初相位 $\theta = \dfrac{\pi}{4}$，求该电流表达式和 $t = 2$ ms 时的瞬时值。

解：

$$\omega = 2\pi f = (2 \times 3.14 \times 50)\,\frac{\text{rad}}{\text{s}} = 314\,\frac{\text{rad}}{\text{s}}$$

$$I_m = \sqrt{2}\,I = 10\sqrt{2}\ \text{A}$$

$$i = I_m \sin(\omega t + \theta) = 10\sqrt{2}\sin\left(314t + \frac{\pi}{4}\right)\ \text{A}$$

当 $t = 2$ ms 时，

$$i = 10\sqrt{2}\sin\left(314 \times 2 \times 10^{-3} + \frac{\pi}{4}\right)\ \text{A} = 14\ \text{A}$$

例 3-1-4　已知两个同频率正弦电压的表达式为 $u_1 = 200\sin(314t + 45°)$ V，$u_2 = -100\cos(314t + 30°)$ V，求这两个正弦电压的相位差。

解：由于 u_1 和 u_2 的函数形式和符号不同，需先将 u_2 化成与 u_1 同符号、同函数的表达式：

$$
\begin{aligned}
u_2 &= -100\cos(314t + 30°)\ \text{V} \\
&= -100\sin(314t + 30° + 90°)\ \text{V} \\
&= 100\sin(314t + 30° + 90° - 180°)\ \text{V} \\
&= 100\sin(314t - 60°)\ \text{V}
\end{aligned}
$$

所以两电压的相位差 $\varphi_{12} = 45° - (-60°) = 105°$，即电压 u_1 比 u_2 超前 105°，或者说电压 u_2 比 u_1 滞后 105°。

3.2　正弦量的相量表示法及相量图

振幅、频率和初相位是正弦量三个特征值，表示正弦量有多种方法。如用图 3-1-1 所示的波形图，或用三角函数式表示 $i = I_m \sin(\omega t + \theta)$，考虑数学上的欧拉公式 $e^{j\alpha} = \cos\alpha + j\sin\alpha$，其中 $j = \sqrt{-1}$ 为虚数因子，正弦量 i 可以表示成

$$i(t) = I_m \sin(\omega t + \theta) = I_m\{e^{j(\omega t + \theta)}\} \tag{3-2-1}$$

其中 $I_m\{\,\cdot\,\}$ 表示取虚部。上式表明，正弦量与一个复函数一一对应，可以用复函数表

示正弦量。

复数可以通过图形加以表示，设横坐标为实部，纵坐标为虚部，则复数表现为直角坐标系中的一个矢量：矢量的长度为复数的模，矢量与横轴之间的夹角为复数的辐角，如图 3-2-1 所示。

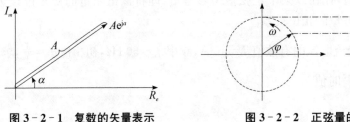

图 3-2-1 复数的矢量表示   图 3-2-2 正弦量的旋转矢量表示

如果矢量的辐角为 $\omega t+\theta$，长度为 I_m，则该矢量以角速度 ω 按逆时针方向旋转，$t=0$ 时旋转矢量的辐角为 θ。这样的旋转矢量在虚轴上的投影正是式（3-2-1）所表示的正弦量，如图 3-2-2 所示。

定义一个复常数，$\dot{I}_m = I_m e^{j\theta} = I_m \angle \theta$，它是旋转矢量在 $t=0$ 时的复数表达。那么

$$i(t) = I_m \sin(\omega t + \theta) = I_m\{\dot{I}_m e^{j\omega t}\} \qquad (3-2-2)$$

其中，$e^{j\omega t}$ 称为旋转因子，它反映了旋转矢量逆时针旋转的角速度，对应正弦量随时间变化的快慢。

复数 $\dot{I}_m = I_m e^{j\theta} = I_m \angle \theta$ 称为正弦量 $i(t) = I_m \sin(\omega t + \theta)$ 的振幅相量，它包含正弦量的振幅与初相位参数，电路分析中还常使用正弦量的有效值相量：

$$\dot{I} = I e^{j\theta} = I \angle \theta = \frac{1}{\sqrt{2}} \dot{I}_m \qquad (3-2-3)$$

当频率一定时，相量唯一地表征了正弦量。

将同频率正弦量相量画在同一个复平面中（极坐标系统），称为相量图。从相量图中可以方便地看出各个正弦量的大小及它们相互间的相位关系。为方便起见，相量图中一般省略极坐标轴而仅仅画出代表相量的矢量，如图 3-2-3 所示。

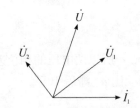

图 3-2-3 正弦量的相量图

例 3-2-1 设有两个正弦量 $u_1 = 30\sqrt{2}\sin(\omega t + 45°)$V，$u_2 = 40\sqrt{2}\sin(\omega t - 30°)$V，试求这两个正弦量的振幅相量和有效值相量，并画出其相量图。

解：因为两个正弦量的振幅和有效值分别为

$$U_{1m} = 30\sqrt{2} \text{ V}, U_1 = 30 \text{ V}, U_{2m} = 40\sqrt{2} \text{ V}, U_2 = 40 \text{ V}$$

两个正弦量的初相分别为

$$\theta_1 = 45°, \theta_2 = -30°$$

两个正弦量的相量分别为

$$\dot{U}_{1m}=30\sqrt{2}\,\mathrm{e}^{\mathrm{j}45°}\,\mathrm{V},\dot{U}_{1}=30\mathrm{e}^{\mathrm{j}45°}\,\mathrm{V}$$

$$\dot{U}_{2m}=40\sqrt{2}\,\mathrm{e}^{-\mathrm{j}30°}\,\mathrm{V},\dot{U}_{2}=40\mathrm{e}^{-\mathrm{j}30°}\,\mathrm{V}$$

相量图如图 3-2-4 所示。

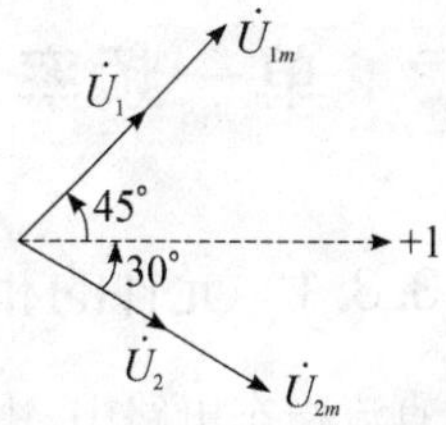

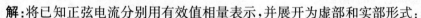

例 3-2-2　已知正弦电流 $i_1=6\sqrt{2}\sin(\omega t+30°)\mathrm{A}, i_2=$

图 3-2-4　例 3-2-1 的相量图

$4\sqrt{2}\sin(\omega t+60°)\mathrm{A}$，求电流 $i=i_1+i_2$。

解：将已知正弦电流分别用有效值相量表示，并展开为虚部和实部形式：

$$\dot{I}_1=6\mathrm{e}^{\mathrm{j}30°}\,\mathrm{A}=(6\cos 30°+\mathrm{j}6\sin 30°)\mathrm{A}=(5.2+\mathrm{j}3)\mathrm{A}$$

$$\dot{I}_2=4\mathrm{e}^{\mathrm{j}60°}\,\mathrm{A}=(4\cos 60°+\mathrm{j}4\sin 60°)\mathrm{A}=(2+\mathrm{j}3.46)\mathrm{A}$$

$$\dot{I}=\dot{I}_1+\dot{I}_2=(5.2+\mathrm{j}3)\mathrm{A}+(2+\mathrm{j}3.46)\mathrm{A}=(7.2+\mathrm{j}6.46)\mathrm{A}=9.67\angle 41.9°\mathrm{A}$$

$$i=i_1+i_2=I_m\{\sqrt{2}(\dot{I}_1+\dot{I}_2)\cdot\mathrm{e}^{\mathrm{j}\omega t}\}=9.67\sqrt{2}\sin(\omega t+41.9°)\mathrm{A}$$

注意：相量只是表示正弦量，但并不等于正弦量，正弦量具有振幅、频率和初相位三个特征，而正弦量的相量只有模和辐角两个参数，只能表示出正弦量的振幅和初相位，不能将频率表示出来。

事实上，在单一频率正弦电源激励下的线性电路中，所有稳态响应电压和电流均是正弦激励的线性函数，因此，正弦稳态电路中的电压和电流响应均为与激励同频率的正弦量，其频率是已知的或特定的，分析过程中不会改变，可以不必考虑。

由正弦量的旋转矢量图可以看出，如果两个正弦量频率相同，则矢量旋转的角速度也相同，两个正弦量的关系完全可以由初始时刻的矢量（即相量）关系确定。对正弦稳态线性电路的分析正是对同频率正弦量（激励与响应）关系的分析，借助相量，可以将正弦时间函数的线性运算转化为复常数的线性运算，从而使分析过程简化。

相量（复数）可用极坐标形式或直角坐标形式表示，在进行复数运算时，乘、除运算宜采用极坐标形式，而加、减运算宜采用直角坐标形式。

$$\dot{U}_1\pm\dot{U}_2=(U_1\cos\theta_1+\mathrm{j}U_1\sin\theta_1)\pm(U_2\cos\theta_2+\mathrm{j}U_2\sin\theta_2)$$
$$=(U_1\cos\theta_1\pm U_2\cos\theta_2)+\mathrm{j}(U_1\sin\theta_1\pm U_2\sin\theta_2)$$

$$\frac{\dot{U}}{\dot{I}}=\frac{U\mathrm{e}^{\mathrm{j}\theta_u}}{I\mathrm{e}^{\mathrm{j}\theta_i}}=\frac{U}{I}\mathrm{e}^{\mathrm{j}(\theta_u-\theta_i)}$$

由于 $\mathrm{e}^{\pm\mathrm{j}90°}=\cos 90°\pm\mathrm{j}\sin 90°=\pm\mathrm{j}$，任一相量乘以 $+\mathrm{j}$ 后，该相量逆时针旋转 $90°$；乘以 $-\mathrm{j}$ 后，相量顺时针旋转 $90°$，因此，虚数因子 j 称为 $90°$ 旋转因子。

3.3 单一频率正弦稳态电路分析

3.3.1 元件的相量模型

直流稳态电路中,由于激励电源不随时间变化,电容元件等效为开路,电感元件等效为短路,只需考虑电路中的电阻参数。但在正弦稳态电路中,激励电源随时间按正弦规律变化,必须考虑电感和电容的作用。

正弦稳态电路中,元件两端的电压和流过元件的电流同样受到元件特性及基尔霍夫定律的约束,应该注意到,这些约束关系都是线性方程且所有变量都是同频率的正弦量,因此,完全可以用相量来表示这两类约束关系,从而建立电路的相量模型。

一、电阻元件

图 3-3-1(a)所示是一个理想的线性电阻电路。

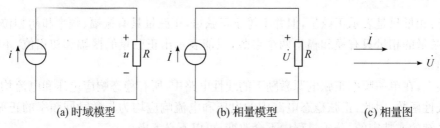

(a) 时域模型　　　　(b) 相量模型　　　　(c) 相量图

图 3-3-1　电阻元件的相量模型

设电流源为正弦函数 $i(t) = I_m \sin(\omega t) = \sqrt{2} I \sin(\omega t)$,根据欧姆定律,电阻两端的电压为

$$u = Ri = RI_m \sin(\omega t) = U_m \sin(\omega t) \tag{3-3-1}$$

由上式可见,电阻元件上的电压与电流的关系为:

(1) 电压与电流是同频率的正弦量。

(2) 电压与电流的相位相同。

(3) 大小关系为 $U = RI$ 或 $U_m = RI_m$,若电压与电流均用相量来表示,则

$$\dot{U} = R\dot{I} \text{ 或 } \dot{U}_m = R\dot{I}_m \tag{3-3-2}$$

上式为电阻元件电压与电流的相量关系,也称为电阻元件欧姆定律的相量形式,式中 $\dfrac{\dot{U}}{\dot{I}} = R = Z_R$,是正弦交流电路中电阻元件的相量域参数,其值与直流电路中的电阻一样,与频率无关。图 3-3-1(b) 所示是纯电阻元件的相量模型,图中电压、电流变量用相量表示,元件的参数用相量域参数表示。图 3-3-1(c) 是电阻电路中电压、电流的相量图。

二、阻容元件

图 3 - 3 - 2(a)所示是一个理想的线性电容电路,其电压、电流的参考方向如图所示。

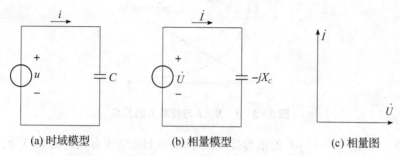

(a) 时域模型 (b) 相量模型 (c) 相量图

图 3 - 3 - 2 电容元件的相量模型

设加在电容两端的电压为正弦函数 $u = U_m \sin(\omega t) = \sqrt{2} U \sin(\omega t)$,根据电容的特性:

$$i = C \frac{\mathrm{d}u}{\mathrm{d}t} = C \frac{\mathrm{d}}{\mathrm{d}t} U_m \sin(\omega t) = \omega C U_m \sin(\omega t + 90°) \qquad (3 - 3 - 3)$$
$$= I_m \sin(\omega t + 90°)$$

由上式可见,电容元件上的电压与电流的关系为:

(1) 电压、电流是同频率的正弦量。

(2) 电压的相位滞后电流 $90°$。

(3) 电压、电流的大小关系为 $I = \omega C U = \dfrac{U}{X_C}$ 或 $I_m = \omega C U_m = \dfrac{U_m}{X_C}$,式中

$$X_C = \frac{1}{\omega C} = \frac{1}{2\pi f C} \qquad (3 - 3 - 4)$$

X_C 称为电容元件的容抗,具有电阻的量纲,单位为欧姆(Ω)。容抗 X 是反映电容元件对交流电流阻碍能力大小的物理量,它与电容量 C,频率 f 成反比。在相同的电压下,电容 C 越大,所容纳的电荷量就越大,则电容呈现出的阻力越小,因而电流就越大。当频率增高时,电容的充放电速度变快,电容呈现出的阻力变小,因而电流随之增大。可见,相同容量的电容,对不同频率的正弦电流呈现出不同的阻碍能力,即容抗 X_C 随频率变化而变化。对于直流电,频率 $f = 0$,$X_C = 0$,电容相当于开路。频率越高,X_C 越小,电流越大,所以电容元件有"隔直通交"的作用。

如果用相量表示电压和电流,则

$$\dot{U} = -\mathrm{j} X_C \dot{I} \quad \text{或} \quad \dot{U}_m = -\mathrm{j} X_C \dot{I}_m \qquad (3 - 3 - 5)$$

式中,$\dfrac{\dot{U}}{\dot{I}} = -\mathrm{j} X_C = \dfrac{1}{\mathrm{j}\omega C} = Z_C$,是正弦交流电路中电容元件在相量域的参数,图 3 - 3 - 2(b)所示是纯电容电路的相量模型,图 3 - 3 - 2(c)是电容电压和电流的相量图。

当电容两端电压 U 和电容量 C 一定时,容抗 X_C 和电流 I 与频率 f 的关系如图 3 - 3 - 3

所示。

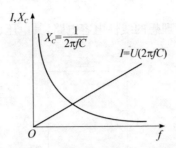

图 3 - 3 - 3　X_C、I 与频率 f 的关系

例 3 - 3 - 1　把一个 $10\ \mu\mathrm{F}$ 的电容接到频率为 $50\ \mathrm{Hz}$、电压有效值为 $50\ \mathrm{V}$ 的正弦交流电源上,问流过电容的电流为多少? 若电源频率改为 $1\ 000\ \mathrm{Hz}$,电压有效值不变,此时电流又为多少?

解:(1)　当 $f = 50\ \mathrm{Hz}$ 时,

$$X_C = \frac{1}{2\pi f C} = \left(\frac{1}{2 \times 3.14 \times 50 \times 10 \times 10^{-6}}\right)\Omega = 318.5\ \Omega$$

$$I = \frac{U}{X_C} = \left(\frac{50}{318.5}\right)\mathrm{A} = 167\ \mathrm{mA}$$

(2)　当 $f = 1\ 000\ \mathrm{Hz}$ 时,

$$X_C = \frac{1}{2\pi f C} = \left(\frac{1}{2 \times 3.14 \times 1\ 000 \times 10 \times 10^{-6}}\right)\Omega = 15.9\ \Omega$$

$$I = \frac{U}{X_C} = \left(\frac{50}{15.9}\right)\mathrm{A} = 3.14\ \mathrm{A}$$

由此可见,当电压和电容一定时,频率越高,则通过电容的电流有效值就越大。

三、电感元件

图 3 - 3 - 4(a)所示是一个理想的线性电感电路,其电压电流的参考方向如图所示。

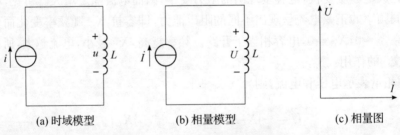

(a) 时域模型　　　　　　　(b) 相量模型　　　　　　　(c) 相量图

图 3 - 3 - 4　电感元件的相量模型

设电流源为正弦函数 $i = I_m \sin(\omega t) = \sqrt{2}\,I \sin(\omega t)$,则由电感元件的特性得

$$u = L\frac{\mathrm{d}i}{\mathrm{d}t} = L\frac{\mathrm{d}}{\mathrm{d}t}I_m \sin(\omega t) = \omega L I_m \sin(\omega t + 90°) = U_m \sin(\omega t + 90°) \quad (3 - 3 - 6)$$

由上式可见,电感元件上电压与电流的关系为:

(1) 电压、电流是同频率的正弦量。

(2) 电压的相位超前电流 $90°$。

(3) 电压、电流大小关系为 $U=\omega LI=X_LI$ 或 $U_m=\omega LI_m=X_LI_m$,其中

$$X_L=\omega L \tag{3-3-7}$$

式中,X_L 称为电感元件的感抗,也具有电阻的量纲,单位为欧姆(Ω)。感抗 X_L,是反映电感元件对交流电流阻碍能力大小的物理量,它与电感 L 频率 f 成正比。在相同的电压下,电感 L 越大,电流就越小。当频率越高时,电流就越小。同样大小的电感,对不同频率的正弦电流呈现出不同的阻碍能力,对于直流电,频率 $f=0$,则 $X_L=0$,电感相当于短路;频率越高,X_L 越大,电感对电流的阻碍作用就越大,电流越不易通过。

如果用相量表示电压和电流,则

$$\dot{U}=\mathrm{j}X_L\dot{I} \quad 或 \quad \dot{U}_m=\mathrm{j}X_L\dot{I}_m \tag{3-3-8}$$

式中,$\dfrac{\dot{U}}{\dot{I}}=\mathrm{j}X_L=\mathrm{j}\omega L=Z_L$,是正弦交流电路中电感元件在相量域的参数。图 3-3-4(b)所示是纯电感电路的相量模型,图 3-3-4(c)是纯电感电路中电压、电流的相量图。

电感两端电压 U 和电感 L 一定时,感抗 X_L 和电流 I 与频率 f 的关系如图 3-3-5 所示。

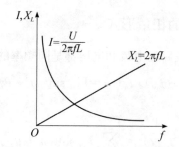

图 3-3-5　X_L、I 与频率 f 的关系

例 3-3-2　把 $L=1\ \mathrm{H}$ 的电感接到 $u=220\sqrt{2}\sin(314t+30°)\mathrm{V}$ 的交流电源上,问流过电感的电流为多少? 若电源频率改为 $1\ 000\ \mathrm{Hz}$,电压有效值不变,此时电流又为多少?

解:(1) 当 $f=50\ \mathrm{Hz}$ 时,

$$X_L=\omega L=(314\times1)\Omega=314\ \Omega$$

$$I=\frac{U}{X_L}=\left(\frac{220}{314}\right)\mathrm{A}=0.7\ \mathrm{A}$$

(2) 当 $f=1\ 000\ \mathrm{Hz}$ 时,

$$X_L=\omega L=(2\times3.14\times1\ 000\times1)\Omega=6\ 280\ \Omega$$

$$I=\frac{U}{X_L}=\left(\frac{220}{6\ 280}\right)\mathrm{A}=35\ \mathrm{A}$$

由此可见,当电压和电感一定时,频率越高,通过电感元件的电流有效值越小。

3.3.2 电路的相量模型

电路的相量模型是正弦稳态电路在相量域的表现形式,通过将正弦稳态电路中的所有电源电压和电流转换为相应的相量,所有电压和电流变量改写为相量形式,所有无源元件 R、L 和 C 分别用其相量域参数 $Z_R = R$,$Z_L = \mathrm{j}\omega L$ 和 $Z_C = \dfrac{1}{\mathrm{j}\omega C}$ 表示,即可得到原电路的相量模型。图 3-3-6(b) 为图 3-3-6(a) 的相量模型。

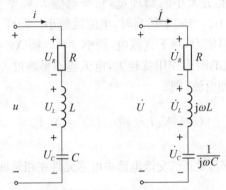

(a) *RLC* 串联电路　　(b) *RLC* 串联电路的相量模型

图 3-3-6　*RLC* 串联电路的相量模型

3.3.3 基尔霍夫定律的相量形式

正弦稳态线性电路中,各支路的电流和电压都是同频率的正弦量:

$$i_k(t) = I_{mk}\sin(\omega t + \theta_{ik}), u_k(t) = U_{mk}\sin(\omega t + \theta_{ik}) \quad (k=1,2,\cdots)$$

写出 KCL 和 KVL:

$$\sum_{\text{任意结点}} i_k(t) = \sum_{\text{任意结点}} I_{mk}\sin(\omega t + \theta_{ik}) = 0$$

$$\sum_{\text{任意回路}} u_k(t) = \sum_{\text{任意回路}} U_{mk}\sin(\omega t + \theta_{uk}) = 0$$

由于同频率正弦量在时间域的加、减和比例运算,对应于相量域的相同运算,因此,基尔霍夫定律可表示为相量形式:

$$\text{KCL:} \sum_{\text{任意结点}} \dot{I}_k = 0 \quad \text{或} \quad \sum_{\text{任意结点}} \dot{I}_{mk} = 0 \tag{3-3-9}$$

$$\text{KVL:} \sum_{\text{任意结点}} \dot{U}_k = 0 \quad \text{或} \quad \sum_{\text{任意结点}} \dot{U}_{mk} = 0$$

3.3.4 阻抗和导纳

图 3-3-6(b) 给出了 *RLC* 串联电路的相量模型,由相量域的 KVL 可得

$$\dot{U} = \dot{U}_R + \dot{U}_L + \dot{U}_C = \dot{I}\left(R + \mathrm{j}\omega L - \mathrm{j}\frac{1}{\omega C}\right) = \dot{I}Z \tag{3-3-10}$$

式中

$$Z = \frac{\dot{U}}{\dot{I}} = R + j\left(\omega L - \frac{1}{\omega C}\right) = R + jX = |Z| \angle \varphi_z \qquad (3-3-11)$$

Z 称为无源二端网络的阻抗,具有电阻的量纲,单位为欧姆(Ω),含有电容和电感的二端网路阻抗一般为复数,因此有时也被称为复阻抗。阻抗的实部 R 称为电阻部分,虚部 X 称为电抗部分,复数阻抗的模 $|Z|$ 称为阻抗模,辐角 φ_z 称为阻抗角。单一无源元件相量域参数 $Z_R = R, Z_L = j\omega L$ 和 $Z_C = \frac{1}{j\omega C}$ 正是元件的阻抗。

从阻抗的定义可以看出,无源元件的阻抗表现为该元件电压相量与电流相量的比值,因此,式(3-3-10)是欧姆定律在相量域的推广,阻抗是直流电路电阻概念在交流电路中的推广。在电路的相量模型中,常隐含元件的具体性质,而用统一的阻抗模型来代表无源电路元件,如图 3-3-7 所示。

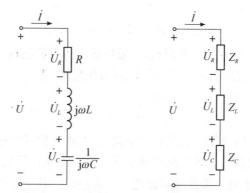

(a) RLC 串联电路的相量模型　(b) RLC 串联电路阻抗模型

图 3-3-7　无源电路元件的阻抗模型

在阻抗的极坐标表示式中,阻抗角 φ_z 表示无源电路元件在关联参考方向下电压与电流的相位差,阻抗模 $|Z|$ 则等于电压有效值与电流有效值之比。由于电感和电容的阻抗都与频率有关,因此,阻抗角和阻抗模一般都是频率的函数。

由式(3-3-11)可知,当 $\varphi_Z > 0$ 时,电压超前电流,电路呈电感性;当 $\varphi_Z < 0$ 时,电压滞后电流,电路呈电容性;当 $\varphi_Z = 0$ 时,电压与电流同相位,电路呈电阻性。

阻抗 Z 的倒数定义为导纳,用 Y 表示,即

$$Y = \frac{1}{Z} = \frac{\dot{I}}{\dot{U}} = G + jB = |Y| \angle \varphi_z \qquad (3-3-12)$$

导纳 Y 具有电导的量纲,单位为西门子(S)。导纳 Y 的实部 G 称为电导(部分),虚部 B 称为电纳(部分)。$|Y| = \frac{1}{|Z|}$ 称为导纳模,$\varphi_Y = -\varphi_Z$ 称为导纳角。

3.3.5 阻抗的串联和并联

N 个阻抗串联而成的电路如图 $3-3-8(a)$ 所示。

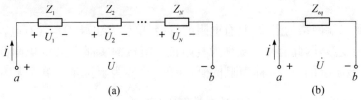

图 $3-3-8$ 阻抗的串联等效

根据 KVL 的相量形式及欧姆定律在相量域推广,有

$$\dot{U} = \dot{U}_1 + \dot{U}_2 + \cdots + \dot{U}_N = Z_1 \dot{I} + Z_2 \dot{I} + \cdots + Z_N \dot{I} = (Z_1 + Z_2 + \cdots + Z_N) \dot{I}$$

显然,作为二端网络,上式表示的外特性与图 $3-3-8$ 所示单一阻抗二端网络等效,等效网络阻抗由下式确定:

$$Z_{eq} = Z_1 + Z_2 + \cdots + Z_N \qquad (3-3-13)$$

结论:N 个阻抗串联等效为一个阻抗,等效阻抗为各串联阻抗之和。

每个串联阻抗两端电压与端口电压的关系(分压公式)为

$$\dot{U}_k = \frac{Z_k}{Z_{eq}} = \frac{Z_k}{Z_1 + Z_2 + \cdots + Z_N} \dot{U} \quad (k = 1, 2, \cdots, N) \qquad (3-3-14)$$

值得注意的是,上面的分压公式是对相量而言的,在复数域中进行计算。考虑到各个电压分量的相位关系,不像直流电阻电路中分电压总是小于端口总电压,交流电路中某一串联阻抗两端的电压在数值上有可能比端口总电压还高,而且,各个分电压的有效值之和一般并不等于端口电压的有效值。

N 个阻抗并联的电路如图 $3-3-9(a)$ 所示。

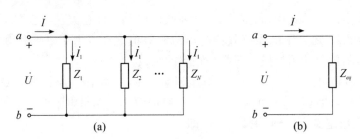

图 $3-3-9$ 阻抗(导纳)的并联等效

写出这个二端网络端口电压与电流的关系——外特性:

$$\dot{I} = \dot{I}_1 + \dot{I}_2 + \cdots + \dot{I}_N = \frac{\dot{U}}{Z_1} + \frac{\dot{U}}{Z_2} + \cdots + \frac{\dot{U}}{Z_N} = \left(\frac{1}{Z_1} + \frac{1}{Z_2} + \cdots + \frac{1}{Z_N} \right) \dot{U}$$

上式表示的外特性与图 $3-3-9(b)$ 所示单一阻抗二端网络等效,等效网络阻抗由下式确定:

$$\frac{1}{Z_{eq}} = \frac{1}{Z_1} + \frac{1}{Z_2} + \cdots + \frac{1}{Z_N} \qquad (3-3-15)$$

如果采用导纳参数,则

$$Y_{eq} = \frac{1}{Z_{eq}} = Y_1 + Y_2 + \cdots + Y_N \qquad (3-3-16)$$

结论:N 个导纳并联等效为一个导纳,等效导纳为各并联导纳之和。

各个并联导纳支路中的电流与二端网络端口电流的关系(分流公式)为

$$\dot{I}_k = \frac{Y_k}{Y_{eq}}\dot{I} = \frac{Y_k}{Y_1 + Y_2 + \cdots + Y_N}\dot{I} \quad (k=1,2,\cdots,N) \qquad (3-3-17)$$

同样值得注意的是,上面的分流公式也是对相量而言的,必须在复数域中进行计算。考虑到各个电流分量的相位关系,不像直流电阻电路中分电流总是小于端口总电流,交流电路中某一并联支路的电流在数值上有可能比总电流还大,而且,各个分支电流的有效值之和一般并不等于端电流的有效值。

从上面的分析可以看到,交流电路中阻抗的串并联等效与直流电路中电阻的串并联等效形式上完全一致。上一章关于直流稳态电路的分析方法都可以应用到交流电路的相量模型上。

例 3-3-3　如图 3-3-10(a)所示的 RLC 串联交流电路中,$R = 100\ \Omega$,$L = 1\ \mathrm{H}$,$C = 5\ \mu\mathrm{F}$,电源电压 $u = 220\sqrt{2}\sin(314t)\mathrm{V}$。(1) 求电路的电流 i,电压 u_R、u_L、u_C;(2) 画出相量图。

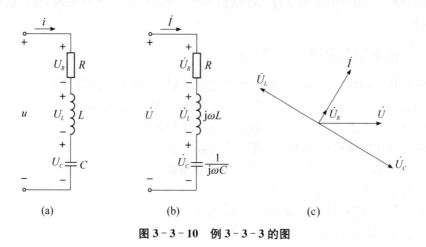

图 3-3-10　例 3-3-3 的图

解:(1) 首先画出原电路的相量模型,如图 3-3-10(b)所示。其中,电源电压相量

$$\dot{U} = 220\angle 0° \ \mathrm{V}$$

各部分阻抗分别为

$$Z_R = R = 100\ \Omega \quad Z_L = \mathrm{j}\omega L = \mathrm{j}314\ \Omega \quad Z_C = 1/\mathrm{j}\omega C = -\mathrm{j}637\ \Omega$$

串联等效阻抗为

$$Z_{eq} = Z_R + Z_L + Z_C = (100 + \mathrm{j}314 - \mathrm{j}637)\Omega = 338 -\angle -72.8°\ \Omega$$

电路的电流为

$$\dot{I}=\frac{\dot{U}}{Z_{eq}}=\frac{220\angle 0°}{338\angle -72.8°}\text{ A}=0.65\angle 72.8°\text{ A}$$

电路中的电流 i 比总电压 u 超前 $72.8°$，所以电路呈电容性。各部分电压分别为

$$\dot{U}_R=R\dot{I}=100\times 0.65\angle 72.8°\text{ V}=65\angle 72.8°\text{ V}$$

$$\dot{U}_L=Z_L\dot{I}=\text{j}314\times 0.65\angle 72.8°\text{ V}=204\angle 162.8°\text{ V}$$

$$\dot{U}_C=Z_C\dot{I}=-\text{j}637\times 0.65\angle 72.8°\text{ V}=414\angle -17.2°\text{ V}$$

根据各量的相量，写出其瞬时表达式：

$$i=0.65\sqrt{2}\sin(314t+72.8°)\text{A}$$

$$u_R=65\sqrt{2}\sin(314t+72.8°)\text{V}$$

$$u_L=204\sqrt{2}\sin(314t+162.8°)\text{V}$$

$$u_C=414\sqrt{2}\sin(314t+17.2°)\text{V}$$

（2）相量图如图 3 - 3 - 10(c)所示。

本例中看到，作为分电压的电容元件端电压 u_C 振幅比端口总电压振幅高，这是交流电路的一个特点。

3.3.6　正弦稳态电路的一般分析

当将电路从时间域模型转换成对应的相量模型后，电路的元件特性和基本定律都在相量域中得到相同形式的表达，因此，所有对于直流稳态电路提出的分析方法完全能够应用到正弦稳态电路相量模型。分析正弦稳态电路的一般步骤如下：

（1）将电路从时间域模型转换成对应的相量模型。

（2）根据电路定律(VCR,KCL,KVL)列相量电路方程。

（3）解相量电路方程，求得响应的相量。

（4）根据要求，将相量转换为相应时间函数。

下面举例说明正弦稳态电路的相量分析法。

例 3 - 3 - 4　电路的相量模型如图 3 - 3 - 11 所示，已知 $R_1=10\ \Omega,R_2=15\ \Omega,R_3=7\ \Omega,$ $X_1=5\ \Omega,X_2=-10\ \Omega,X_3=13\ \Omega,U=220$ V。求各支路电流 $\dot{I}_1,\dot{I}_2,\dot{I}_3$ 和电压 $\dot{U}_1,\dot{U}_2$。

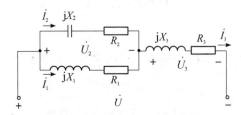

图 3 - 3 - 11　例 3 - 3 - 4 的图

解：各支路的复阻抗为

$$Z_1 = R_1 + jX_1 = (10 + j5)\Omega = 11.18\angle 26.57°\ \Omega$$
$$Z_2 = R_2 + jX_2 = (15 - j10)\Omega = 18\angle -33.7°\ \Omega$$
$$Z_3 = R_3 + jX_2 = (7 + j13)\Omega = 14.76\angle 61.7°\ \Omega$$

电路的总阻抗为

$$Z = Z_3 + \frac{Z_1 \cdot Z_2}{Z_1 + Z_2}$$
$$= \left(7 + j13 + \frac{11.18\angle 26.57° \times 18\angle -33.7°}{10 + j5 + 15 - j10}\right)\ \Omega$$
$$= (7 + j13 + 7.87\angle 4.2°)\Omega = (7 + j13 + 7.87 + j0.58)\Omega$$
$$= (14.87 + j13.58)\Omega = 20.14\angle 42.4°\ \Omega$$

设 $\dot{U} = 220\angle 0°$ V，则

$$\dot{I}_3 = \frac{\dot{U}}{Z} = \frac{220\angle 0°}{20.14\angle 42.4°}\ A = 10.92\angle -42.4°\ A$$

$$\dot{U}_3 = \dot{I}_3 \cdot Z_3$$
$$= (10.92\angle -42.4° \times 14.76\angle 61.7°)V$$
$$= 161.2\angle 19.3°\ V$$
$$= (152.14 + j53.28)V$$

$$\dot{U}_2 = \dot{U} - \dot{U}_3$$
$$= (220 - 152.14 - j53.28)V$$
$$= (67.86 - j53.28)V$$
$$= 86.28\angle -38.14°\ V$$

$$\dot{I}_1 = \frac{\dot{U}_2}{Z_1} = \frac{86.28\angle -38.14°}{11.18\angle 26.67°}\ A = 7.7\angle -64.71°\ A$$

$$\dot{I}_2 = \frac{\dot{U}_2}{Z_2} = \frac{86.28\angle -38.14°}{18\angle -33.7°}\ A = 4.8\angle 4.44°\ A$$

例 3-3-5 试用支路电流法求图 3-3-12 所示电路中的电阻支路电流 $\dot{I}_3$。已知 $\dot{U}_{S1} = 100\angle 0°$，$\dot{U}_{S2} = 100\angle 90°$，$R = 5\ \Omega$，$X_L = 5\ \Omega$，$X_C = 2\ \Omega$。

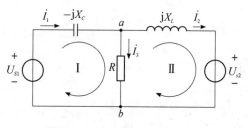

图 3-3-12 例 3-3-5 的图

解: 设各支路电流的参考方向如图 3-3-12 所示。

对结点 a 列结点电流方程：

$$\dot{I}_1 - \dot{I}_2 - \dot{I}_3 = 0$$

对回路 I、II 列回路电压方程：

$$-jX_C\dot{I}_1 + R\dot{I}_3 = \dot{U}_{S1}$$

$$jX_L\dot{I}_2 - R\dot{I}_3 = -\dot{U}_{S2}$$

将已知数据代入得方程组：

$$\begin{cases} \dot{I}_1 - \dot{I}_2 - \dot{I}_3 = 0 \\ -j2\dot{I}_1 + 5\dot{I}_3 = 100\angle 0° \\ j5\dot{I}_2 - 5\dot{I}_3 = -100\angle 90° \end{cases}$$

解方程得 $\dot{I}_3 = 29.8\angle 11.9°$ A。

例 3-3-6 用戴维宁定理分析例 3-3-5 所示电路。

解: 将图 3-3-12 所示电路中 R 支路以外的部分电路用戴维宁等效，如图 3-3-13(a) 所示。为确定等效电路参数，将 R 开路，如图 3-3-13(b) 所示，求等效电压源的 $\dot{U}_{OC}$。

$$\dot{U}_{OC} = \frac{\dot{U}_{S1} - \dot{U}_{S2}}{-jX_C + jX_L} \cdot jX_L + \dot{U}_{S2} = (166.7 - j66.7)\text{V} = 179.5\angle 21.8°$$

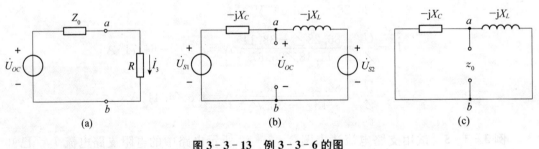

图 3-3-13 例 3-3-6 的图

将电压源置零，如图 3-3-13(c) 所示，求等效电压源的内阻抗：

$$Z_0 = -jX_C \,/\!/\, jX_L = \frac{(-jX_C) \cdot jX_L}{-jX_C + jX_L} = -j3.33 \ \Omega$$

由图 3-3-13(a) 可求得

$$\dot{I}_3 = \frac{\dot{U}_{OC}}{Z_0 + R} = \frac{179.5\angle -21.8°}{-j3.33 + 5} = 29.9\angle 11.9° \ \text{A}$$

与例 3-3-5 分析结果相同。

例 3 - 3 - 7 电路如图 3 - 3 - 14 所示，已知 $I_1 = I_2 = 10$ A，$U = 100$ V，u 与 i 同相，试求 I、R、X_C 和 X_L。

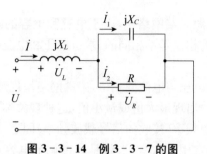

图 3 - 3 - 14 例 3 - 3 - 7 的图

解：本题用相量图求解。设 $\dot{I}_2$ 为参考相量，即 $\dot{I}_2 = 10 \angle 0°$ A，画出各电压、电流的相量图，如图 3 - 3 - 15 所示。

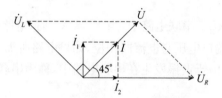

图 3 - 3 - 15 例 3 - 3 - 7 的相量图

作图过程：首先画出参考相量 $\dot{I}_2$，由于 $\dot{U}_R = R\dot{I}_2$，所以 $\dot{U}_R$ 与 $\dot{I}_2$ 同相，先画出其方向，但大小未知。电容与电阻并联，故电容上电压也为 $\dot{U}_R$，流过电容的电流超前其电压 90°，所以 $\dot{I}_1 = 10 \angle 90°$ A，用平行四边形法则可求出 $\dot{I} = 10\sqrt{2} \angle 45°$ A。

由题意知，u 与 i 同相，故 $\dot{U}$ 的相位也为 45°，即 $\dot{U} = 100 \angle 45°$ V，电感两端的电压 $\dot{U}_L$ 超前其电流 $\dot{I}$ 90°，即 $\dot{U}_L$ 的相位为 45° + 90° = 135°，画出其方向，但大小未知。

由电路知 $\dot{U} = \dot{U}_L + \dot{U}_R$，将 $\dot{U}$ 相量对 $\dot{U}_L$、$\dot{U}_R$ 的方向作平行四边形，可求出：

$$U_L = U = 100 \text{ V} \quad 即 \quad \dot{U}_L = 100 \angle 135° \text{ V}$$

$$U_R = \sqrt{U^2 + U_L^2} = 100\sqrt{2} \text{ V} \quad 即 \quad \dot{U}_R = 100\sqrt{2} \angle 0° \text{ V}$$

由此可求得 $I = 14.1$ A，所以

$$R = \frac{U_R}{I_2} = \frac{100\sqrt{2}}{10} \ \Omega = 14.1 \ \Omega$$

$$X_C = R = 14.1 \ \Omega$$

$$X_L = \frac{U_L}{I} = \frac{100}{10\sqrt{2}} \ \Omega = 7.07 \ \Omega$$

3.4 正弦稳态电路中的谐振

在含有电感和电容的无源二端网络中,由于电感和电容的阻抗与电路的工作频率密切相关,一般端口电压和电流的相位是不相同的,端口电压和电流的相位关系与电路的工作频率有关。

如果在某一频率时端口电压与电流同相位,二端网络呈现纯电阻特性,阻抗达到最大值或最小值,而端口电压(电流)出现最大值或最小值,这种现象称为谐振。

在无线电技术中,信号源频率(接收的信号载波频率)固定,调整电路的参数使之产生谐振的过程,称为电路调谐,如常用的收音机,就是通过调节电容量使输入回路在需要收听的电台载波频率发生谐振。

根据电路中电感与电容的连接方式不同,谐振电路可分为串联谐振和并联谐振。

3.4.1 串联谐振

如图 3-4-1 所示的 RLC 串联电路中,当 $X_L = X_C$ 时,电路中电抗为零,电路呈纯电阻性,电路阻抗达到最小值,端口电压与电流同相位,如果电路所加电源电压幅度不变,电流达到最大值,电路发生谐振。由于谐振发生在串联电路中,称为串联谐振。

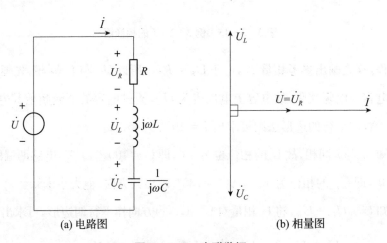

(a) 电路图 (b) 相量图

图 3-4-1 串联谐振

由谐振的定义可知,串联谐振的条件是

$$X_L = X_C \quad \text{或} \quad \omega L = \frac{1}{\omega C} \tag{3-4-1}$$

电路发生谐振时的频率称为谐振频率,由式(3-4-1)可得串联谐振的频率为

$$\omega_0 = \frac{1}{\sqrt{LC}} \quad \text{即} \quad f_0 = \frac{1}{2\pi\sqrt{LC}} \tag{3-4-2}$$

谐振频率完全由电路参数确定,当电路参数 L 和 C 一定时,改变电源的频率,使之等于 f_0,电路就发生谐振;或者当电源频率一定,调整 L 或 C 的参数,电路也会出现谐振现象。

串联谐振有以下特点：

（1）电路的阻抗最小，电流最大。谐振时电路的阻抗和电流分别为

$$|Z_0| = \sqrt{R^2 + (X_L - X_C)^2} = R$$

$$I = I_0 = \frac{U}{R}$$

（2）电压与电流同相，$\varphi = 0$，$\cos\varphi = 1$，电路呈现纯电阻性，总无功功率为零，电路与电源之间不发生能量互换。

（3）电感上的电压与电容上的电压大小相等，但相位相反。当 $X_L = X_C \gg R$ 时，$U_L = U_C \gg U_R = U$，也就是说电感或电容上的电压将远大于电路的总电压，因此串联谐振也称为电压谐振。

在电力工程上要避免发生串联谐振，以免引起高电压击穿电感线圈或电容器。但在无线电技术中，由于信号微弱，常利用串联谐振来获得一个较高的电压，实现对特定频率信号的选择——选频。

谐振时电感（或电容）上电压与总电压之比称为电路的品质因数，用 Q 表示：

$$Q = \frac{U_{L0}}{U} = \frac{U_{C0}}{U} = \frac{\omega_0 L}{R} = \frac{1}{\omega_0 CR} \tag{3-4-3}$$

品质因数表示电路工作在谐振频率时电感或电容上的电压大于总电压的倍数，可以以此为依据来选定频率，Q 的值越大，电路的选频特性就越好。

串联谐振在无线电工程中的应用较多。例如，图 3-4-2(a)所示为收音机的输入电路，线圈 L 和可变电容 C 组成串联电路，图中 L 是天线线圈。天线接收到的所有不同频率的信号都会在 LC 谐振电路中感应出来，其等效电路如图 3-4-2(b)所示，图中 R 是电感线圈 L 的等效损耗电阻。改变电容 C，使电路在所需信号频率发生谐振，此时所需信号在电容两端电压最高，其他信号由于没有谐振，电压很小，这样就起到了选择信号和抑制干扰的作用。

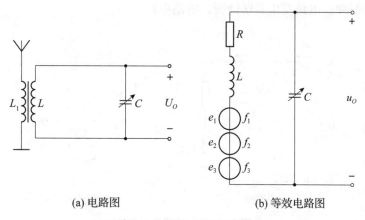

(a) 电路图　　　　　　　(b) 等效电路图

图 3-4-2　收音机的输入电路

例 3 - 4 - 1 有一电感线圈和一电容串联,线圈的电感 $L=1\text{ mH}$,等效电阻 $R=20\text{ }\Omega$,电容 $C=100\text{ pF}$,所加信号电压有效值为 1 mV。

(1) 求谐振频率 f_0、谐振电流 I_0、品质因数 Q 和谐振时电容两端电压 U_C。

(2) 电压有效值不变,频率偏离谐振频率 +10%,求电容两端电压 U_C。

解:(1) 电路谐振时:

$$f_0 = \frac{1}{2\pi\sqrt{LC}} = \left(\frac{1}{2\times 3.14\sqrt{1\times 10^{-3}\times 100\times 10^{-12}}} \right)\text{Hz} = 504\text{ Hz}$$

$$X_{L0} = \omega_0 L = (2\times 3.14\times 504\times 10^3\times 1\times 10^{-3})\Omega = 3\ 165\text{ }\Omega$$

$$I_0 = \frac{U}{R} = \frac{1\times 10^{-3}}{20}\text{ A} = 0.05\text{ mA}$$

$$Q = \frac{\omega_0 L}{R} = \frac{3\ 165}{20} = 158$$

$$U_{C0} = QU = 158\text{ mV}$$

(2) 频率偏离谐振频率 +10%,$f = (1+0.1)f_0 = 554\text{ kHz}$

$$X_L = \omega L = (2\times 3.14\times 554\times 10^3\times 1\times 10^{-3})\Omega = 3\ 479\text{ }\Omega$$

$$X_C = \frac{1}{\omega C} = \left(\frac{1}{2\times 3.14\times 554\times 10^3\times 100\times 10^{-12}} \right)\Omega = 2\ 874\text{ }\Omega$$

$$|Z| = \sqrt{R^2 + (X_L - X_C)^2} = \sqrt{20^2 + (3\ 479 - 2\ 874)^2}\text{ }\Omega = 605\text{ }\Omega$$

$$U_C = \frac{X_C}{|Z|}U = \left(\frac{2\ 874}{623}\times 1 \right)\text{mV} = 4.6\text{ mV}$$

由计算结果可知,选频率效果是很明显的。

3.4.2 并联谐振

图 3 - 4 - 3 所示为电容与电感线圈并联的电路,r 是线圈的等效损耗电阻。当电路总电流 i 与电压 u 同相时,电路发生并联谐振。电路中:

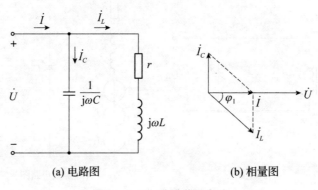

(a) 电路图   (b) 相量图

图 3 - 4 - 3 并联谐振电路

$$\dot{I} = \dot{I}_C + \dot{I}_L$$

$$= j\omega C\dot{U} + \frac{\dot{U}}{r + j\omega L}$$

$$= \left[\frac{r}{r^2 + \omega^2 L^2} + j\left(\omega C - \frac{\omega L}{r^2 + \omega^2 L^2} \right) \right] \cdot \dot{U} \qquad (3-4-4)$$

要使电压、电流同相位,上式中的虚部必须为零,即谐振条件为 $\omega C = \dfrac{\omega L}{r^2 + \omega^2 L^2}$,可得谐振频率为

$$\omega_0 = \sqrt{\frac{1}{LC} - \frac{r^2}{L^2}} \qquad f_0 = \frac{1}{2\pi}\sqrt{\frac{1}{LC} - \frac{r^2}{L^2}} \qquad (3-4-5)$$

由于线圈的等效损耗电阻一般都很小,即 $\omega_0 L \gg r$,因此

$$\omega_0 \approx \frac{1}{\sqrt{LC}} \qquad f_0 \approx \frac{1}{2\pi\sqrt{LC}} \qquad (3-4-6)$$

图 3-4-3 所示并联电路的谐振频率非常接近于串联谐振频率,近似条件 $\omega_0 L \gg r$ 可以转变为 $\sqrt{\dfrac{L}{C}} \gg r$。

并联谐振有以下特征:

(1) 电路的阻抗最大,电流最小。

由式(3-4-4)可知,图 3-4-3(a)所示电路的总阻抗为

$$Z = \frac{1}{\dfrac{r}{r^2 + \omega^2 L^2} + j\left(\omega C - \dfrac{\omega L}{r^2 + \omega^2 L^2} \right)}$$

谐振时,$\omega_0 C = \dfrac{\omega_0 L}{r^2 + \omega^2 L^2}$,阻抗的模最大 $|Z_0| = \dfrac{U}{I} = \dfrac{r^2 + \omega^2 L^2}{r}$,当 $\omega^2 L^2 \gg r^2$ 时,

$$|Z_0| = \frac{r^2 + \omega^2 L^2}{r} \approx \frac{\omega^2 L^2}{r} = \frac{L}{rC} \qquad (3-4-7)$$

并联谐振时,电路呈现出最大纯电阻性阻抗。谐振时的总电流最小:

$$I_0 = \frac{U}{|Z_0|} = \frac{r}{r^2 + \omega^2 L^2} U \approx \frac{rC}{L} U$$

(2) 电压与电流同相,$\varphi = 0$,$\cos\varphi = 1$,电路呈现纯电阻性,总无功功率为零,电路与电源之间不发生能量互换。

(3) 支路电流远大于总电流,但相位接近相反。由图 3-4-3(b)所示相量图可知,当 $X_{L0} = X_{C0} \gg r$ 时,i_L 滞后于 u 的角度接近 90°,此时 $I_L = I_C \gg I$,即支路电流远大于总电流,所以并联谐振也称为电流谐振。

与串联谐振电路类似,并联谐振时支路电流与总电流之比称为并联谐振电路的品质因

数,记作 Q,则

$$Q = \frac{I_L}{I_0} = \frac{I_C}{I_0} = \frac{\omega_0 L}{r} = \frac{1}{\omega_0 Cr} \tag{3-4-8}$$

电子技术中常用恒流源向 LC 并联电路供电,以达到选频的目的。当电源频率为谐振频率 f_0 时,电路出现并联谐振,电路阻抗最大,使电路两端产生很高的电压。而当频率偏离了 f_0 时,电路不发生谐振(简称失谐),阻抗较小,端电压也较小,从而达到选频的目的。

例 3-5-2 如图 3-4-3(a)所示电路,已知:$L=0.1\ \text{H}$,$C=0.1\ \mu\text{F}$,$U=10\ \text{V}$(有效值),分别求 $r=10\ \Omega$ 和 $r=500\ \Omega$ 时电路的谐振角频率,以及电路谐振时的 I_0、I_C 和 I_L。

解:(1) 当 $r=10\ \Omega$ 时,由于 $r=10\ \Omega \ll \sqrt{\dfrac{L}{C}}=10^2\ \Omega$,有

$$\omega_0 = \sqrt{\frac{1}{LC} - \frac{r^2}{L^2}} \approx \frac{1}{\sqrt{LC}} = 10^4\ \text{rad/s}$$

$$|z_0| = \frac{r^2 + \omega^2 L^2}{r} \approx \frac{L}{rC} = 10^5\ \Omega$$

$$I_0 = \frac{U}{|Z_0|} = \frac{10}{10^5}\ \text{A} = 0.1\ \text{mA}$$

$$I_C = \frac{U}{X_{C0}} = \omega_0 CU = (10^4 \times 0.1 \times 10^{-6} \times 10)\ \text{A} = 10\ \text{mA}$$

$$I_L = \frac{U}{\sqrt{r^2 + (\omega_0 L)^2}} = \frac{10}{\sqrt{10^2 + (10^4 \times 0.1)^2}}\ \text{A} \approx 10\ \text{mA}$$

(2) 当 $r=500\ \Omega$ 时,不满足近似条件 $\sqrt{\dfrac{L}{C}} \gg r$,有

$$\omega_0 = \sqrt{\frac{1}{LC} - \frac{r^2}{L^2}} = \sqrt{\frac{1}{0.1 \times 0.1 \times 10^{-6}} - \frac{500^2}{0.1^2}}\ \text{rad/s} = 8\ 660.3\ \text{rad/s}$$

$$|Z_0| = \frac{r^2 + \omega^2 L^2}{r} = \left(\frac{500^2 + 8\ 660.3^2 \times 0.1^2}{500}\right)\Omega = 2\ 000\ \Omega$$

$$I_0 = \frac{U}{|Z_0|} = \frac{10}{2\ 000}\ \text{A} = 5\ \text{mA}$$

$$I_C = U\omega_0 C = (10 \times 8\ 660.3 \times 0.1 \times 10^{-6})\text{A} = 8.660\ 3\ \text{mA}$$

$$I_L = \frac{U}{\sqrt{r^2 + (\omega_0 L)^2}} = \frac{10}{\sqrt{500^2 + (8\ 660.3 \times 0.1)^2}}\ \text{A} = 10\ \text{mA}$$

3.5 非正弦周期交流稳态电路

实际应用中存在很多非正弦的周期电源和信号,例如,在自动控制、电子计算机中使用的矩形波、三角波、锯齿波,以及全波整流电路输出的电压波形等都是非正弦波。

3.5.1　非正弦周期电压、电流的谐波分解

假设非正弦周期信号为 $f(t) = f(t + nT)$，其中 T 为信号的周期，信号角频率 ω 为 $2\pi/T$。根据数学分析理论，如果给定的周期信号（函数）满足狄里赫利条件 * ，则信号可以展开成一个收敛的傅里叶级数：

$$f(t) = A_0 + A_{1m}\sin(\omega t + \varphi_1) + A_{2m}\sin(2\omega t + \varphi_2) + \cdots \tag{3-5-1}$$
$$= A_0 + \sum_{k=1}^{\infty} A_{km}\sin(k\omega t + \varphi_k)$$

实际电路中出现的非正弦周期电压、电流一般都满足狄里赫利条件，因此，都可以利用傅里叶级数展开为正弦电压、电流的加权叠加。式（3-5-1）中，常数项 A_0 称为恒定分量或直流分量，它是信号 $f(t)$ 在一个周期内的平均值。$A_{1m}\sin(\omega t + \varphi_1)$ 称为基波或一次谐波，其频率与原信号相同，A_{1m} 为基波的振幅。$A_{2m}\sin(2\omega t + \varphi_2)$ 称为二次谐波，其频率为基波频率的两倍，A_{2m} 为二次谐波的振幅，以此类推。二次及二次以上谐波统称为高次谐波。利用傅里叶级数，满足狄里赫利条件的非正弦周期电压，电流均可被分解成直流分量和各次谐波分量（单一频率正弦波）的线性叠加。

若将式（3-5-1）进一步展开，可以得到傅里叶级数的另一种形式：

$$f(t) = A_0 + \sum_{k=1}^{\infty} \cos(A_{km}\cos\varphi_k \sin k\omega t + A_{km}\sin\varphi_k \cos k\omega t) \tag{3-5-2}$$
$$= A_0 + \sum_{k=1}^{\infty}(A_{km}\cos\varphi_k)\sin k\omega t + \sum_{k=1}^{\infty}(A_{km}\sin\varphi_k)\cos k\omega t$$

设

$$a_k = A_{km}\cos\varphi_k \quad b_k = A_{km}\sin\varphi_k \tag{3-5-3}$$

由式（3-5-3）可得

$$A_{km} = \sqrt{a_k^2 + b_k^2} \quad \varphi_k = \arctan\frac{b_k}{a_k} \tag{3-5-4}$$

傅里叶分析理论指出，上述系数可以用下列公式确定

$$A_0 = \frac{1}{T}\int_0^T f(t)\,\mathrm{d}t = \frac{1}{2\pi}\int_0^{2\pi} f(t)\,\mathrm{d}(\omega t)$$

$$a_k = \frac{1}{T}\int_0^T f(t)\sin(k\omega t)\,\mathrm{d}t = \frac{1}{2\pi}\int_0^{2\pi} f(t)\sin(k\omega t)\,\mathrm{d}(\omega t)$$

$$b_k = \frac{1}{T}\int_0^T f(t)\cos(k\omega t)\,\mathrm{d}t = \frac{1}{2\pi}\int_0^{2\pi} f(t)\cos(k\omega t)\,\mathrm{d}(\omega t)$$

---

* 狄里赫利条件：

① 在一个周期内，极大值和极小值的数目有限，即信号在一周期内不作无限振荡；

② 在一个周期内，信号连续或只存在有限个第一类间断点；

③ 在一个周期内，信号的能量有限，即 $\int_0^T |f(t)| \cdot \mathrm{d}t < \infty$。

谐波振幅 A_{km} 随频率变动的关系可用图线表示,称为幅度频谱,如图 3-5-1 所示。图中,角频率 $k\omega$ 处的竖线长度 A_{km} 表示的大小,称为谱线。对周期函数的傅里叶级数,相邻两谱线的间隔为 ω,这种谱线有一定间隔的频谱,称为离散频谱。

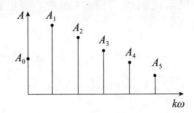

图 3-5-1　信号的幅度频谱图

类似地也可以画出相位频谱,用以表示各次谐波的初相位随频率变化的关系。一般如无特别说明,频谱均指幅度频谱。

傅里叶级数是一个无穷级数,理论上应取无限多项才能准确表示原周期信号。然而,实际应用中符合狄里赫利条件的信号其傅里叶级数均具有良好的收敛性,谐波次数越高,幅度越小,工程计算通常根据精度要求只取前几项谐波。当然,傅里叶级数取项越多,其合成的波形就越趋近于 $f(t)$,如图 3-5-2 所示。

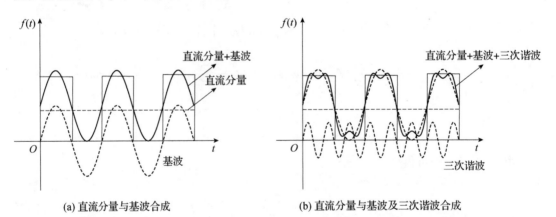

(a) 直流分量与基波合成　　　　　　　　　(b) 直流分量与基波及三次谐波合成

图 3-5-2　谐波合成示意图

非正弦周期信号的谐波分解需要进行积分运算,实际工作中,许多典型的信号分解已经求出,可以直接引用。表 3-5-1 给出了电工电子技术中常见的周期性非正弦信号的谐波分解。

表 3-5-1　常见周期性非正弦信号的谐波分解

名称	波形	傅里叶级数
方波		$f(t) = \dfrac{4A}{\pi}\left[\sin\omega t + \dfrac{1}{3}\sin(3\omega t) + \dfrac{1}{5}(5\omega t) + \cdots + \dfrac{1}{k}\sin(k\omega t)\right]$ k 为奇数

续　表

名称	波形	傅里叶级数
矩形脉冲		$f(t) = A\left\{\dfrac{\tau}{t} + \dfrac{2}{\pi}\left[\sin\dfrac{\tau\pi}{T}\cos(\omega t) + \right.\right.$ $\dfrac{1}{2}\sin\dfrac{2\tau\pi}{T}\cos(2\omega t) +$ $\left.\left.\dfrac{1}{3}\sin\dfrac{3\tau\pi}{T}\cos(3\omega t) + \cdots\right]\right\}$
锯齿波		$f(t) = A\left\{\dfrac{1}{2} + \dfrac{1}{\pi}\left[\sin(\omega t) + \dfrac{1}{2}\sin(2\omega t) + \right.\right.$ $\left.\left.\dfrac{1}{3}\sin(3\omega t) + \cdots\right]\right\}$
三角波		$f(t) = \dfrac{8A}{\pi^2}\left\{\dfrac{1}{\pi}\left[\sin(\omega t) - \dfrac{1}{9}\sin(3\omega t) + \right.\right.$ $\left.\left.\dfrac{1}{25}\sin(5\omega t) - \cdots + \dfrac{(1)^{\frac{k-1}{2}}}{k^2}\sin(k\omega t)\right]\right\}$ k 为奇数
全波整流		$f(t) = \dfrac{4A}{\pi}\left\{\dfrac{1}{2} - \dfrac{1}{3}\cos(2\omega t) - \right.$ $\left.\dfrac{1}{3\times 5}\cos(4\omega t) - \dfrac{1}{5\times 7}\cos(6\omega t) - \cdots\right\}$
半波整流		$f(t) = A\left\{\dfrac{1}{\pi} + \dfrac{1}{2}\sin(\omega t) - \dfrac{2}{\pi}\cdot\dfrac{1}{3}\cos(2\omega t) - \right.$ $\left.\dfrac{2}{\pi}\cdot\dfrac{1}{3\times 5}\cos(4\omega t)\right\} - \cdots$

3.5.2　非正弦周期量的有效值

按照定义,有效值是周期电压和电流的方均根(RMS)值:

$$U = \sqrt{\dfrac{1}{T}\int_0^T u^2(t)\,\mathrm{d}t} \qquad I = \sqrt{\dfrac{1}{T}\int_0^T i^2(t)\,\mathrm{d}t}$$

其中,T 为电压和电流的周期。将非正弦周期电压和电流分解为傅里叶级数:

$$i(t) = I_0 + \sum_{k=1}^{\infty} I_{km} \sin(k\omega t + \theta_{ik})$$

$$u(t) = U_0 + \sum_{k=1}^{\infty} U_{km} \sin(k\omega t + \theta_{uk}) \quad \omega = \frac{2\pi}{T}$$

计算它们的有效值为

$$I = \sqrt{\frac{1}{T} \int_0^T \left[I_0 + \sum_{k=1}^{\infty} I_{km} \sin(k\omega t + \theta_{ik}) \right]^2 \mathrm{d}t}$$

$$U = \sqrt{\frac{1}{T} \int_0^T \left[U_0 + \sum_{k=1}^{\infty} U_{km} \sin(k\omega t + \theta_{uk}) \right]^2 \mathrm{d}t}$$

不失一般性,下面只讨论电流有效值的计算,电压有效值的计算可类推。上式右边平方后展开,可得下列四项:

$$\frac{1}{T} \int_0^T I_0^2 \mathrm{d}t = I_0^2$$

$$\frac{1}{T} \int_0^T 2I_0 \sum_{k=1}^{\infty} I_{km} \sin(k\omega t + \theta_{ik}) \mathrm{d}t = 0$$

$$\frac{1}{T} \int_0^T \sum_{k=1}^{\infty} I_{km}^2 \sin^2(k\omega t + \theta_{ik}) \mathrm{d}t$$

$$= \frac{1}{2} \sum_{k=1}^{\infty} I_{km}^2 \quad \frac{1}{T} \int_0^T 2 \sum_{k=1}^{\infty} \sum_{\substack{h=1 \\ k \neq h}}^{\infty} I_{km} I_{hm} \sin(k\omega t + \theta_{ik}) \sin(h\omega t + \theta_{ih}) \mathrm{d}t = 0$$

第 k 次谐波(正弦量)的有效值为 $I_k = \dfrac{1}{\sqrt{2}} I_{km}$,$i(t)$ 的有效值计算公式为

$$I = \sqrt{I_0^2 + I_1^2 + I_2^2 + I_3^2 + \cdots} \tag{3-5-5}$$

同理,非正弦周期电压 $u(t)$ 的有效值计算公式为

$$U = \sqrt{U_0^2 + U_1^2 + U_2^2 + U_3^2 + \cdots} \tag{3-5-6}$$

非正弦周期电流或电压的有效值,等于直流分量与各次谐波分量有效值平方和的平方根。

3.5.3 非正弦周期交流电路的谐波分析方法

非正弦周期信号(电源)作用到线性电路,欲分析电路的响应,首先利用傅里叶级数将非正弦电源分解成直流分量和各次谐波分量的叠加,这实际上指出,对于非正弦电压源,它等效为直流电压源和各次谐波分量的单频率正弦电压源串联组合,而非正弦电流源则等效为直流电流源和各次谐波分量的单频率正弦电流源并联组合,应用线性电路的叠加定理,每次分析一次谐波激励(直流当作 0 次谐波),最后再将各谐波分量电源单独激励产生的响应叠加,即可获得非正弦周期信号(电源)激励的总响应,如图 3-5-3 所示。

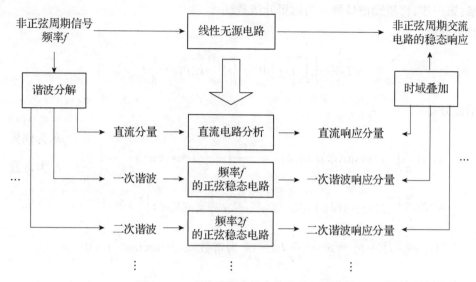

图 3-5-3　非周期交流电路的分析流程

为了简化分析过程,在对非正弦周期交流电路进行分析时,通常只考虑单一非正弦周期电源激励的情况。下面介绍非正弦周期交流电路谐波分析的计算步骤。

(1) 将非正弦周期激励信号(电源电压或电流)分解成傅里叶级数,根据误差要求截取有限项。

(2) 分别计算激励的直流分量和各次谐波分量单独作用时在电路产生的稳态响应。

注意,当直流分量单独激励时,电容 C 相当于开路,电感 L 相于短路。各次谐波分量单独激励时,可利用单一频率正弦交流电路的分析方法,采用相量法求解响应。由于各次谐波分量的频率不同,所以对应的感抗 X_L、容抗 X_C 的值也不同,电路相量模型的参数也不同。

(3) 将各次谐波响应的瞬时值相加,合成得到非正弦周期信号激励的稳态响应(时间函数)。应当注意,由于各次谐波的频率不同,因此,绝对不能将各次谐波响应的相量直接叠加。

下面举例说明用谐波分析法求解非正弦周期激励下线性电路稳态响应的步骤。

例 3-5-1　如图 3-5-4 所示电路,激励为方波信号,已知 $R = 20\ \Omega$、$L = 1\ \mathrm{mH}$、$C = 1\ 000\ \mathrm{pF}$、$I_m = 157\ \mu\mathrm{A}$、$T = 6.28\ \mu\mathrm{A}$,求 u。

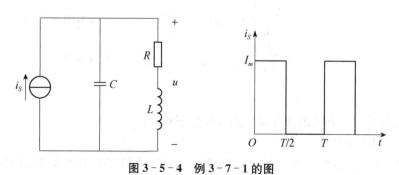

图 3-5-4　例 3-7-1 的图

解: 第一步:将激励信号展开为傅里叶级数。

直流分量:

$$I_0 = \frac{1}{T}\int_0^T i(t)\mathrm{d}t = \frac{1}{T}\int_0^{T/2} I_m \mathrm{d}t = \frac{1}{2}I_m$$

谐波分量:

$$a_k = \frac{2}{\pi}\int_0^{2\pi} i(t)\sin(k\omega t)\mathrm{d}(\omega t) = \frac{2I_m}{\pi}\left(-\frac{1}{k}\right)\cos(k\omega t)\Big|_0^{\pi} = \begin{cases} 0 & k \text{ 为偶数} \\ \dfrac{2}{k\pi}I & k \text{ 为奇数} \end{cases}$$

$$b_k = \frac{2}{\pi}\int_0^{2\pi} i(t)\cos(k\omega t)\mathrm{d}(\omega t) = \frac{2I_m}{\pi}\cdot\frac{1}{k}\sin(k\omega t)\Big|_0^{\pi} = 0$$

$$A_{km} = \sqrt{a_k^2 + b_k^2} = a_k = \frac{2}{k\pi}I_m \quad (k \text{ 为奇数}) \quad \varphi_k = \arctan\frac{b_k}{a_k} = 0$$

激励信号源的谐波分解为

$$i_s(t) = I_0 + \sum_{k=1}^{\infty} A_{km}\sin(k\omega t + \varphi_k) = \frac{I_m}{2} + \frac{2I_m}{\pi}\left\{\sin(\omega t) + \frac{1}{3}\sin(3\omega t) + \frac{1}{5}\sin(5\omega t) + \cdots\right\}$$

非正弦周期电流源 I_S 等效成图 3-5-5 所示的多个电流源并联组合。

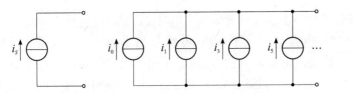 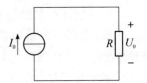

图 3-5-5 非正弦周期电流源 i_s 等效叠加   图 3-5-6 直流响应

图中:

$$I_0 = \frac{1}{2}I_m = 78.5\ \mu\text{A}$$

$$i_{S1} = \frac{2I_m}{\pi}\sin(\omega t)\omega = 100\sin(10^6 t)\mu\text{A}$$

$$i_{S3} = \frac{2I_m}{3\pi}\sin(3\omega t)\omega = \frac{100}{3}\sin(3\times10^6 t)\mu\text{A}$$

$$i_{S5} = \frac{2I_m}{5\pi}\sin(5\omega t)\omega = \frac{100}{5}\sin(5\times10^6 t)\mu\text{A}$$

$$\vdots$$

第二步:对直流和各次谐波分量分别计算稳态响应。

(1) 直流响应分量

对直流分量而言,电容相当于开路;电感相当于短路。原电路的直流等效电路如图 3-5-6 所示。

$$U_0 = RI_0 = (20 \times 78.5 \times 10^{-6})\mathrm{V} = 1.57 \ \mathrm{mV}$$

（2）一次谐波响应分量

电容和电感元件在一次谐波时的电抗为

$$X_C(\omega) = \frac{1}{\omega C} = \frac{1}{10^6 \times 1\,000 \times 10^{-12}} \ \Omega = 1 \ \mathrm{k\Omega}$$

$$X_L(\omega) = \omega L = 10^6 \times 10^{-3} \ \Omega = 1 \ \mathrm{k\Omega}$$

由于 $X_L \gg R$，所以

$$Z(\omega) = \frac{(R + \mathrm{j}X_L)(-\mathrm{j}X_C)}{R + \mathrm{j}(X_L - X_C)} \approx \frac{X_L X_C}{R} = \frac{L}{RC} = 50 \ \mathrm{k\Omega}$$

$$\dot{U}_1 = Z(\omega)\dot{I}_{S1} = \left(50 \times 10^3 \times \frac{100 \times 10^{-6}}{\sqrt{2}} \angle 0°\right)\mathrm{V} = \frac{5\,000}{\sqrt{2}} \angle 0° \ \mathrm{mV}$$

$$u_1(t) = 5\,000\sin(\omega t)\,\mathrm{mV}$$

（3）三次谐波响应分量

电容和电感元件在三次谐波时的电抗为

$$X_C(3\omega) = \frac{1}{3\omega C} = \frac{1}{3 \times 10^6 \times 1\,000 \times 10^{-12}} \ \Omega = 0.33 \ \mathrm{k\Omega}$$

$$X_L(3\omega) = 3\omega L = 3 \times 10^6 \times 10^{-3} \ \Omega = 3 \ \mathrm{k\Omega}$$

$$Z(3\omega) = \frac{[R + \mathrm{j}X_L(3\omega)][-\mathrm{j}X_C(3\omega)]}{R + \mathrm{j}[X_L(3\omega) - X_C(3\omega)]} = 374.5 \angle -89.19°$$

$$\dot{U} = Z(3\omega)\dot{I}_{S3} = \left(374.5 \angle -89.19° \times \frac{100 \times 10^{-6}}{3\sqrt{2}}\right)\mathrm{V} = \frac{12.47}{\sqrt{2}} \angle -89.19° \ \mathrm{mV}$$

$$u_3(t) = 12.47\sin(3\omega t - 89.19°)\,\mathrm{mV}$$

（4）五次谐波响应分量

电容和电感元件在五次谐波时的电抗为

$$X_C(5\omega) = \frac{1}{5\omega C} = \frac{1}{5 \times 10^6 \times 1\,000 \times 10^{-12}} \ \Omega = 0.2 \ \mathrm{k\Omega}$$

$$X_L(5\omega) = 5\omega L = 5 \times 10^6 \times 10^{-3} \ \Omega = 5 \ \mathrm{k\Omega}$$

$$Z(5\omega) = \frac{[R + \mathrm{j}X_L(5\omega)][-\mathrm{j}X_C(5\omega)]}{R + \mathrm{j}[X_L(5\omega) - X_C(5\omega)]} = 208.3 \angle -89.53°$$

$$\dot{U}_5 = Z(5\omega)\dot{I}_{S5} = \left(208.3 \angle -89.53° \times \frac{100 \times 10^{-6}}{\sqrt{2}}\right)\mathrm{V} = \frac{4.166}{\sqrt{2}} \angle -89.53° \ \mathrm{mV}$$

$$u_5(t) = 4.166\sin(5\omega t - 89.53°)\,\mathrm{mV}$$

第三步：将直流响应分量与各谐波响应分量瞬时值叠加（取到五次谐波）。

$$u = U_0 + U_1 + U_3 + U_5$$

$$\approx [1.57 + 5\,000\sin\omega t + 12.47\sin(3\omega t - 89.19°) + 4.166\sin(5\omega t - 89.53°)]\mathrm{mV}$$

3.5.4　非正弦周期交流电路的功率

非正弦周期交流电路中响应电压和电流通常也都是随时间变化的非正弦周期量,因此,电路的功率也和正弦稳态电路功率一样随时间变化,为了研究电路的稳态功率效应,一般需要讨论电路的平均功率(或有功功率),与正弦交流电路中一样,非正弦周期交流电路的平均功率定义为瞬时功率在一个周期内的平均值。设二端网络端口电压 $u(t)$ 和电流 $i(t)$ 采用关联参考方向,且都是同一基频的非正弦周期信号,将它们作谐波分解:

$$u(t) = U_0 + \sum_{k=1}^{\infty} U_{km}\sin(k\omega t + \theta_k)$$

$$i(t) = I_0 + \sum_{k=1}^{\infty} I_{km}\sin(k\omega t + \theta_k - \varphi_k)$$

(3-5-7)

则该二端网络吸收的平均功率为

$$P = \frac{1}{T}\int_0^T p(t)\mathrm{d}t = \frac{1}{T}\int_0^T u(t)i(t)\mathrm{d}t \qquad (3-5-8)$$

将式(3-5-7)代入式(3-5-8),展开后有下面 5 种类型的项,即

(1) $\frac{1}{T}\int_0^T U_0 I_0 \mathrm{d}t = U_0 I_0 = P_0$

(2) $\frac{1}{T}\int_0^T I_0 \sum_k^{\infty} U_{km}\sin(k\omega t + \theta_k)\mathrm{d}t = 0$

(3) $\frac{1}{T}\int_0^T U_0 \sum_k^{\infty} I_{km}\sin(k\omega t + \theta_k - \varphi_k)\mathrm{d}t = 0$

(4) $\frac{1}{T}\int_0^T U_{km}I_{hm}\sin(k\omega t + \theta_k)\sin(h\omega t + \theta_k - \varphi_k)\mathrm{d}t = 0 \quad (k \neq h)$

(5) $\frac{1}{T}\int_0^T U_{km}I_{km}\sin(k\omega t + \theta_k)\sin(h\omega t + \theta_k - \varphi_k)\mathrm{d}t = \frac{1}{2}U_{km}I_{km}\cos\varphi_k = P_k \quad (k=1,$
$2,\cdots)$

因此,式(3-5-8)所表示的平均功率为

$$P = P_0 + \sum_{k=1}^{\infty} P_k = P_0 + P_1 + P_2 + \cdots \qquad (3-5-9)$$

非正弦周期交流电路的平均功率等于电路中直流分量和各正弦谐波分量的平均功率之和。

从上述过程中可以看出,只有同频率的电压和电流才构成平均功率,而不同频率的电压和电流不构成平均功率,这是由于三角函数的正交性质所形成的结果。

第二章叠加定理指出,多个电源同时激励下的线性电路,任何支路的电流或任意两点间的电压都是各个电源单独激励所得响应的代数和,但功率不能直接应用叠加定理。在非正弦周期交流电路中,瞬时功率也不能叠加。平均功率的这种谐波功率叠加性只是一个特例。原因是不同频率电压、电流分量乘积构成的瞬时功率部分在一个周期内的平均值为零。

下面举例说明求解平均功率的问题。

例 3-5-2 已知某二端网络电压和端电流分别为

$$u(t) = [60 + 76.4\cos(\omega t) + 25.5\cos(3\omega t + 180°)]V$$

$$i(t) = [0.764\cos(\omega t) + 9.56 \times 10^{-3}\cos(3\omega t + 92.1°)]A$$

试求该二端网络的平均功率 P。

解: 为了计算的方便,首先将电压和电流谐波表达式的函数形式转换为统一的形式,以便计算各次谐波的功率因数角。

$$u(t) = [60 + 76.4\sin(\omega t + 90°) + 25.5\sin(3\omega t + 270°)]V$$

$$i(t) = [0.764\sin(\omega t + 90°) + 9.56 \times 10^{-3}\sin(3\omega t + 182.1°)]A$$

按式(3-5-9)计算平均功率:

$$P = P_0 + \sum_k^\infty P_k = U_0 I_0 + \frac{1}{2}U_{1m}I_{1m}\cos\varphi_1 + \frac{1}{2}U_{2m}I_{2m}\cos\varphi_2 + \cdots$$

$$= \left[60 \times 0 + \frac{1}{2} \times 76.4 \times 0.764 \times \cos 0° + \frac{1}{2} \times 25.5 \times 9.56 \times 10^{-3} \times \cos(270° - 182.1°)\right]W$$

$$= 29.19 \text{ W}$$

例 3-5-3 已知铁芯线圈上所加电压为 $u(t) = 311\sin(314t)V$,流过线圈的电流为 $i(t) = [0.8\sin(314t - 85°) + 0.25\sin(924t - 105°)]A$,试求该电路的平均功率。

解: $P = P_0 + \sum_k^\infty P_k = U_0 I_0 + \frac{1}{2}U_{1m}I_{1m}\cos\varphi_1 + \frac{1}{2}U_{2m}I_{2m}\cos\varphi_2 + \cdots$

$$= \left(0 + \frac{1}{2} \times 311 \times 0.8 \times \cos 85° + 0\right)W = 10.8 \text{ W}$$

 习题

1. 某交流电压的瞬时值为 $u = 220\sqrt{2}\sin(314t - 45°)V$。
   (1) 试求其最大值、有效值、角频率、频率、周期和初相角;
   (2) 当 $t = 1\text{ s}$ 时,求 u 的值。

2. 已知电压 $u = 100\sin(6\,280t - 30°)V$,指出 u 与下列各电流的相位关系。
   (1) $i_1 = 22\sin(6\,280t - 45°)A$
   (2) $i_2 = -50\sin(6\,280t + 45°)A$
   (3) $i_3 = 15\cos(6\,280t + 150°)A$
   (4) $i_4 = -12\cos(6\,280t - 150°)A$

3. 已知 $u_1 = 50\sin\left(\omega t - \frac{\pi}{3}\right)V, u_2 = -50\cos\left(\omega t + \frac{\pi}{3}\right)V$。

   (1) 求两电压的最大值相量。
   (2) 在同一坐标上画出它们的波形图。
   (3) 在同一坐标上画出它们的最大值相量图。

4. 将下列相量化为指数形式：

   (1) $\dot{U}_1 = (4 - j3)$V

   (2) $\dot{U}_2 = (10 + j20)$V

   (3) $\dot{I}_1 = (-10 - j10)$A

   (4) $\dot{I}_2 = (-6 + j10)$A

5. 将下列相量化为代数形式：

   (1) $\dot{U}_1 = 5e^{j30°}$ V

   (2) $\dot{U}_2 = 25e^{-j45°}$ V

   (3) $\dot{I}_1 = 10e^{j150°}$ A

   (4) $\dot{I}_2 = 20e^{-j150°}$ A

6. 已知 $i_1 = 7\sin(314t - 45°)$A，$i_2 = 10\sin(314t + 60°)$A，试用相量法求 $i_1 + i_2$。

7. 将一台额定值为 380 V/3 kW 的电阻炉接到电压为 $u = 311\sin\left(314t - \dfrac{\pi}{6}\right)$ V 的电源上，试求流过电阻炉的电流 i 和电阻炉消耗的功率。

8. 纯电感电路如图-题 3-8 所示，已知 $L = 1$ H，$i = \sin(314t)$A，试求电感两端的电压 u。

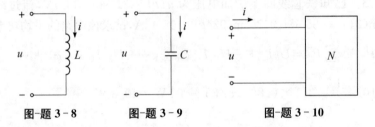

图-题 3-8　　　　　图-题 3-9　　　　　图-题 3-10

9. 如图-题 3-9 所示的电容电路，$C = 47\ \mu$F，已知 $\dot{I} = 5e^{-j60°}$ A，求电压 u。

10. 如图-题 3-10 所示，N 为无源二端网络，电压、电流方向如图所示，在下列两种情况下，求网络 N 的等效阻抗 Z 以及电路的有功功率、无功功率、视在功率。

    (1) $u = 25\sqrt{2}\sin(100t - 60°)$V，$i = 10\sqrt{2}\sin(100t + 30°)$A。

    (2) $u = 100\sin 200t$ V，$i = 20\sin(200t + 60°)$A。

11. 如图-题 3-11 所示电路，已知 $Z_1 = 4\angle -30°\ \Omega$，$Z_2 = (3 + j4)\Omega$，$Z_3 = -j5\ \Omega$，$\dot{I}_1 = 2\angle 0°$ A，试求电路的总阻抗 Z、电压、电流，并判断电路属于什么性质（感性、容性或阻性）。

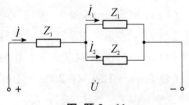

图-题 3-11

12. 如图-题 3-12 所示电路，已知 $R_1 = 20\ \Omega$，$X_1 = 60\ \Omega$，$R_2 = 30\ \Omega$，$X_2 = 40\ \Omega$，$R_3 = 45\ \Omega$，电源电压有效值 $U = 220$ V。求各支路电流和电路的 P、Q、S、$\cos\varphi$。

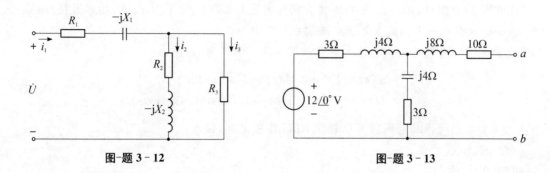

图-题 3 - 12 图-题 3 - 13

13. 求图-题 3-13 所示电路的戴维宁等效电路。

14. 有一感性负载,功率 $P=10\,\text{kW}$,功率因数 $\cos\varphi_Z=0.6$,电源额定电压为 220 V,频率为 50 Hz,若将功率因数提高到 0.9,试求应并联多大的补偿电容,以及并联电容前后电路的总电流。

15. 某收音机输入回路的等效电路如图-题 3 - 15 所示,其中 $R=8.5\,\Omega$,$L=350\,\mu\text{H}$。

   (1) 欲使电路对 550 kHz、1 mV 的信号产生谐振,C 应为多大? 此时电容两端电压为多少?

   (2) 若信号源变为 600 kHz、1 mV 时,电容两端的电压又为多少?

16. 三个单相变压器的二次绕组接线如图-题 3 - 16(a)所示。相电压:

$$\dot{U}_{ax}=220\angle 0°\,\text{V} \quad \dot{U}_{by}=220\angle -120°\,\text{V} \quad \dot{U}_{cz}=220\angle 120°\,\text{V}$$

   如果由于接线错误,将 C 相绕组的首端和末端接反了,如图-题 3 - 16(b)所示。试求图-题(b)所示电路的线电压 $\dot{U}_{AB}$、$\dot{U}_{BC}$ 和 $\dot{U}_{CA}$,并画出相量图。

图-题 3 - 15

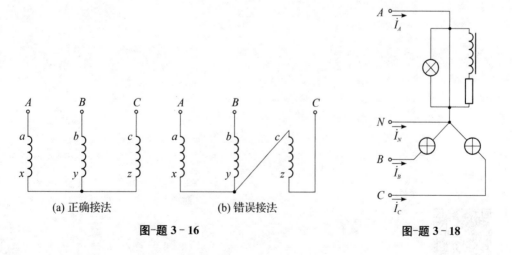

(a) 正确接法 (b) 错误接法

图-题 3 - 16 图-题 3 - 18

17. 有一星形联结的三相对称感性负载,其每相的电阻 $R=4\,\Omega$,感抗 $X_L=1\,\Omega$,接于线电压为 380 V 的对称三相电源上,试求负载的相电压、相电流和线电流。

18. 如图-题 3 - 18 所示三相四线制电路,电源电压为 380/220 V,每相接有一个功率为

100 W 的白炽灯,此外在 A 相还接有额定电压为 220 V、功率为 40 W、功率因数 $\cos\varphi = 0.5$ 的日光灯一个。试求各线电流和中性线电流。

19. 已知无源二端网络端口电压和电流采用关联参考方向,分别为

$$u(t) = 100\sin(314t) + 50\sin(942t - 30°)\text{V}$$
$$i(t) = 100\sin(314t) + 1.755\sin(942t + \theta_2)\text{A}$$

  如果该无源二端网络可以看作 RLC 串联电路,试求:

(1) R、L、C 的值;

(2) θ_2 的值;

(3) 该无源二端网络消耗的平均功率。

20. RL 串联电路组成的二端网络,$R = 50\ \Omega$,$L = 3.18\ \text{mH}$,已知端口电压 $u(t) = 10 + 100\sin(\omega t) + 20\sin(5\omega t)\text{V}$,基波频率 $f = 100\ \text{Hz}$,试求电流 i。

第四章

暂态电路分析

前面讨论电路的响应时都没有考虑所讨论的电路是什么时刻开始工作的,事实上,默认所分析的电路(包括组成电路的各元件参数和它们之间的连接方式)已经工作了足够长时间,电路进入了稳态状态,电路响应不再随时间变化(例如直流稳态时响应为恒定值),或随时间按某一规律周期性变化(如正弦稳态时响应为与激励同频率的正弦量)。然而,在电路开始工作或电路发生变化后的一段时间内,当电路中存在储能元件时,由于它们的储能效应,在电路工作状态发生变化的时候,电路储能状态的变化是渐变的,在这个渐变的过程中,电路的响应是怎样的呢? 这一章将来讨论这个问题。

首先来说明什么是稳定响应。任何一个物理可实现电路,在电路的连接方式和元件参数不变的条件下,经过充分长时间,电路将进入稳定状态,各部分电压和电流响应也都将进入稳定状态,对于直流电路,电压电流将不随时间变化,而对于交流电路,电压和电流响应的幅度、波形、频率与激励保持确定关系。这时,称电路进入稳态,电路的响应称为稳态响应。只要工作时间足够长,实际电路总是会进入特定的稳态。

如果在一定条件下已经处于稳定状态的电路,在某一时刻发生了连接方式或元件参数的突然改变。那么电路原先的稳定状态将被破坏,通过电路中储能的调整,电路将向另一个稳定状态过渡,这一过程称为电路的暂态过程或过渡过程。显然,暂态过程持续的长短与电路储能的调整速度有关,即与电路中储能元件的工作条件有关。因此电路产生暂态过程必须具备两个必要条件:

(1) 工作条件发生变化(如电路的连接方式改变或电路元件参数改变)。

(2) 电路中必须含有储能元件(电感或电容),并且当电路工作条件改变时,它们的储能状态发生变化。

暂态过程产生的根本原因在于电路中储能不能跃变,能量的积累或衰减都需要一定的时间,否则功率将趋于无穷大。由于能量不能跃变,反映在电感上,表现为电感的电流不能跃变;反映在电容上,表现为电容的电压不能跃变。而在电阻电路中,由于不存在储能元件,因此,任何时刻,电路的响应只与当前的激励有关,没有暂态过程,即电路可以在瞬间完成由一个状态到另一个状态的转换。

为简化分析,本章主要讨论电路从一个直流激励状态到另一直流激励状态的暂态过程。

4.1 换路定律与电压电流初始值的确定

电路的暂态过程是由电路的连接方式(结构)或电路元件参数(元件)发生突变而引起的,这些变化事实上将原先的工作电路做了变换,也就是换了电路,因此,把这种对电路结构或元件参数的突然改变称为换路。换路的方式很多,如电路中开关的接通、断开、短路,电压或电流改变以及电路参数变化等。

电路中含有储能元件时,由于这些元件的电压和电流的约束关系是通过微分或积分来表达的,因此描述电路状态的方程将是以电压、电流为变量的微分方程。由于微分方程求解过程中的积分常数需由电路的初始条件来确定,而这些初始条件正是电路储能状态的描述。

为方便分析,设换路是在瞬间完成的,将换路时刻用 $t = t_0$ 表示,把换路前的瞬间记为 $t = t_0^-$,换路后的瞬间记为 $t = t_0^+$。

4.1.1 换路定律

任何物理可实现电路,根据能量守恒定律,由于不存在无穷大的功率,因此,在换路瞬间电路中的储能不可能发生突变。电路中换路定律表现在两个方面:

(1) 在电路换路的瞬间,因电容的电场储能不能突变,电容两端电压也不能突变,用数学表达式表示为

$$u_C(t_0^+) = u_c(t_0^-) \tag{4-1-1}$$

(2) 在电路换路的瞬间,因电感的磁场储能不能突变,流过电感的电流也不能突变,用数学表达式表示为

$$i_L(t_0^+) = i_L(t_0^-) \tag{4-1-2}$$

在应用换路定律时应注意两点:

(1) 换路定律成立的条件是电容电流 i_C 和电感电压 u_L 为有限值,应用前应检查是否满足条件。

理论上,某些特殊电路,如换路形成由纯电容元件和电压源组成的回路,在换路瞬间需对电容原先存储的电荷进行重新分配,可能出现电容电压发生强制突变,这时需要按照电荷守恒原则分析突变;又如换路形成由纯电感元件和电流源组成的回路,在换路瞬间需对电感原先建立的磁链进行重新分配,可能出现电感电流发生强制突变,需要按照磁链守恒原则分析突变。

(2) 除了电容电压 u_C 和电感电流 i_L 外,电路其他元件上的电压和电流,包括电容电流 i_C 和电感电压 u_L 并无连续性(即电阻两端电压 u_R 或电流 i_R 可以跃变,电容中的电流 i_C 和电感两端电压 u_L 也都可以跃变)。

4.1.2 初始值计算

换路定律描述了换路瞬间前后电路的储能情况,电路换路以后瞬间的工作状态完全可由换路后的激励条件与储能状态确定。现在来讨论如何确定 $t = t_0^+$ 时电路各部分的电压与电流的值,即暂态过程的初始值。

一、确定换路瞬间电路的储能状态

首先确定电路在换路时的储能状态,它完全由电容电压和电感电流决定,根据换路定律,需要确定:$u_C(t_0^+) = u_C(t_0^-)$,$i_L(t_0^+) = i_L(t_0^-)$。

换句话说,要确定换路瞬间前电容两端的电压和流过电感的电流。分两种情况讨论。

1. 换路前电路已经达到稳态

在直流激励情况下,电路达到稳态后,电路中所有电压、电流都为直流量,不随时间变化,因此,直流稳态时电容元件等效为开路,而电感元件等效为短路。

为求换路前的储能状态,在换路前电路中将电容替换为开路、电感替换为短路,得到换路前电路的直流稳态等效电路,这是一个直流电阻电路,在此电路中,可以求得电容位置的开路电压,即 $u_C(t_0^-)$,以及电感位置的短路电流,即 $i_L(t_0^-)$。

2. 换路前电路尚未达到稳态

如果电路在暂态过程中出现新的换路,就需要从该暂态过程的暂态响应来确定储能状态。首先将暂态过程中电容电压和电感电流响应的表达式写出(即本章后面所分析得到的暂态响应表达式),然后根据发生新的换路时刻这一暂态过程已经持续的时间来计算新的换路发生时刻的电容电压和电感电流响应值,即 $u_C(t_0^-)$ 和 $i_L(t_0^-)$。

二、换路后瞬间等效电路

换路后,电路中存在两种能源——换路后的激励电源和电容电感中的储能,它们共同维持电路的响应。换路后的瞬间电容电压和电感电流的数值是确知的,即上面得到的 $u_C(t_0^+)$ 和 $i_L(t_0^+)$。在换路后瞬间时刻,利用替代定理,将电容元件替换为具有数值 $u_C(t_0^+)$ 的电压源、电感元件替换为具有数值 $i_L(t_0^+)$ 的电流源,如图 4-1-1 所示,即可得到换路后瞬间的等效电路,这是一个纯电阻电路。

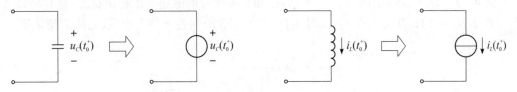

图 4-1-1 换路后瞬间等效电路的替代规则

三、确定换路后瞬间的电路响应——初始值

在换路后瞬间的直流等效电路中,利用第二章所介绍的方法,可以确定各响应电压和电流的初始值 $u(t_0^+)$ 和 $i(t_0^+)$。下面举例说明初始值求解的步骤。

例 4-1-1 电路如图 4-1-2 所示,开关闭合前电路处于稳定状态,且 $U = 6\,\text{V}$,$R_1 = 2\,\Omega$,$R_2 = 4\,\Omega$,开关 S 在 $t = 0$ 时闭合,求开关闭合后瞬间各元件上电压、电流的初始值。

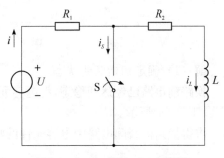

图 4-1-2 例 4-1-1 的图

解:(1) 确定初始储能状态。

由于换路前电路已经达到稳态,因此,将电感元件替换为短路得到换路前直流稳态等效电路,如图 4 - 1 - 3(a)所示。由等效电路可以方便求得

$$i_L(0^-) = \frac{U}{R_1 + R_2} = \left(\frac{6}{2+4}\right) A = 1\ A$$

由换路定律可得

$$i_L(0^+) = i_L(0^-) = 1\ A$$

(2) 换路后瞬间等效电路,如图 4 - 1 - 3(b)所示。

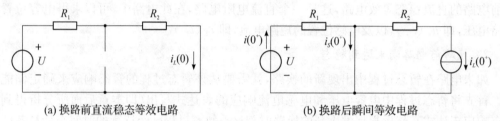

(a) 换路前直流稳态等效电路   (b) 换路后瞬间等效电路

图 4 - 1 - 3 例 4 - 1 - 1 初始值的求解

(3) 求初始值:

$$i(0^+) = \frac{U}{R_1} = \frac{6}{2}\ A = 3\ A$$

$$i_s(0^+) = i(0^+) - i_L(0^+) = (3-1)A = 2\ A$$

$$u_{R_1}(0^+) = R_1 i(0^+) = (2 \times 3)V = 6\ V$$

$$u_{R_2}(0^+) = R_2 i_L(0^+) = (1 \times 4)V = 4\ V$$

例 4 - 1 - 2 电路如图 4 - 1 - 4 所示,已知开关闭合前电路处于稳定状态,且 $U = 12\ V$,$R_2 = 6\ \Omega$,$R_1 = 3\ \Omega$,开关 S 在 $t = 0$ 时闭合,求 S 闭合瞬间各元件上电压、电流的初始值。

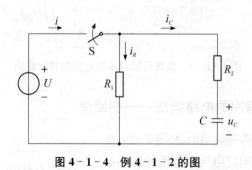

图 4 - 1 - 4 例 4 - 1 - 2 的图

解:(1) 确定初始储能状态。

换路前电路已经达到稳态,将电容元件替换为开路,得到换路前直流稳态等效电路,如图 4 - 1 - 5(a)所示。

求得换路前瞬间电路中电容元件的响应:

$$u_C(0^-) = 0 \text{ V} \quad i_C(0^-) = 0 \text{ A}$$

由换路定律可得

$$u_C(0^+) = u_C(0^-) = 0 \text{ V}$$

（2）换路后瞬间等效电路，如图 4-1-5(b) 所示。

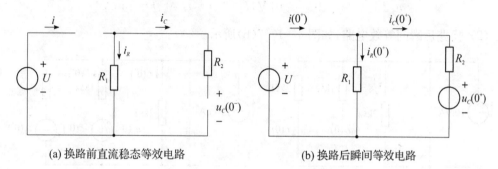

(a) 换路前直流稳态等效电路   (b) 换路后瞬间等效电路

图 4-1-5 例 4-1-2 初始值求解

（3）求初始值：

$$i_C(0^+) = \frac{U - u_C(0^+)}{R_2} = \frac{12}{6} \text{ A} = 2 \text{ A}$$

$$i_R(0^+) = \frac{U}{R_1} = \frac{12}{3} \text{ A} = 4 \text{ A}$$

$$i(0^+) = i_C(0^+) + i_R(0^+) = (2+4) \text{ A} = 6 \text{ A}$$

$$u_{R_1}(0^+) = i_R(0^+)R_1 = (4 \times 3) \text{ V} = 12 \text{ V}$$

$$u_{R_2}(0^+) = i_C(0^+)R_2 = (2 \times 6) \text{ V} = 12 \text{ V}$$

注意，在换路前后，电容电流可以发生突变。

例 4-1-3 电路如图 4-1-6 所示，开关闭合前电路已处于稳定状态，开关在 $t=0$ 时闭合，求开关闭合后电容电压、电感电流及电流 i_R 的初始值。

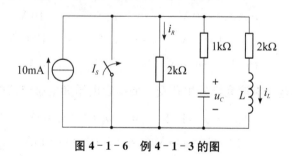

图 4-1-6 例 4-1-3 的图

解：（1）确定初始储能状态。

换路前电路已经达到稳态，将电容元件替换为开路、电感元件替换为短路得到换路前直流稳态等效电路，如图 4-1-7(a) 所示，求得换路前瞬间电容和电感上的响应：

$$u_C(0^-) = (5 \times 10^{-3} \times 2 \times 10^3)\text{V} = 10\text{ V}, i_C(0^-) = 0\text{ A} \quad (\text{等效为开路})$$

$$i_L(0^-) = [2/(2+2) \times 10]\text{mA} = 5\text{ mA}, u_L(0^-) = 0\text{ V} \quad (\text{等效为短路})$$

$$i_R(0^-) = 10\text{ mA} - i_L(0^-) = 5\text{ mA}$$

由换路定律可得

$$u_C(0^+) = u_C(0^-) = 10\text{ V}, I_L(0^+) = i_L(0^-) = 5\text{ mA}$$

(2) 换路后瞬间等效电路,如图 4-1-7(b)所示。

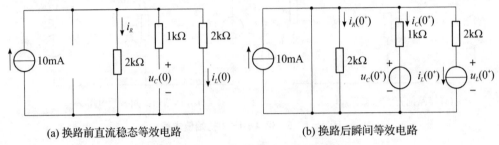

(a) 换路前直流稳态等效电路   (b) 换路后瞬间等效电路

图 4-1-7　例 4-1-3 初始值的确定

由于开关的闭合,10 mA 电流源两端电压为 0,根据 KVL 有

$$i_C(0^+) \times 1\text{ k}\Omega + u_C(0^+) = 0$$

$$i_L(0^+) \times 2\text{ k}\Omega + u_L(0^+) = 0$$

因此

$$i_C(0^+) = -\frac{u_C(0^+)}{1\text{ k}\Omega} = -\frac{10\text{ V}}{1\text{ k}\Omega} = -10\text{ mA}$$

$$u_L(0^+) = -i_L(0^+) \times 2\text{ k}\Omega = -5\text{ mA} \times 2\text{ k}\Omega = -10\text{ V}$$

由于最左侧 2 kΩ 电阻电压为 0,显然有 $i_R(0^+) = 0$,对比 $t=0^-$ 和 $t=0^+$ 时电路的响应值,可见

$$u_L(0^-) = 0\text{ V} \quad \Rightarrow \quad u_L(0^+) = -10\text{ V}$$

$$i_C(0^-) = 0\text{ A} \quad \Rightarrow \quad i_C(0^+) = -10\text{ mA}$$

$$i_R(0^-) = 5\text{ mA} \quad \Rightarrow \quad i_R(0^+) = 0\text{ mA}$$

在电路换路瞬间这些响应允许发生跃变。而电容电压和电感电流响应:

$$u_C(0^-) = 10\text{ V} \quad \Rightarrow \quad u_C(0^+) = 10\text{ V}$$

$$i_L(0^-) = 5\text{ mA} \quad \Rightarrow \quad i_L(0^+) = 5\text{ mA}$$

在换路瞬间连续,不出现跃变。

4.2　*RC* 电路的暂态过程

根据电路中外加激励和初始储能的情况,将电路暂态过程中的响应分为三种:

（1）零状态响应：换路后电路中储能元件无初始储能，仅由激励电源维持的响应。

（2）零输入响应：换路后电路中无独立电源，仅由储能元件初始储能维持的响应。

（3）全响应：换路后，电路中既存在独立的激励电源，储能元件又有初始储能，它们共同维持的响应。下面就以 RC 电路为例，按照这三种情况对电路进行分析。

为简化讨论，这一节先讨论换路后的电路中只有一个独立电容元件且直流激励的情况，如图 4-2-1(a) 所示。根据戴维宁定理，换路后电路具有图 4-2-1(b) 所示的等效结构。

由于电路中除电压源以外，只包含电阻和电容，故称为 RC 电路。在电路中必须明确电容的初始储能状态，电路的工作条件才是完备的，因此，一般要在电路中注明储能元件的状态（对电容元件，应标明其初始电压值），如图 4-2-1(b) 所示。

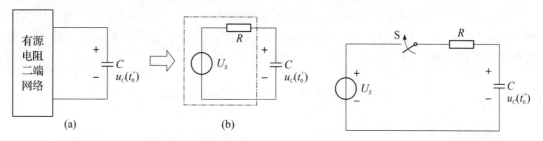

图 4-2-1　换路后 RC 电路等效结构　　　　图 4-2-2　RC 电路的换路过程

事实上，换路前的电路仅仅通过影响电容的初始储能状态对换路后的电路工作发挥作用，如果已经知道了电容的初始储能情况，RC 电路的换路过程可通过开关来模拟，如图 4-2-2 所示。电路中，应确定开关的动作时刻即是换路时刻，而电容的初始值应为换路后瞬间的电压值。

4.2.1　RC 电路的零状态响应

如图 4-2-2 所示电路，如果电容无初始储能，即 $u_C(t_0^+)=0$，换路后电路如图 4-2-3 所示，电路的响应完全由外加激励电压源提供能量，称为零状态响应。现在来分析电路中各个响应分量在换路后（$t \geqslant t_0$）的变化规律。

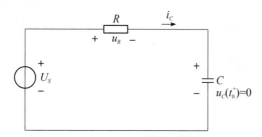

图 4-2-3　RC 电路的零状态响应

这是一个单回路简单电路，由 KVL 可以列出电路的回路方程：

$$u_R(t) + u_C(t) = U_S$$

将电路中电阻元件和电容元件的特性应用到上述回路方程中，可以得到关于电容电压

响应的电路方程:

$$Ri_C(t) + u_C(t) = RC\frac{\mathrm{d}u_C(t)}{\mathrm{d}t} + u_C(t) = U_S \qquad (4-2-1)$$

同样地,也可推导出关于电阻电压与电容电流响应的电路方程:

$$C\frac{\mathrm{d}}{\mathrm{d}t}\left[RC\frac{\mathrm{d}u_C(t)}{\mathrm{d}t} + u_C(t)\right] = RC\frac{\mathrm{d}i_C(t)}{\mathrm{d}t} + i_C(t) = C\frac{\mathrm{d}U_S}{\mathrm{d}t} = 0 \qquad (4-2-2)$$

$$RC\frac{\mathrm{d}}{\mathrm{d}t}[u_R(t) + u_C(t)] = RC\frac{\mathrm{d}u_R(t)}{\mathrm{d}t} + u_R(t) = RC\frac{\mathrm{d}U_S}{\mathrm{d}t} = 0 \qquad (4-2-3)$$

式(4-2-1)～式(4-2-3)都是一阶常系数线性微分方程。因此,含有一个独立电容的 RC 电路又称为 RC 一阶电路。要确定电路响应,必须解微分方程,回顾数学中一阶常系数线性微分方程的解

$$f(t) + A \cdot \frac{\mathrm{d}}{\mathrm{d}t}f(t) = B \quad \text{初始条件 } f(t_0^+) \qquad (4-2-4)$$

方程的解为

$$f(t) = [f(t_0^+) - B]\mathrm{e}^{-\frac{1}{A}(t-t_0)} + B \qquad (4-2-5)$$

把上述结果应用到 RC 电路的电路方程式(4-2-1)～式(4-2-3)中,得到 $t \geqslant t_0$ 零状态响应为

$$u_C(t) = [u_C(t_0^+) - U_S]\mathrm{e}^{-\frac{1}{RC}(t-t_0)} + U_S = U_S[1 - \mathrm{e}^{-\frac{1}{RC}(t-t_0)}] \qquad (4-2-6)$$

$$u_R(t) = [u_R(t_0^+) - 0]\mathrm{e}^{-\frac{1}{RC}(t-t_0)} + 0 = u_R(t_0^+)\mathrm{e}^{-\frac{1}{RC}(t-t_0)} \qquad (4-2-7)$$

$$i_C(t) = [i_C(t_0^+) - 0]\mathrm{e}^{-\frac{1}{RC}(t-t_0)} + 0 = i_C(t_0^+)\mathrm{e}^{-\frac{1}{RC}(t-t_0)} \qquad (4-2-8)$$

其中,电路初始响应可以按上节方法确定:

$$u_C(t_0^+) = 0 \quad u_R(t_0^+) = U_S \quad i_C(t_0^+) = \frac{U_S}{R}$$

电路的零状态响应曲线如图 4-2-4 所示。

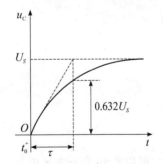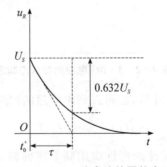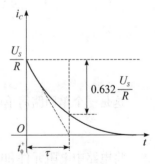

图 4-2-4 RC 一阶电路的零状态响应

从响应的函数形式和波形曲线可以看出,RC 一阶电路零状态响应均按同一指数规律从初始响应值向稳定值渐变——暂态过程,响应中包含两部分——暂态响应(指数函数)和稳态响应(直流分量),暂态过程的进程与指数函数的系数 $\tau = RC$ 有关,该系数具有时间的量纲:

$$欧姆·法拉 = 欧姆·\frac{库仑}{伏特} = 欧姆·\frac{安培·秒}{伏特} = 秒(s)$$

$\tau = RC$ 称为 RC 一阶电路的时间常数,在波形曲线上还可以看出,时间常数正是波形在换路时刻切线与时间轴交点距换路时刻的距离,也就是暂态响应在换路后瞬间的最大变化速度(如果一直按此速度变化,只需要经过一个时间常数的时间,暂态过程就将结束),随着暂态过程的进行,储能逐渐消耗掉,暂态过程的变化速度也随之变小,实际上,经过一个时间常数的渐变,暂态响应将衰减掉 63.2%。时间常数是描述暂态过程快慢的重要参数,表 4-2-1 列出了时间常数与暂态过程进展的关系。

表 4-2-1　暂态响应衰减速度

时间	τ	2τ	3τ	4τ	5τ	6τ	7τ	8τ
衰减(%)	63.2	84.66	95	98.17	99.33	99.75	99.91	99.97

从表中可见,暂态响应衰减逐步减慢,理论上,需要经过无限长时间才能完全衰减掉,但是,经过 3 个时间常数的衰减,暂态响应仅剩 5%,而经过 5 个时间常数的衰减,暂态响应只残留不到 0.7%,响应中基本上只有稳态响应成分。因此,工程上,一般认为经过 3～5 倍时间常数,电路的暂态过程就已经结束,电路进入新的稳态。

例 4-2-1　如图 4-2-5 所示电路,当 $t < 0$ 时,电路处于稳定状态。$t = 0$ 时,开关 S 闭合,求 $t > 0$ 时的 $u_C(t)$ 和 $i(t)$。

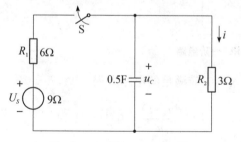

图 4-2-5　例 4-2-1 的图

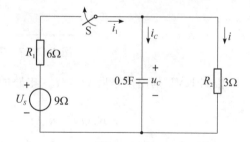

图 4-2-6　例 4-2-1 换路后等效电路

解:(1) 确定电路的初始值。

开关闭合前,与电容相接的电路部分没有电源,且已经达到稳态,因此

$$u_C(0^-) = 0 \text{ V}$$

$t = 0$ 时,开关 S 闭合后的瞬间,电容电压(也是电阻 R_2 的电压)不能突变(0 V)。

$$u_C(0^+) = u_C(0^-) = 0 \text{ V}, \quad i(0^+) = 0 \text{ A}$$

(2) 确定电路的零状态响应电路方程。

换路后($t>0$)等效电路如图 4-2-6 所示。

根据 KCL($i+i_C=i_1$)和元件特性,写出关于电容电压的电路方程为

$$0.5\frac{\mathrm{d}u_C(t)}{\mathrm{d}t}+\frac{u_C(t)}{3}=\frac{9-u_C(t)}{6}\Rightarrow 0.5\times 2\frac{\mathrm{d}u_C(t)}{\mathrm{d}t}+u_C(t)=\frac{9}{6}\times 2=3$$

关于电阻电流的电路方程为

$$0.5\times 2\frac{\mathrm{d}i(t)}{\mathrm{d}t}+i(t)=1$$

(3) 解微分方程确定电路的零状态响应。

$$u_C=3(1-\mathrm{e}^{\frac{-1}{0.5\times 2}t})\mathrm{V}=3(1-\mathrm{e}^{-t})\mathrm{V}$$

$$i(t)=(1-\mathrm{e}^{\frac{-1}{0.5\times 2}t})\mathrm{A}\quad t\geqslant 0$$

4.2.2 *RC* 电路的零输入响应

现在来讨论另一种特殊的情况,换路后电路中没有外加的独立电源向电路工作提供能量,电路的响应只是由储能元件——电容在换路前建立的初始储能维持,如图 4-2-7 所示,这时,电路处于零输入(激励)状况,所得到的响应称为零输入响应。

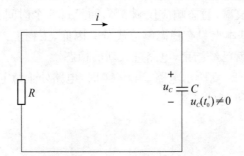

图 4-2-7 零输入 *RC* 一阶电路

根据 KVL 列出换路后($t\geqslant t_0$)电路的零输入响应应满足的电路方程:

$$Ri(t)=u_C(t)=0\Rightarrow u_C(t)+RC\frac{\mathrm{d}u_C(t)}{\mathrm{d}t}=0 \qquad (4-2-9)$$

$$C\frac{\mathrm{d}}{\mathrm{d}t}[Ri(t)+u_C(t)]=0\Rightarrow i(t)+RC\frac{\mathrm{d}i(t)}{\mathrm{d}t}=0 \qquad (4-2-10)$$

初始响应(微分方程的初始条件)为

$$u_C(t_0^+)=u_c(t_0^-)\quad i(t_0^+)=-\frac{u_C(t_0^+)}{R}$$

零输入响应电路方程为常系数一阶线性齐次微分方程。解微分方程得到电路的零输入响应:

$$u_C(t) = u_C(t_0^+) \mathrm{e}^{\frac{-1}{RC}(t-t_0)} \qquad (4-2-11)$$

$$i(t) = i(t_0^+) \mathrm{e}^{\frac{-1}{RC}(t-t_0)} \qquad (4-2-12)$$

零输入响应 u_C、i_C 的变化曲线如图 4-2-8 所示。

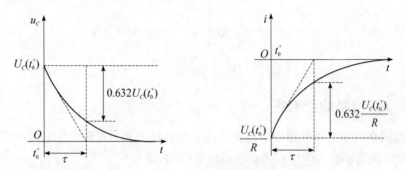

图 4-2-8 RC 一阶电路零输入响应波形

从响应函数表达式和波形曲线看到,RC 一阶电路零输入响应中只含有暂态响应成分,不包含稳态响应或称稳态响应成分为零,与零状态响应中暂态响应具有相同的指数衰减规律,时间常数相同,经过 3～5 倍时间常数的衰减,电路中由储能元件所储存的初始能量将全部被消耗,最终电路将因没有能量而使响应归 0。

实际上,RC 一阶电路零输入响应的暂态过程就是对电容放电的过程,电容 C 越大,相同电压条件下存储的初始能量越大;而放电电阻 R 越大,同样电压时,放电电流越小,电容存储的电能消耗得越慢,因此,时间常数 $\tau = RC$ 越大,电容放电过程(即暂态过程)就越慢。

例 4-2-2 如图 4-2-9 所示电路中,开关长期合在位置 1 上,如果在 $t=0$ 时把它合到位置 2 后,试求电容器上电压 u_C 及放电电流 i。已知 $R_1 = 1\,\mathrm{k\Omega}$,$R_2 = 3\,\mathrm{k\Omega}$,$C = 1\,\mu\mathrm{F}$,电压源 $U_S = 6\,\mathrm{V}$。

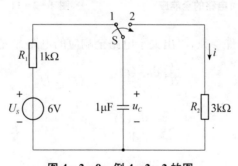

图 4-2-9 例 4-2-2 的图

解:电路在开关闭合到位置 2 前已达到稳态,根据直流稳态时电容等效为开路的特性,可以确定换路前电容器上所充的电压为 6 V,即 $u_C(0^-) = 6\,\mathrm{V}$。

开关合到 2 后,电容元件和电阻构成零输入电路,电容器通过电阻 R_2 开始放电。按照式(4-2-9)和式(4-2-10),电路方程为

$$R_2 C \frac{\mathrm{d}u_C(t)}{\mathrm{d}t} + u_C(t) = 0 \qquad R_2 C \frac{\mathrm{d}i(t)}{\mathrm{d}t} + i(t) = 0$$

初始条件为

$$u_C(0^+) = 6 \text{ V} \quad i(0^+) = \frac{u_C(0^+)}{R_2} = 2 \text{ mA}$$

根据式(4-2-11)和式(4-2-12)得电路的零输入响应($t \geq 0$):

$$u_C(t) = u_C(0^+) e^{\frac{-1}{R_2 C} t} = 6 e^{-3.3 \times 10^2 t} \text{ V}$$

$$i = i(0^+) e^{\frac{-1}{R_2 C} t} = 2 e^{-3.3 \times 10^2 t} \text{ mA}$$

4.2.3　*RC* 电路的全响应

RC 电路的全响应是指电路中电容元件既有初始储能又有电源激励时的响应,根据叠加定理,全响应应该是零输入响应和零状态响应的叠加,即

全响应＝零状态响应＋零输入响应

因此,可以从已经获得的零输入响应与零状态响应叠加得到电路的全响应。也可以通过直接分析非零状态、非零输入电路求解电路的全响应。电路如图 4-2-10 所示。

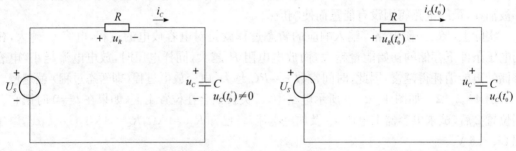

<table>
<tr><td>图 4-2-10　*RC* 一阶电路的全响应</td><td>图 4-2-11　换路后瞬间等效电路</td></tr>
</table>

根据电路的结构及元件参数,写出关于电路全响应的电路方程:

$$RC \frac{du_C(t)}{dt} + u_C(t) = U_S \qquad (4-2-13)$$

$$RC \frac{di_C(t)}{dt} + i_C(t) = 0 \qquad (4-2-14)$$

$$RC \frac{du_R(t)}{dt} + u_R(t) = 0 \qquad (4-2-15)$$

与零输入和零状态响应情况不同的是,电路的初始条件(响应的初始值)同时受到输入激励电源和电容初始储能的影响,根据换路定律作出换路后瞬间的等效电路,如图 4-2-11 所示,由此电路可以方便地确定电路全响应的初始值:

$$u_C(t_0^+) = u_C(t_0^-) \quad u_R(t_0^+) = U_S - u_C(t_0^+) \quad i_C(t_0^+) = \frac{U_S - u_C(t_0^+)}{R}$$

利用微分方程的定解形式(4-2-5)得出换路后$(t \geqslant t_0)RC$一阶电路的全响应表达式：

$$u_C(t) = U_S + [u_c(t_0^+) - U_S]e^{-\frac{t-t_0}{RC}} = U_S(1 - e^{-\frac{t-t_0}{RC}}) + u_c(t_0^+)e^{-\frac{t-t_0}{RC}}$$
$$(4-2-16)$$

$$i_C(t) = 0 - [i_C(t_0^+) - 0]e^{-\frac{t-t_0}{RC}} = -\frac{U_S}{R}e^{-\frac{t-t_0}{RC}} + \frac{u_C(t_0^+)}{R}e^{-\frac{t-t_0}{RC}} \quad (4-2-17)$$

$$u_R(t) = 0 + [u_R(t_0^+) - 0]e^{-\frac{t-t_0}{RC}} = U_Se^{-\frac{t-t_0}{RC}} - u_C(t_0^+)e^{-\frac{t-t_0}{RC}} \quad (4-2-18)$$

比较上面表达式的第二个等号后的结果与式(4-2-6)~式(4-2-8)、式(4-2-11)~式(4-2-12)关于零输入响应和零状态响应的结论，不难发现，全响应正是由零状态响应与零输入响应叠加而成。

另一个值得注意的是，式(4-2-16)~式(4-2-18)表达式的第一个等式将全响应分解成了不随时间变化的稳态响应和随时间按指数规律衰减的暂态响应，即

全响应＝稳态响应＋暂态响应

稳态响应由激励决定(与电路的储能无关)，在电路分析中它表现为直流(激励为直流)稳态响应；暂态响应形式完全由组成电路的元件参数决定。

例 4-2-3 如图4-2-12所示电路，开关S长期合在$a-b$位置，试求当开关S合在$a-c$位置后电容器端电压的变化规律。

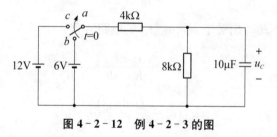

图 4-2-12 例 4-2-3 的图

解：S合在$a-b$位置时时间足够长后，电路达到稳态，由直流稳态等效电路(电容等效为开路)可确定开关动作前瞬间(假设为$t=0$)电容两端的电压：

$$u_C(0^-) = \left(\frac{8}{4+8} \times 6\right) \text{V} = 4 \text{ V}$$

$t=0$时S合到$a-c$位置，电路产生换路，由换路定律知

$$u_C(0^+) = u_C(0^-) = 4 \text{ V}$$

换路后，电路方程(关于电容两端电压)为

$$\frac{u_C(t)}{8 \text{ k}\Omega} + 10 \mu\text{F}\frac{\mathrm{d}u_C(t)}{\mathrm{d}t} = \frac{12 \text{ V} - u_C(t)}{4 \text{ k}\Omega} \Rightarrow u_C(t) + \frac{8 \times 10^{-2}}{3} \cdot \frac{\mathrm{d}u_C(t)}{\mathrm{d}t} = 8$$

在给定初始值条件下解微分方程，得电容器端电压的全响应：

$$u_C(t) = 8 + [u_C(0^+) - 8] e^{-\frac{3}{8 \times 10^{-2}} t} = (8 - 4 \cdot e^{-37.5t}) \text{V} \quad t \geqslant 0$$

4.3 *RL* 电路的暂态过程

4.3.1 *RL* 电路的零状态响应

考虑图 $4-3-1$ 所示的 *RL* 串联电路,开关 S 闭合前,由于不存在电流流通的回路,因此,电感中的电流等于零。$t = t_0$ 时开关闭合(换路),将电源 U_S 加在 *RL* 电路上。显然,换路前电路中没有初始储能,即 $i(t_0^-) = 0$,所以,这个电路在 $t \geqslant t_0$ 时满足零状态条件。

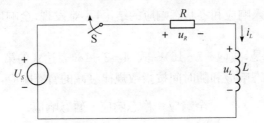

图 4-3-1 *RL* 电路的零状态响应

换路后的电路仅含一个回路电路,列出 KVL 方程 $u_R(t) + u_L(t) = U_S$,由于

$$u_L(t) = L \frac{di_L(t)}{dt}, u_R(t) = Ri_L(t)$$

通过简单的推导不难写出关于 u_R、u_L、i_L 的电路方程:

$$i_L(t) + \frac{L}{R} \frac{di(t)}{dt} = \frac{U_S}{R} \tag{4-3-1}$$

$$u_R(t) + \frac{L}{R} \frac{du_R(t)}{dt} = U_S \tag{4-3-2}$$

$$u_L(t) + \frac{L}{R} \frac{du_L(t)}{dt} = 0 \tag{4-3-3}$$

根据电路的零状态条件,按照 4.1 节的方法,能够确定初始条件(初始值):

$$i_L(t_0^+) = 0, u_R(t_0^+) = 0, U_L(t_0^+) = U_S \tag{4-3-4}$$

式($4-3-1$)~式($4-3-3$)都是常系数一阶线性微分方程,而且方程的左边都具有完全相同的形式。利用式($4-3-4$)的初始条件,可写出图 $4-3-1$ 所示电路的零状态响应($t \geqslant t_0$)为

$$i_L(t) = \frac{U_S}{R} - \frac{U_S}{R} e^{-\frac{R}{L}(t-t_0)} = \frac{U_S}{R} \left[1 - e^{-\frac{R}{L}(t-t_0)} \right] \tag{4-3-5}$$

$$u_L(t) = 0 + U_S e^{-\frac{R}{L}(t-t_0)} = U_S e^{-\frac{R}{L}(t-t_0)} \tag{4-3-6}$$

$$u_R(t) = U_S - U_S e^{-\frac{R}{L}(t-t_0)} = U_S\left[1 - e^{-\frac{R}{L}(t-t_0)}\right] \tag{4-3-7}$$

零状态响应曲线如图 4-3-2 所示。

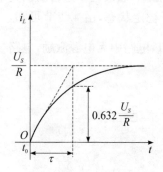 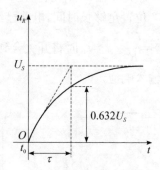 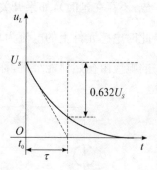

图 4-3-2　RL 电路的零状态响应

对照 RC 电路的情况，得到 RL 电路的时间常数：

$$\tau = \frac{L}{R} \tag{4-3-8}$$

例 4-3-1　如图 4-3-3 所示电路，$t=0$ 时开关闭合。已知 $i_L(0^-)=0$，$R=4\,\Omega$，$U=6\,\text{V}$，$L=1\,\text{H}$。求 $t>0$ 时的电流 i_L 和电压 u_L。

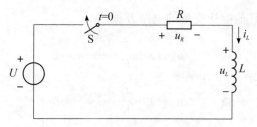

图 4-3-3　例 4-3-1 的图

解：列出换路后电路的方程（关于电流 i_L 和电压 u_L）：

$$i_L(t) + \frac{L}{R}\frac{di(t)}{dt} = i_L(t) + \frac{1}{4}\frac{di(t)}{dt} = \frac{U}{R} = 1.5$$

$$u_L(t) + \frac{L}{R}\frac{du_L(t)}{dt} = u_L(t) + \frac{1}{4}\frac{du_L(t)}{dt} = 0$$

根据换路定律，有 $i_L(0^+)=i_L(0^-)=0$ 和 $u_L(0^+)=U=6\,\text{V}$。

解方程得到零状态响应（$t>0$）：

$$i_L(t) = \frac{U}{R}(1 - e^{-\frac{1}{\tau}}) = 1.5(1 - e^{-4t})\,\text{A}$$

$$u_L(t) = U e^{-\frac{1}{\tau}} = 6 e^{-4t}\,\text{V}$$

4.3.2 *RL* 电路的零输入响应

如图 4-3-4 所示 *RL* 电路,开关 S 在 $t=t_0$ 从位置 2 转向位置 1(假设这个过程瞬间完成,不存在延时),如果开关处于 2 位置足够长时间,电路已经处于稳定状态,由 4.1 节可知,此时电感元件上的电流为 $i_L(t_0^-)=\dfrac{U_S}{R}$。$t=t_0$ 时将开关合到位置 1,电路中无电源激励,电路的响应由初始储能维持,称为零输入响应。

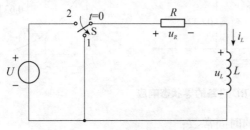 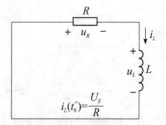

图 4-3-4 *RL* 电路零输入响应　　　图 4-3-5 换路后电路

换路后电路如图 4-3-5 所示,关于回路电流的电路方程为

$$i_L(t)+\frac{L}{R}\frac{\mathrm{d}i_L(t)}{\mathrm{d}t}=0 \tag{4-3-9}$$

同理可以导出关于其他响应变量的电路方程:

$$u_R(t)+\frac{L}{R}\frac{\mathrm{d}i_L(t)}{\mathrm{d}t}=0 \tag{4-3-10}$$

$$u_L(t)+\frac{L}{R}\frac{\mathrm{d}i_L(t)}{\mathrm{d}t}=0 \tag{4-3-11}$$

三个方程都是一阶常系数齐次微分方程,且结构形式完全相同。利用 4.1 节的方法,能够确定微分方程定解的初始条件(响应的初始值)

$$i_L(t_0^+)=\frac{U_S}{R},\quad u_R(t_0^+)=U_S,\quad u_L(t_0^+)=-U_S \tag{4-3-12}$$

解微分方程得到电路的零输入响应($t\geqslant t_0$):

$$\begin{cases} i_L(t)=i_L(t_0^+)\mathrm{e}^{-\frac{R}{L}(t-t_0)}=\dfrac{U_S}{R}\mathrm{e}^{-\frac{R}{L}(t-t_0)} \\[2mm] u_L(t)=u_L(t_0^+)\mathrm{e}^{-\frac{R}{L}(t-t_0)}=-U_S\mathrm{e}^{-\frac{R}{L}(t-t_0)} \qquad t\geqslant 0 \\[2mm] u_R(t)=u_R(t_0^+)\mathrm{e}^{-\frac{R}{L}(t-t_0)}=U_S\mathrm{e}^{-\frac{R}{L}(t-t_0)} \end{cases} \tag{4-3-13}$$

它们都随着时间按时间常数 $\tau=\dfrac{L}{R}$ 指数衰减。

例 4-3-2 如图 4-3-6 所示电路,已知:$U=20\,\mathrm{V}$,$R=1\,\mathrm{k\Omega}$,$L=1\,\mathrm{H}$,电压表的内阻 $R_V=500\,\mathrm{k\Omega}$,设开关在 $t=0$ 时打开。求开关打开后电压表两端电压的变化规律。

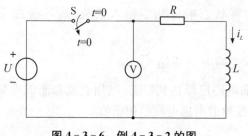
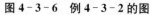

图 4-3-6　例 4-3-2 的图

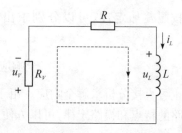

图 4-3-7　例 4-3-2 换路后电路

解:假设换路前电路已达到稳态,利用换路前直流稳态电路分析及换路定律:

$$i_L(0^+) = i_L(0^-) = \frac{U}{R} = 20 \text{ mA}$$

换路后电路如图 4-3-7 所示,这是一个 RL 零输入电路,按照式(4-3-10)列出关于电压表两端电压 u_V 的电路方程:

$$u_V(t) + \frac{L}{R+R_V} \frac{\mathrm{d}u_V(t)}{\mathrm{d}t} = 0$$

按 4.1 节方法确定响应初始值:

$$u_V(0^+) = R_V i_V(0^+) = (20 \times 10^{-3} \times 500 \times 10^3) \text{V} = 10^4 \text{ V}$$

开关断开后电压表两端电压按下面的指数规律衰减:

$$u_V(t) = u_V(0^+) \mathrm{e}^{-\frac{R+R_V}{L}t} = 10^4 \mathrm{e}^{-5.01 \times 10^5 t} \text{ V}$$

换路后的瞬间,电压表两端承受了 10 kV 的高压,一般电压表很难承受如此高压,可见在含有电感元件的电路中,如果用电压表(其内阻很大)并联在其上测量,在开关断开前,必须对电压表采取保护措施,以免在开关断开的瞬间超过电压量程而损坏电压表。

4.3.3　*RL* 电路的全响应

如图 4-3-8 所示电路,假设开关换向前,电路已经稳定,电感中流过一个稳定电流,$t = t_0$ 时,开关换向(换路)改变了电路的激励电源,因此,这个电路在换路后的响应,既包括换路时电感储能的作用,又包括换路后激励源 U_{S2} 的作用,称为电路的全响应。

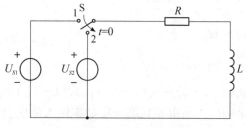

图 4-3-8　*RL* 电路全响应

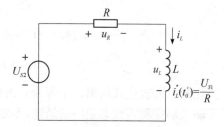

图 4-3-9　换路后电路

按照叠加定理，可以分别求出电路的零状态响应和零输入响应，然后叠加获得全响应：

$$全响应＝零状态响应＋零输入响应$$

也可直接分析求解全响应。由于换路前电路已经达到稳态，利用直流稳态时电感等效为短路的特点和换路定律，可以方便地找到换路时电感电流的初始值。

$$i_L(t_0^+)=i(t_0^-)=\frac{U_{S1}}{R} \tag{4-3-14}$$

换路后电路如图 4-3-9 所示，列出全响应的电路方程：

$$i_L(t)+\frac{L}{R}\frac{\mathrm{d}i_L(t)}{\mathrm{d}t}=\frac{U_{S2}}{R} \tag{4-3-15}$$

$$u_R(t)+\frac{L}{R}\frac{\mathrm{d}u_R(t)}{\mathrm{d}t}=U_{S2} \tag{4-3-16}$$

$$u_L(t)+\frac{L}{R}\frac{\mathrm{d}u_L(t)}{\mathrm{d}t}=0 \tag{4-3-17}$$

方程的形式与零状态响应所得式(4-3-1)～式(4-3-3)完全相同，但与零状态响应情况不同的是，电路的初始条件(响应的初始值)同时受到输入激励电源和电容初始储能的影响。

$$i_L(t_0^+)=i_L(t_0^-)=\frac{U_{S1}}{R}$$

$$u_R(t_0^+)=Ri_L(t_0^+)=U_{S1}$$

$$u_L(t_0^+)=U_{S2}-u_R(t_0^+)=U_{S2}-U_{S1}$$

利用微分方程的定解式(4-2-5)得出换路后$(t\geqslant t_0)RL$一阶电路的全响应表达式：

$$i_L(t)=\frac{U_{S2}}{R}+\left[i_L(t_0^+)-\frac{U_{S2}}{R}\right]\mathrm{e}^{-\frac{R}{L}(t-t_0)} \tag{4-3-18}$$

$$=\frac{U_{S2}}{R}[1-\mathrm{e}^{-\frac{R}{L}(t-t_0)}]+i_L(t_0^+)\mathrm{e}^{-\frac{R}{L}(t-t_0)}$$

$$u_L(t)=0-[u_L(t_0^+)-0]\mathrm{e}^{-\frac{R}{L}(t-t_0)}=u_C(t_0^+)\mathrm{e}^{-\frac{R}{L}(t-t_0)} \tag{4-3-19}$$

$$u_R(t)=U_{S2}+[u_R(t_0^+)-U_{S2}]\mathrm{e}^{-\frac{R}{L}(t-t_0)} \tag{4-3-20}$$

$$=U_{S2}[1-\mathrm{e}^{-\frac{R}{L}(t-t_0)}]+u_R(t_0^+)\mathrm{e}^{-\frac{R}{L}(t-t_0)}$$

比较上面表达式的第二个等号后的结果与式(4-3-5)～式(4-3-7)、式(4-3-13)关于零输入响应和零状态响应的结论，不难发现，全响应正是由零状态响应与零输入响应叠加而成。

另一个值得注意的是，式(4-3-18)～式(4-3-20)表达式的第一个等式将全响应分解成了不随时间变化的稳态响应部分和随时间按指数规律衰减的暂态响应部分，即

$$全响应＝稳态响应＋暂态响应$$

稳态响应由激励决定(与电路的储能无关),在电路分析中它表现为直流(激励为直流)稳态响应;暂态响应形式完全由组成电路的元件参数决定。这些结论都与 RC 电路的情况完全一致。

4.4　一阶线性电路暂态过程的三要素分析法

观察前面两节对直流激励一阶电路暂态过程的分析,关于响应(零状态、零输入或全响应)的电路方程都具有下列形式:

$$u(t) + \tau \frac{du(t)}{dt} = u(\infty) \tag{4-4-1}$$

$$i(t) + \tau \frac{di(t)}{dt} = i(\infty) \tag{4-4-2}$$

其中,时间常数 $\tau = RC$ 或 $\tau = \dfrac{L}{R}$,$u(\infty)$,$i(\infty)$ 为换路后达到直流稳态时的响应值。上面两式表明,只要确定了时间常数(由电路元件参数决定)和稳态响应值,就可以立即写出电路方程。

比较式(4-2-16)~式(4-2-18)和式(4-3-18)~式(4-3-20),可以看到,直流激励的一阶电路暂态过程响应表达式也具有同一形式:

$$u(t) = u(\infty) + \left[u(t_0^+) - u(\infty)\right] e^{-\frac{t-t_0}{\tau}} \tag{4-4-3}$$

$$i(t) = i(\infty) + \left[i(t_0^+) - i(\infty)\right] e^{-\frac{t-t_0}{\tau}} \tag{4-4-4}$$

其中,$u(t_0^+)$ 和 $i(t_0^+)$ 表示换路后瞬间的响应初始值。

由此可见,对于直流激励的一阶线性电路暂态过程响应的分析并不需要列写和求解微分方程,只要确定了由电路结构和参数决定的三个基本要素——时间常数 τ、稳态响应值 $u(\infty)$ 或 $i(\infty)$、初始响应值 $u(t_0^+)$ 或 $i(t_0^+)$,即能按式(4-4-3)~式(4-4-4)迅速写出电路的暂态响应表达式。这种方法称为直流激励一阶线性电路暂态过程分析的三要素法。下面给出三要素法求解暂态问题的过程。

一、分离储能元件

将换路后电路中储能元件(L、C)从电路中抽出,剩余部分电路是一个电阻性有源二端网络,根据戴维宁定理,求得其开路电压 U_{OC} 和等效内阻 R,如图 4-4-1 所示。

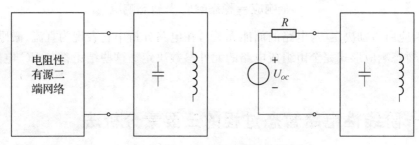

图 4 - 4 - 1 一阶电路的分离等效

二、计算时间常数

根据储能元件的不同,分别采用相应的计算公式计算时间常数:

$$电容:\tau = RC \qquad 电感:\tau = \frac{L}{R}$$

其中,R 为分离出的电阻有源二端网络戴维宁等效电路的内阻。

三、确定稳态响应值

在直流电源激励条件下,当电路达到稳定状态时,电容等效为开路,电感等效为短路,绘出直流稳态电路的等效电路,在等效电路中,按电阻电路分析方法求解电路中响应的稳态值,$u(\infty)$ 或 $i(\infty)$。

四、确定初始响应值

(1) 根据换路前的电路工作情况确定电容两端电压或流过电感的电流 $u_C(t_0^-)$ 或 $i_L(t_0^-)$。如果换路前电路达到直流稳态,可按照稳态响应的求解方法确定,如果电路尚未进入稳态,则可按照暂态响应的变化规律确定。

(2) 根据换路定律,确定换路后的电路中电容两端电压或流过电感的电流 $u_C(t_0^+)$ 或 $i_L(t_0^+)$。

(3) 在换路后的电路中,用电压源 $u_C(t_0^+)$ 替代电容或用电流源 $i_L(t_0^+)$ 替代电感,获得换路后瞬间 $t = t_0^+$ 的等效电路,在此等效电路(直流电阻电路)中确定初始响应值 $u(t_0^+)$ 或 $i(t_0^+)$。

五、写出暂态响应表达式

按式(4 - 4 - 3)、式(4 - 4 - 4)写出换路后电路的暂态响应表达式。

下面举例说明三要素法的应用。

例 4 - 4 - 1 电路如图 4 - 4 - 2 所示,开关 S 在 $t = 0$ 时由断开转为闭合,此前电路已经处于稳态。求开关动作后电感两端电压 $u_L(t)$。

解:换路(开关闭合)后,电流源被短路,与电感连接的电路由电阻组成,等效电阻为 $R = R_3 + R_1 /\!/ R_2 = 2\,\Omega$,因此,换路后电路的时间常数为

$$\tau = \frac{L}{R} = \frac{1}{2}\,\text{s} = 0.5\,\text{s}$$

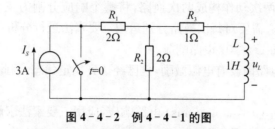

图 4 - 4 - 2　例 4 - 4 - 1 的图

由于直流稳态下电感等效为短路,换路后电路的稳态响应 $u_L(\infty) = 0$ V。

开关闭合前电路已经处于稳态,作出换路前直流稳态等效电路如图 4 - 4 - 3 所示,由此电路得到

$$i_L(0^-) = \left(\frac{2}{1+2} \times 3 \right) \text{A} = 2 \text{ A}$$

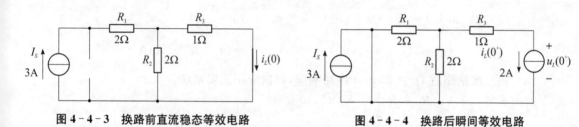

图 4 - 4 - 3　换路前直流稳态等效电路　　　　**图 4 - 4 - 4　换路后瞬间等效电路**

由换路定律可知,换路后瞬间电感中电流为

$$i_L(0^+) = i_L(0^-) = 2 \text{ A}$$

用电流源 $i_L(0^+) = 2$ A 替代电感元件,绘出换路后瞬间等效电路如图 4 - 4 - 4 所示。得到电路初始响应值:

$$u_L(0^+) = -[R_1 \mathbin{/\!/} R_2 + R_3]i_L(0^+) = -4 \text{ V}$$

最后,根据式(4 - 4 - 3)写出电路暂态响应表达式:

$$u_L(t) = u_L(\infty) + [u_L(0^+) - u_L(\infty)]\mathrm{e}^{-\frac{1}{\tau}} = -4\mathrm{e}^{-2t} \text{ V}$$

例 4 - 4 - 2　图 4 - 4 - 5 所示电路中,$R_1 = 1 \text{ k}\Omega, R_2 = 2 \text{ k}\Omega, R_3 = 1 \text{ k}\Omega, C = 3 \text{ }\mu\text{F}, U_{S1} = 3$ V,$U_{S2} = 5$ V。开关 S 处于 1 位置,电路达到稳定状态;$t = 0$ 时,S 切换至 2;$t = 20$ ms 时,S 从 2 切换至 3。求 $u_C(t)$ 和 $i(t)$。

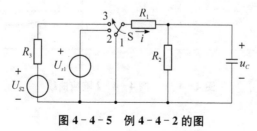

图 4 - 4 - 5　例 4 - 4 - 2 的图

解:电路中开关的两次动作构成两次换路,将整个响应分割为三个时间段: $t < 0, 0 \leqslant t < 20\ \text{ms}, t \geqslant 20\ \text{ms}$。需要对每次换路分别运用三要素法进行分析。

(1) 第一次换路前 ($t < 0$) 电路响应。

由于在这段时间电路内没有电源激励,且已经达到稳定状态,因此,电路响应为 $u_C(t) = 0 \quad i(t) = 0 \quad t < 0$

(2) 第一次换路后 ($0 \leqslant t < 20\ \text{ms}$) 电路响应,应用三要素法求解。

时间常数: $\tau_1 = (R_1 /\!/ R_2)C = 2\ \text{ms}$

稳态响应: $u_C(\infty) = \dfrac{R_2}{R_1 + R_2}U_{S1} = 2\ \text{V} \quad i(\infty) = \dfrac{U_{S1}}{R_1 + R_2} = 1\ \text{mA}$

初始响应: $u_C(0^+) = u_C(0^-) = 0\ \text{V} \quad i(0^+) = \dfrac{U_{S1}}{R_1} = 3\ \text{mA}$

第一次换路后电路响应 ($0 \leqslant t < 20\ \text{ms}$) :

$$u_C(t) = u_C(\infty) + [u_C(0^+) - u_C(\infty)]\mathrm{e}^{-\frac{t}{\tau_1}} = (2 - 2\mathrm{e}^{-500t})\ \text{V}$$

$$i(t) = i(\infty) + [i(0^+) - i(\infty)]\mathrm{e}^{-\frac{t}{\tau_1}} = (1 + 2\mathrm{e}^{-500t})\ \text{mA}$$

(3) 第二次换路后 ($t \geqslant 20\ \text{ms}$) 电路响应,再次应用三要素法。

时间常数: $\tau_2 = [(R_3 + R_1) /\!/ R_2]C = 3\ \text{ms}$

稳态响应: $u_C(\infty) = \dfrac{R_2}{R_1 + R_2 + R_3}U_{S2} = 2.5\ \text{V} \quad i(\infty) = \dfrac{U_{S2}}{R_1 + R_2 + R_3} = 1.25\ \text{mA}$

初始响应: $u_C(20\ \text{ms}^+) = u_C(20\ \text{ms}^-) = (2 - 2\mathrm{e}^{-10})\ \text{V} = 1.999\,91\ \text{V}$

$$i(20\ \text{ms}^+) = \dfrac{U_{S2} - u_C(20\ \text{ms}^+)}{R_1 + R_2} = 1.5\ \text{mA}$$

第二次换路后电路响应 ($t \geqslant 20\ \text{ms}$):

$$u_C(t) = (2.5 - 0.5\mathrm{e}^{-\frac{t - 20\ \text{ms}}{3\ \text{ms}}})\ \text{V}$$

$$i(t) = (1.25 + 0.25\mathrm{e}^{-\frac{t - 20\ \text{ms}}{3\ \text{ms}}})\ \text{mA}$$

图 4-4-6 给出了各段时间的电路响应曲线。

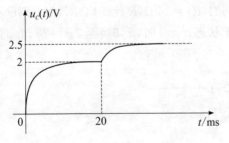 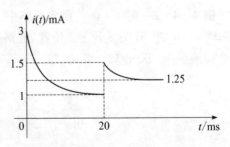

图 4-4-6 例 4-4-2 响应曲线

4.5 矩形脉冲作用于一阶电路

矩形脉冲是电子电路中常见的波形,如图 4-5-1 所示,图(a)是单个矩形脉冲信号,图(c)是周期性脉冲信号,也称为脉冲序列信号。矩形脉冲信号源可以通过换路动作进行模拟,图(b)所示电路即图(a)矩形脉冲的换路电源模型。

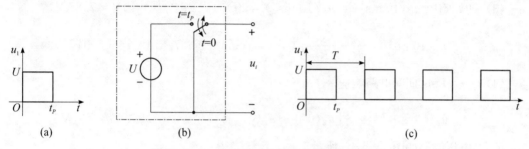

图 4-5-1 矩形脉冲信号及其换路电源模型

利用矩形脉冲激励的换路电源模型和直流一阶电路分析的三要素分析法,可以方便地分析矩形脉冲电源激励下一阶电路的响应。

在图 4-5-2(b)所示电路中,电流源输出单脉冲电流信号如图 4-5-2(a)所示,脉冲宽度 10 ms,脉冲幅度 20 mA。电路中 $R_1 = R_2 = 1\ \text{k}\Omega$,$C = 10\ \mu\text{F}$,电容器无初始储能。求电阻 R_2 上的电压表达式和波形。

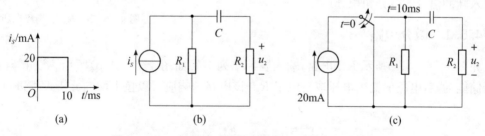

图 4-5-2 矩形脉冲信号作用于一阶电路分析举例

电路中电流源存在两次跃变,每次跃变对应一次换路,用开关动作来模拟电流源的跃变,如图 4-5-2(c)所示。电路中有两个暂态过程需要分析,第一次换路在 $t = 0$ 时刻,电流源电流从 0 跃变到 20 mA,第二次换路在 $t = 10$ ms 时刻,电流源电流从 20 mA 跃变到 0。

第一次换路暂态分析:

(1) 时间常数 $\tau = (R_1 + R_2)C = [(1+1) \times 10^3 \times 10 \times 10^{-6}]\text{s} = 0.02\ \text{s}$

(2) 稳态响应 $u_C(\infty) = u_{R_1}(\infty) = R_1 I_S = (20 \times 10^{-3} \times 1 \times 10^3)\text{V} = 20\ \text{V}$

$$u_2(\infty) = R_2 i_C(\infty) = 0\ \text{V}$$

(3) 初始响应 $\quad u_C(0^+) = u_C(0^-) = 0$(电容无初始储能)

$$u_2(0^+) = R_2 \times \frac{R_1}{R_1 + R_2} I_S = \left(1 \times \frac{1}{1+1} \times 20\right)\text{V} = 10\ \text{V}$$

(4) $0 \leqslant t < 10$ ms 期间电路响应

$$u_2(t) = u_2(\infty) + [u_2(0^+) - u_2(\infty)]e^{-\frac{t}{\tau}} = 10e^{-50t} \text{ V}$$

第二次换路暂态分析：

(1) 时间常数 $\tau = (R_1 + R_2)C = [(1+1) \times 10^3 \times 10 \times 10^{-6}]s = 0.02$ s

(2) 稳态响应 $u_2(\infty) = R_2 \times i_C(\infty) = 0$

(3) 初始响应 $u_C(10\text{ ms}^+) = u_C(10\text{ ms}^-) = 20 \times (1 - e^{-50 \times 10 \times 10^{-3}})\text{V} = 7.87$ V

$$u_2(10\text{ ms}^+) = \frac{-R_2}{R_1 + R_2}u_C(0^+) = \left(-\frac{1}{1+1} \times 7.87\right)\text{V} = -3.94 \text{ V}$$

(4) $t \geqslant 10$ ms 期间电路响应

$$u_2(t) = u_2(\infty) + [u_2(0^+) - u_2(\infty)]e^{-\frac{t-10\text{ ms}}{\tau}} = -3.94e^{-50(t-10\text{ ms})} \text{ V}$$

R_2 上电压波形如图 4-5-3 所示。

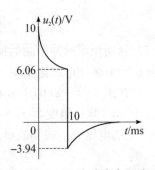

上面的例子中，电流源产生单脉冲信号，需要进行两次暂态过程的分析，如果电源产生脉冲序列信号，则每次脉冲电源发生跃变时，都要进行一次暂态过程的分析。

从上面例子看到，脉冲电源的每次跃变（换路）都引起一阶电路的一次暂态过程，在脉冲的持续期间，电路响应的变化情况由电路的时间常数决定。电子技术中，常常利用一阶电路实现对输入脉冲信号的微分和积分运算。

图 4-5-3 R_2 上响应电压波形

4.5.1 微分电路

如图 4-5-4(a)所示 RC 电路，输入脉冲序列信号如图 4-5-4(b)所示。设电容上的初始储能为零，电路的输出电压取自电阻 R。该电路的响应可以按上面的分析过程进行。

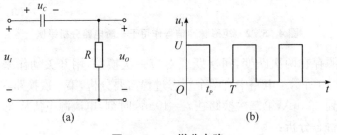

(a)   (b)

图 4-5-4 微分电路

当电路的时间常数远远小于脉冲宽度，$\tau = RC \ll \min[t_p, T-t_p]$，电路的暂态过程将持续很短时间（与脉冲宽度相比），因此，在脉冲期间，以稳态响应为主，即 $u_C \gg u_O$，从而有

$$u_I = u_C + u_O \approx u_C \qquad\qquad (4-5-1)$$

输出电压：

$$u_O = Ri_C = RC\frac{\mathrm{d}u_C}{\mathrm{d}t} \approx RC\frac{\mathrm{d}u_I}{\mathrm{d}t} \qquad (4-5-2)$$

从而实现了对输入电压的微分运算,由于输出电压与输入电压的微分成正比,所以该电路称为 RC 微分电路。输入输出波形如图 4-5-5 所示。

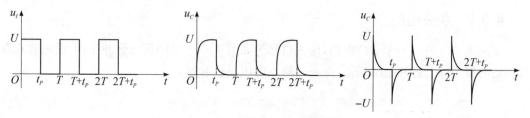

图 4-5-5　RC 微分电路波形图

从波形上可以看出,微分电路将输入矩形脉冲转换成尖脉冲输出,在每个输入脉冲波形的跃变边沿产生一个尖脉冲,脉冲数字电路中常用微分电路从时钟脉冲(矩形脉冲)获得定时触发信号。

注意,RC 电路构成微分电路的条件是:

(1) 时间常数远小于输入脉冲的宽度,$\tau = RC \ll \min[t_p, T-t_p]$,工程上一般要求,$\tau = RC < 0.2\min[t_p, T-t_p]$。

(2) 输出电压是从电阻端取出。

上面分析微分电路时没有考虑电路输出端接负载后要求输出电流的情况,实际使用中,一般需将负载归并到电阻 R 中,即电路中确定时间常数的电阻应包含负载电阻的影响。

与 RC 电路类似,RL 电路也可构成微分电路。如图 4-5-6(a)所示电路,设电感上的初始储能为零,电路的输出电压取自电感 L。

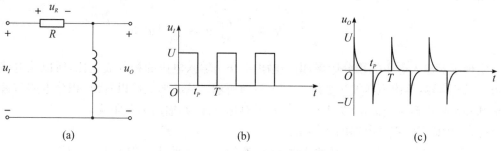

| (a) | (b) | (c) |

图 4-5-6　RL 微分电路

如果电路的时间常数远小于脉冲宽度,$\tau = L/R \ll \min[t_p, T-t_p]$,电路的暂态过程将持续很短时间(与脉冲宽度相比),因此,在脉冲期间,以稳态响应为主,即 $u_R \gg u_O$,从而有

$$u_I = u_R + u_O \approx u_R \qquad (4-5-3)$$

输出电压:

$$u_O = L \frac{\mathrm{d}i_L}{\mathrm{d}t} = L \frac{\mathrm{d}}{\mathrm{d}t}\left(\frac{u_R}{R}\right) \approx \frac{L}{R}\frac{\mathrm{d}u_I}{\mathrm{d}t} \tag{4-5-4}$$

实现了对输入电压的微分运算,该电路称为 RL 微分电路。输入输出波形如图 $4-5-6$ (b)、(c)所示。

4.5.2 积分电路

如图 $4-5-7$(a)所示 RC 电路,输入信号为如图 $4-5-7$(b)所示脉冲序列,设电容具有的初始电压为输入脉冲电压均值,电路的输出电压取自电容 C。

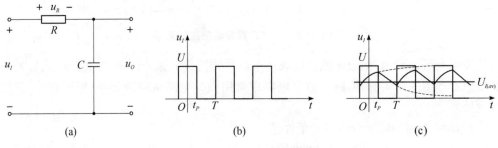

图 4-5-7 RC 积分电路

若电路时间常数远大于输入脉冲序列宽度 $\tau = RC \gg t_p$,电路在脉冲持续期间的暂态过程衰减得很慢(与脉冲持续时间相比),因此,电路中以暂态响应为主,即 $u_R \gg u_O$,从而有

$$u_I = u_R + u_O \approx u_R \tag{4-5-5}$$

输出电压:

$$u_O = \frac{1}{C}\int i_C \mathrm{d}t = \frac{1}{C}\int \frac{u_R}{R}\mathrm{d}t \approx \frac{1}{RC}\int u_1 \mathrm{d}t \tag{4-5-6}$$

实现了对输入电压的积分运算,由于输出电压与输入电压的积分成正比,所以该电路称为 RC 积分电路,输出电压波形如图 $4-5-7$(c)所示。从波形上可以看出,积分电路将输入矩形脉冲转换成锯齿波输出,如果输入信号为对称方波,则输出为三角波。

注意,构成 RC 积分电路的条件是:

(1) 时间常数远大于输入脉冲宽度: $\tau = RC \gg t_p$,工程上一般要求 $\tau = RC > 5t_p$

(2) 输出电压是从电容端取出。

事实上,积分电路利用了一阶电路暂态响应的指数曲线在较小区间(与时间常数相比)的等效线性特性,因此,脉冲持续时间与电路时间常数相比越短,输出积分曲线的线性越好,但输出锯齿波电压的幅度也越小,因此,输出幅度与线性是一对矛盾。

同样地,也可以利用 RL 一阶电路实现对输入信号的积分运算,如图 $4-5-8$ 所示,电路的输出电压取自电阻 R。

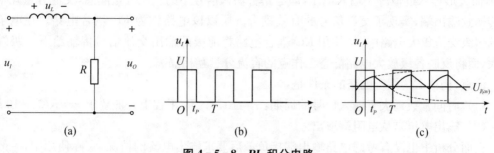

图 4 - 5 - 8　**RL 积分电路**

4.5.3　耦合电路

如果在图 4 - 5 - 7 所示的 RC 积分电路中改由电阻端输出，如图 4 - 5 - 9 所示。

$$u_I = \bar{u}_I + u_{I1} + u_{I2} + \cdots = \bar{u}_I + \sum_{n=1}^{\infty} \sqrt{2}U_{In}\sin\left(\frac{2\pi n}{T}t + \theta_n\right) \qquad (4 - 5 - 7)$$

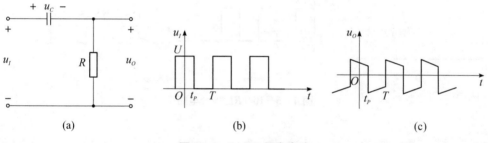

图 4 - 5 - 9　**RC 耦合电路**

按照叠加定理，直流分量在输出端得到的响应为 0，而各次谐波输出为电阻电容串联电路在电阻两端的分压。若电路时间常数远大于输入脉冲序列的周期，$\tau = RC \gg T$，则对于第 n 次谐波：

$$RC \gg T \Rightarrow R \gg \frac{T}{C} \Rightarrow R \gg \frac{1}{2\pi nfC} = X_C \quad n = 1, 2, \cdots \qquad (4 - 5 - 8)$$

因此

$$\dot{U}_{On} = \frac{\mathrm{j}2\pi nfRC}{1 + \mathrm{j}2\pi nfRC}U_{In} \approx \dot{U}_{In} \quad n = 1, 2, \cdots \qquad (4 - 5 - 9)$$

$$\bar{u}_O = 0 \quad u_{On} \approx u_{In} = \sqrt{2}U_{In}\sin\left(\frac{2\pi n}{T}t + \theta_n\right) \quad n = 1, 2, \cdots \qquad (4 - 5 - 10)$$

从而有

$$u_O = \bar{u}_O + \sum_{n=1}^{\infty} u_{On} \approx \sum_{n=1}^{\infty} \sqrt{2}U_{In}\sin\left(\frac{2\pi n}{T}t + \theta_n\right) = u_1 - \bar{u}_1 \qquad (4 - 5 - 11)$$

输出电压波形如图 4 - 5 - 9(c)所示。从波形上可以看出，输出电压平均值（直流分量）

为0,而波形形状近似等于输入电压,即电路将输入信号中的直流分量隔离,交流分量几乎全部传输到输出端,实现了交流信号的有效耦合。所以该电路称为 RC 耦合电路。在电子技术的多级交流放大电路中,常使用 RC 耦合电路将前级的输出交流信号传输给下一级继续放大,而将反映各级放大电路静态工作点的直流分量互相隔离。

注意,构成 RC 耦合电路的条件是:

(1) 时间常数远大于输入信号的周期: $\tau = RC \gg T$,工程上一般要求 $\tau = RC > 10T$。

(2) 输出电压是从电阻端取出。

上面分析中也没有考虑电路输出端接负载后要求输出电流的情况,实际使用中,一般需将负载归并到电阻 R 中,即电路中确定时间常数的电阻应包含负载电阻的影响。例如,多级交流放大电路的耦合中,电阻 R 实际就是后级放大电路的输入电阻,耦合电路并不另接电阻。

同样道理,也可以构成 RL 耦合电路,如图 4-5-10 所示。

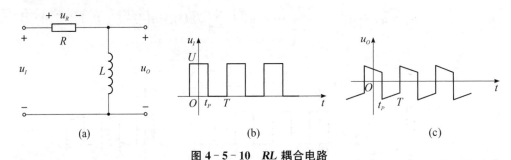

图 4-5-10 **RL 耦合电路**

4.6 RLC 串联电路的零输入响应

当电路中含有两个独立的储能元件时,根据电路基本定律列出的关于各个响应的电路方程为二阶微分方程,因此称为二阶电路。与一阶电路相比,对二阶电路的分析要复杂得多。根据微分方程理论,二阶常微分方程的解按特征根的不同情况,分为四种不同的形式:过阻尼、临界阻尼、欠阻尼和无阻尼。下面,以最简单的 RLC 串联电路为例,说明二阶电路暂态响应的各种形式。

RLC 串联电路是最简单的二阶电路,考虑如图 4-6-1 所示的零输入 RLC 串联电路。

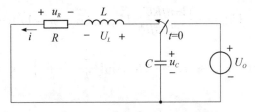

图 4-6-1 **零输入 RLC 串联电路**

根据元件特性和基尔霍夫定律,写出换路后电路中各元件上电压电流的关系为

$$i = -C\frac{du_C}{dt}, u_R = Ri = -RC\frac{du_C}{dt}, u_L = L\frac{di}{dt} = -LC\frac{d^2u_C}{dt^2}, u_R + u_L - u_C = 0$$

因此,可得到电路关于响应的二阶微分方程(电路方程)为

$$LC\frac{d^2u_C}{dt^2} + RC\frac{du_C}{dt} + u_C = 0 \tag{4-6-1}$$

$$LC\frac{d^2u_R}{dt^2} + RC\frac{du_R}{dt} + u_R = 0 \tag{4-6-2}$$

$$LC\frac{d^2u_L}{dt^2} + RC\frac{du_L}{dt} + u_L = 0 \tag{4-6-3}$$

$$LC\frac{d^2i}{dt^2} + RC\frac{di}{dt} + i = 0 \tag{4-6-4}$$

它们都是线性二阶常系数微分方程,并且方程左边具有完全相同的形式。为方便起见,后面仅讨论电容电压响应。

由微分方程理论可知,方程式(4-6-1)通解(电路的自由响应)的形式将由其特征根确定,而通解的定解需有两个初始条件,在电路理论中,就是要由电路初始时刻的储能状态决定电路的自由响应,根据换路定律,图4-6-1所示电路的初始时刻电容电压为 $u_C(0^+) = U_0$,电感电流为 $i(0^+) = 0$。写出方程式(4-6-1)的特征方程如下:

$$LCp^2 + RCp + 1 = 0 \tag{4-6-5}$$

解方程得特征根:

$$p_{1,2} = \frac{1}{2LC}[-RC \pm \sqrt{(RC)^2 - 4LC}] = -\frac{R}{2L} \pm \sqrt{\left(\frac{R}{2L}\right)^2 - \frac{1}{LG}} \tag{4-6-6}$$

$$= -\alpha \pm \sqrt{\alpha^2 - \omega_0^2}$$

其中 $\alpha = \frac{R}{2L}, \omega_0 = \frac{1}{\sqrt{LC}}$ 均为正实数。

根据代数理论可知,特征根有四种可能的情况:(1) 两个不相同的负实根;(2) 一个二阶负实重根;(3) 一对实部为负的共轭复根;(4) 一对共轭虚数。

一、过阻尼状态,非振荡衰减

当 $\alpha > \omega_0$,即 $R^2 > 4L/C$ 时,特征方程具有两个不相等的实根:

$$p_1 = -\alpha + \sqrt{\alpha^2 - \omega_0^2} \quad p_2 = -\alpha - \sqrt{\alpha^2 - \omega_0^2}$$

电路自由响应可以表达为

$$u_C(t) = U_1 e^{p_1 \cdot t} + U_2 e^{p_2 \cdot t} \tag{4-6-7}$$

下面由初始条件确定上式中的待定常数:

$$u_C(0^+) = U_1 + U_2 = U_0$$

$$i(0^+) = -C\frac{\mathrm{d}u_C(0^+)}{\mathrm{d}i} = -C(U_1 p_1 + U_2 p_2) = 0$$

解以上两个方程得

$$U_1 = \frac{p_2}{p_2 - p_1}U_0 = \frac{\alpha + \sqrt{\alpha^2 - \omega_0^2}}{2\sqrt{\alpha^2 - \omega_0^2}}U_0$$

$$U_2 = -\frac{p_1}{p_2 - p_1}U_0 = -\frac{\alpha - \sqrt{\alpha^2 - \omega_0^2}}{2\sqrt{\alpha^2 - \omega_0^2}}U_0$$

将 U_1、U_2 代入式(4-6-7)得

$$u_C(t) = \frac{U_0}{p_2 - p_1}(p_2 \mathrm{e}^{p_1 \cdot t} - p_1 \mathrm{e}^{p_2 \cdot t})$$

$$= \frac{\alpha + \sqrt{\alpha^2 - \omega_0^2}}{2\sqrt{\alpha^2 - \omega_0^2}}U_0 \mathrm{e}^{-(\alpha - \sqrt{\alpha^2 - \omega_0^2})} - \frac{\alpha - \sqrt{\alpha^2 - \omega_0^2}}{2\sqrt{\alpha^2 - \omega_0^2}}U_0 \mathrm{e}^{-(\alpha + \sqrt{\alpha^2 - \omega_0^2})}$$

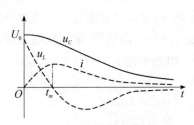

图 4-6-2　过阻尼曲线

$u_C(t)$ 波形如图 4-6-2 所示,响应由两个随时间衰减的指数函数项叠加而成。图中同时给出了回路电流和电感电压波形。

从图 4-6-2 中可以看到,u_C、i 全部位于横坐标之上,始终不改变方向,表明电容在整个电路中一直释放存储的电能,因此称为非振荡放电,又称为过阻尼放电。$t = 0^+$ 时,$i(0^+) = 0$,而 $t \to \infty$ 时电路中放电过程结束 $i(\infty) = 0$,所以在放电过程中电流必然经历从小到大再趋于零的变化。电流达到最大值的时刻 t_m 可由 $\frac{\mathrm{d}i}{\mathrm{d}t} = 0$ 确定:

$$t_m = \frac{\ln p_2 - \ln p_1}{p_1 - p_2} = \frac{1}{2\sqrt{\alpha^2 - \omega_0^2}}\ln\frac{-\alpha - \sqrt{\alpha^2 - \omega_0^2}}{-\alpha + \sqrt{\alpha^2 - \omega_0^2}}$$

$t < t_m$ 时,电感从电容处吸收能量,建立磁场,将电容释放的电场能量转化为磁场储能;$t > t_m$ 时,电感也开始释放能量,磁场逐渐衰减,趋向消失。$t = t_m$ 时,磁场储能达到最大值,正是电感电压由正向负转换的时刻(过零点)。

二、欠阻尼状态,振荡衰减

当 $\alpha < \omega_0$,即 $R^2 < 4L/C$ 时,特征方程具有一对共轭复根:

$$p_{1,2} = -\alpha \pm \mathrm{j}\omega_d$$

$$\alpha = \frac{R}{2L}$$

$$\omega_d = \sqrt{\omega_0^2 - \alpha^2} = \sqrt{\frac{1}{LC} - \left(\frac{R}{2L}\right)^2}$$

电路自由响应可以表达为

$$u_C(t) = U e^{-\alpha t} \sin(\omega_d t + \beta) \tag{4-6-8}$$

待定常数 U 和 β 由初始条件确定：

$$u_C(0^+) = U\sin\beta = U_0$$

$$i(0^+) = -C\frac{\mathrm{d}u_C(0^+)}{\mathrm{d}t} = -C(-\alpha U\sin\beta + \omega_d U\cos\beta) = 0$$

解上述方程得

$$U = \frac{\omega_0}{\omega_d}U_0 \quad \beta = \arctan\left(\frac{\omega_d}{\alpha}\right) \tag{4-6-9}$$

因此

$$u_C(t) = \frac{\omega_0}{\omega_d}U_0 e^{-\alpha t}\sin\left[\omega_d t + \arctan\left(\frac{\omega_d}{\alpha}\right)\right] \tag{4-6-10}$$

$$i(t) = -C\frac{\mathrm{d}u_C}{\mathrm{d}t} = \frac{1}{\omega_d L}U_0 e^{-\alpha t}\sin(\omega_d t) \tag{4-6-11}$$

$$u_L(t) = L\frac{\mathrm{d}i}{\mathrm{d}t} = -\frac{\omega_0}{\omega_d}U_0 e^{-\alpha t}\sin\left[\omega_d t + \arctan\left(\frac{\omega_d}{\alpha}\right)\right] \tag{4-6-12}$$

响应波形如图 4-6-3 所示。

所有响应均为振幅按指数 $e^{-\alpha t}$ 衰减、角频率为 ω_d 的正弦函数。从波形看到，电路响应呈现衰减振荡的状态，在整个过程中，电路响应将周期地改变方向，储能元件也将周期性地交换能量，形成振荡。在振荡的过程中，由于电阻不断在消耗能量，因此回路中所储能量逐渐减少，电容两端电压和回路(电感)中电流的幅值不断衰减直到为零，这种情况称为欠阻尼情况。

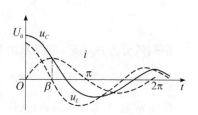

图 4-6-3 欠阻尼响应曲线

(1) $\omega_d t = k\pi, k=0,1,2,\cdots$ 为电流 i 的过零点，也是 u_C 的极值点。

(2) $\omega_d t = k\pi+\beta, k=0,1,2,\cdots$ 为电感电压 u_L 的过零点，也是 i 的极值点。

(3) $\omega_d t = k\pi-\beta, k=0,1,2,\cdots$ 为电容电压 u_C 的过零点。

在一个周期中，电路中能量交换的情况如表 4-6-1 所示。

表 4-6-1 欠阻尼状态能量交换情况

元件	$0<\omega_d t<\beta$	$\beta<\omega_d t<\pi-\beta$	$\pi-\beta<\omega_d t<\pi$	$\pi<\omega_d t<\pi+\beta$	$\pi+\beta<\omega_d t<2\pi-\beta$	$2\pi-\beta<\omega_d t<2\pi$
电容	释放	释放	吸收	释放	释放	吸收
电感	吸收	释放	释放	吸收	释放	释放
电阻	消耗	消耗	消耗	消耗	消耗	消耗

欠阻尼状态回路电阻 R 较小，耗能慢，电容释放出的电场能除少量为电阻消耗外，大部

分随着放电电流的增加而转换为电感储能;电感释放磁场能量除少量为电阻消耗外,大部分又随着电容反向充电而转换为电容储能,如此循环往复,这种振荡现象称为电磁振荡。衰减系数 α 越大,振幅衰减越快;衰减振荡角频率 ω_d 越大,振荡越快。

欠阻尼的极限情况是电路中无损耗,即 $R=0$,称为无阻尼状态,这时特征根为一对共轭虚数:

$$\alpha = \frac{R}{2L} = 0, \omega_d = \sqrt{\omega_0^2 - \alpha^2} = \omega_0 = \frac{1}{\sqrt{LC}}$$

$$p_{1,2} = \pm j\omega_0$$

由式(4-6-10)、式(4-6-11)可得

$$u_C(t) = U_0\cos(\omega_0 t)$$
$$i(t) = \frac{U_0}{\omega_0 L}\sin(\omega_0 t)$$

(4-6-13)

电路响应为等幅正弦振荡,振荡角频率为 ω_0,称为谐振角频率。u_C 和 i 正交,两者相位差为 $90°$。

当 u_C 达到峰值时,i 为零;而当 i 达到峰值时,u_C 为零。表明电容储能和电感储能相互转换,由于电路无损耗,储能永远不会消失,振荡一直维持下去。

三、临界阻尼状态

当 $\alpha = \omega_0$,即 $R^2 = 4L/C$ 时,特征方程具有一个负的二阶重实根:

$$p_1 = p_2 = -\alpha = -\frac{R}{2L}$$

根据微分方程理论,电路自由响应可以表达为

$$u_C(t) = (A+Bt)\cdot e^{-\alpha\cdot t}$$

(4-6-14)

待定常数 A 和 B 由初始条件确定

$$u_C(0^+) = A = U_0$$
$$i(0^+) = -C\frac{du_C(0^+)}{dt} = -C(-\alpha A + B) = 0$$

解上述方程得

$$A = U_0 \quad B = \alpha U_0$$

因此

$$u_C(t) = U_0(1+\alpha t)e^{-at}$$ (4-6-15)

$$i(t) = -C\frac{du_C}{dt} = \frac{U_0}{L}te^{-at}$$ (4-6-16)

$$u_L(t) = L\frac{di}{dt} = U_0(1-\alpha t)e^{-at}$$ (4-6-17)

由式(4-6-15)~式(4-6-17)可见,电路的响应仍然是非振荡性的,响应波形与图

4-6-2相似,是振荡与非振荡过程的分界线,所以,$R=2\sqrt{L/C}$ 时的电路称为临界阻尼状态,只要再减小阻尼电阻值,响应将为振荡性的。

综上所述,电路的暂态响应形状与特征根有关,含有动态元件电路(动态电路)的特征根,也称电路的固有频率,是电路的一种重要参数,它由电路结构与元件参数决定,固有频率性质决定响应的函数形式。固有频率的实部(也称衰减系数)表征响应幅度按指数规律衰减的快慢,固有频率的虚部(也称衰减振荡角频率)表征响应振荡的快慢。固有频率可以是实数、复数或纯虚数,相应的电路响应为非振荡过程、衰减振荡过程或等幅振荡过程。

 习题

1. 电路如图-题 4-1 所示,已知 $U_S=10\text{ V}$,$R_1=5\ \Omega$、$R_2=5\ \Omega$,试求:
(1) 当开关 S 闭合瞬间的各电流值(S 闭合前电路处于稳态);
(2) 开关 S 闭合后电路达到稳态时各电流值。

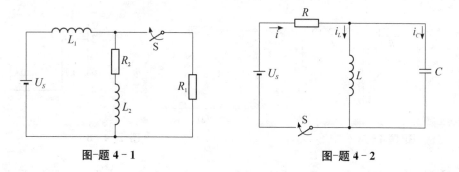

图-题 4-1　　　　　　　　图-题 4-2

2. 电路如图-题 4-2 所示,$U_S=2\text{ V}$,$R=10\ \Omega$,$u_C(0^-)=0$,$i_L(0^-)=0$,S 在 $t=0$ 时刻合上,求:
(1) S 合上的瞬间 i、i_L、u_C 的值;
(2) S 合上经过足够的时间后 i、i_L、u_C 的值。

3. 如图-题 4-3 所示电路中,开关 S 在 $t=0$ 时合上,试求:
(1) S 闭合瞬间各支路的电流和各元件上的电压;
(2) 电路达到新的稳定状态后各支路电流和各元件上的电压。

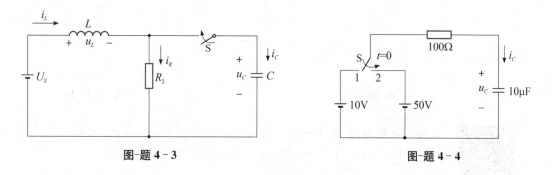

图-题 4-3　　　　　　　　图-题 4-4

4. 电路如图-题 4-4 所示,开关 S 原来在 1 位置,在 $t=0$ 瞬时换接到 2 位置,试求 $u_C(t)$ 及 $i_C(t)$,并绘出其曲线。

5. 电路如图-题 4-5 所示,已知:$R_1=8\,\Omega$,$R_2=12\,\Omega$,$L=0.6\,$H,$U=220\,$V。S 闭合后经过多少时间电流 i 才达到 15 A?

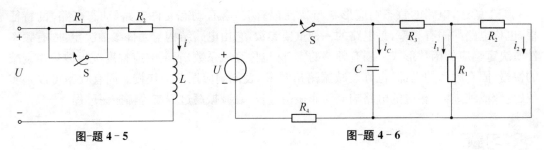

图-题 4-5　　　　　　　　　　图-题 4-6

6. 电路如图-题 4-6 所示,已知:$U=27\,$V,$R_1=60\,$kΩ,$R_2=30\,$kΩ,$R_3=10\,$kΩ,$R_4=60\,$kΩ,$C=5\,\mu$F,开关 S 在 $t=0$ 时刻合上,求开关合上后的 i_1、i_2、i_C。

7. 电路如图-题 4-7 所示,已知:$U=12\,$V,$R_1=1\,\Omega$,$R_2=2\,\Omega$,$L=0.6\,$H,$t=0$ 时,开关 S_1 闭合;$t=0.1\,$s 时,开关 S_2 闭合,求 $i_L(t)$。

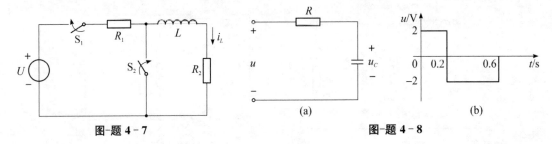

图-题 4-7　　　　(a)　　　　(b)

图-题 4-8

8. 电路如图-题 4-8(a)所示,已知 $RC=0.5\,$s,$u_C(0^-)=0$,输入电压波形如图-题 4-8(b)所示。试求电容电压 u_C。

9. 电路如图-题 4-9(a)所示,$R_1=R_2=R_3=2\,\Omega$,$L=2\,$H,$i_L(0^-)=0$,电压 u_1 的波形如图-题 4-9(b)所示,求在 u_1 的作用下电流 $i_2(t)$,并画出波形图。

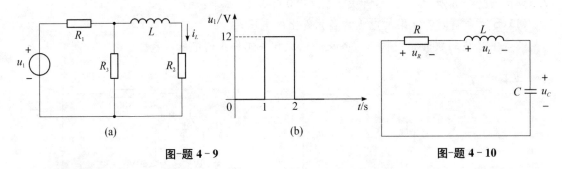

(a)　　　　(b)　　　　图-题 4-10

图-题 4-9

10. 电路如图-题 4-10 所示,设:$u_C(0^-)=0$,$i(0^-)=1\,$mA,$R=3\,$kΩ,$L=0.01\,$H,$C=0.01\,\mu$F。求 $u_C(t)$ 和 $i(t)$。

第五章

半导体器件基础与二极管电路

半导体器件的出现改变了电子电路的组成格局，从 20 世纪 60 年代开始，半导体器件逐步取代真空管器件，在电子电路中占据绝对主导地位。

本章首先介绍半导体器件的基础知识，阐述 PN 结的单向导电原理，然后着重介绍半导体二极管器件的外部特性和主要参数，为正确使用器件打下基础，最后介绍几种常用的二极管应用电路。

5.1 二极管的伏安特性及主要参数

5.1.1 PN 结及其单向导电性

一、半导体的导电特性

金属导体原子外层电子极易挣脱原子核的束缚成为自由电子，构成大量导电载流子，使得金属导体具有很好的导电能力。绝缘体原子最外层的价电子被原子核束缚得很紧，极难成为自由电子，所以不易导电。而半导体原子最外层的价电子处于半自由状态，因而其导电性能介于导体和绝缘体之间。半导体的导电性能具有两个特点：

1. 导电能力受环境因素影响大

与金属导体不同，半导体中存在两种导电的载流粒子（简称载流子），即自由电子和空穴，而一般金属导体只有自由电子载流子。半导体中两种载流子的浓度直接控制着其导电能力，但是，半导体中载流子密度受外界因素影响很大。在纯净半导体的晶体结构中，共价键结构使其最外层的价电子处于较为稳定状态，每一个原子的一个价电子与另一晶格上相邻原子的一个价电子组成的电子对，形成共价键，这对价电子是每两个相邻原子共有的，它们把相邻的原子结合在一起，如图 5-1-1 所示。但在共价键中的价电子还不像在绝缘体中的价电子被束缚得那样紧，在获得一定能量（温度增高或受到光照）后，即可挣脱原子核的束缚（称为电子受到激发），成为自由电子，自由电子能够在晶格中移动，形成导电能力。同时在共价键中留下一个电子的空位，称为空穴。

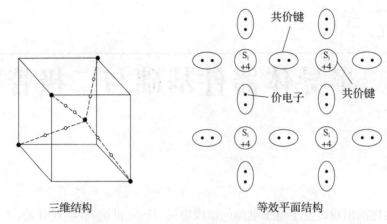

图 5 - 1 - 1　半导体硅原子间的共价键结构

　　空穴所在的原子是带正电的。它能吸引邻近原子共价键中的价电子来填补这个空穴，这时相当于空穴从一个原子内移到另一个原子内，这个过程继续下去，就像带正电的粒子在运动，所以空穴也是一种载流子，如图 5 - 1 - 2 所示。

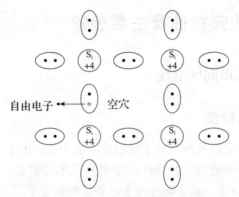

图 5 - 1 - 2　空穴与自由电子的形成

　　半导体晶体中的自由电子和空穴是成对出现的，也称电子—空穴对。自由电子在运动中，如果同空穴相遇，可能与空穴结合（又称复合），重新组成共价键。电子—空穴对在既产生又复合的过程中维持一定的浓度。温度越高，价电子获得的能量越大，越容易产生电子—空穴对，载流子数量就越多，导电性能会越好。所以外界因素特别是温度，对半导体的导电能力（半导体器件的性能）影响很大。利用这些特性可以做成各种热敏元件和光电元件。

　　2. 导电能力可控

　　在纯净的半导体中，掺入极微量的有用杂质后（简称掺杂），其导电能力可以增加几十万乃至几百万倍。如室温下，在纯硅中掺入百万分之一的硼后，可以使硅的导电能力提高五十万倍。可见控制掺杂的多少，就可以控制半导体导电能力的强弱。其原因是掺杂后，能改变半导体内载流子的浓度。如在四价元素硅（或锗）中掺入三价元素硼。硼原子只有三个价电子，在硼原子（B）与周围四个硅原子（Si）组成的共价键结构中，因缺少一个价电子而出现一个空穴(如图 5-1-3 所示),从而使空穴载流子的数目随着硼元素的掺入大大增加。若在硅(或锗)中,掺入五价元素磷,同样,在与硅原子组成共价键结构时,就会产生多余的价电子,极易成为自由电子(如图 5-1-4 所示),自由电子载流子的数目随着磷元素的掺入大大增加。无论是空穴还是自由电子载流子浓度的增加,都将使半导体的导电能力增加。

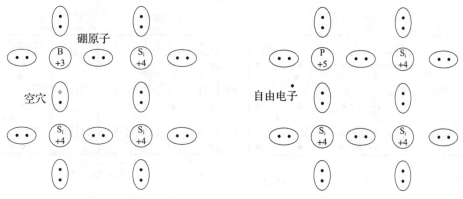

图 5-1-3　硅晶体中掺硼出现空穴　　　　图 5-1-4　硅晶体中掺磷出现自由电子

随着半导体中三价杂质的掺入,空穴载流子成为多数载流子,空穴导电成为这种半导体导电的主要方式,将这种半导体称为空穴半导体,又称 P 型半导体。在 P 型半导体中,多数载流子是空穴,自由电子是少数载流子。若在半导体中掺入五价杂质,则自由电子成为多数载流子,这种半导体就称为电子半导体,又称 N 型半导体。N 型半导体中,自由电子是多数载流子,而空穴是少数载流子。不论是 P 型还是 N 型半导体,虽然它们都有一种载流子占多数,但整个半导体仍然是电中性的。

在掺杂半导体中,多数载流子的浓度主要取决于掺杂浓度,而少数载流子浓度则是由本征激发产生的,随着温度的升高和光照的增强而增大。可以通过掺杂控制半导体的导电能力,各种不同用途的半导体器件均是利用这一特性做成的。

二、PN 结的形成及其单向导电性

P 型或 N 型半导体的导电能力虽然有很大提高,但并不能直接用来制造半导体器件。如果在一块晶片上,采用一定的掺杂工艺措施,在两边分别形成 P 型和 N 型半导体,可在交界面形成 PN 结,PN 结是构成各种半导体器件的基础。

1. PN 结的形成

图 5-1-5 是在同一片半导体基片上,分别制造 P 型半导体和 N 型半导体。在 P 型半导体一侧,空穴浓度较高,而在 N 型半导体一侧,自由电子浓度较高,界面处存在载流子浓度梯度,形成多数载流子向对侧的扩散运动,界面附近载流子不断复合。在 P 区靠近界面处,由于多数载流子空穴的扩散和复合,留下带负电的三价杂质离子(不能移动),形成空间负电荷区;同样,在 N 区靠近界面处,也由于多数载流子自由电子的扩散和复合,留下带正电的五价杂质离子(不能移动),形成空间正电荷区。从而建立起由 N 区指向 P 区的内建电场,这个内建电场阻止多数载流子扩散的进一步进行。另一方面,对进入内建电场空间电荷区的

少数载流子,内建电场又将其驱动到对侧形成少数载流子的漂移运动。在一定温度下,如果无外界电场的作用,多数载流子的扩散运动(受内建电场阻止)和少数载流子的漂移运动(受内建电场驱动)将达到动态平衡,空间电荷区的宽度基本稳定,形成稳定的空间电荷区,即PN结。这时载流子的扩散等于漂移,但方向相反,PN结中没有净电荷流动。空间电荷区也称耗尽区(把载流子消耗尽),或称阻挡层(阻挡多数载流子向对侧扩散)。

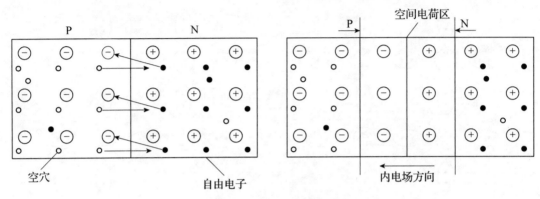

图 5-1-5　PN 结的形成

2. PN 结的单向导电性

没有外界电场作用时,PN结处于动态平衡状态,载流子的扩散与漂移量相同而方向相反,宏观上无净电流流过。

如果给 PN 结外加正向电压,即外加电压正端接 P 区,负端接 N 区,外加电场方向与内电场方向相反,内电场受到削弱。如图 5-1-6 所示,由于外加电压的正端接 P 区,将驱使 P 区的空穴进入空间电荷区,抵消部分负空间电荷区;同时这种现象也发生在 N 区,N 区的自由电子受外加电压负端的驱使进入空间电荷区,也抵消了部分正空间电荷区,使整个空间电荷区变窄,多数载流子易于通过,形成了较大的扩散电流。当外加电压大于 PN 结内建电场产生的 PN 结电压时,由于外加电源不断向 PN 结提供电荷,扩散电流(又称正向电流)得以继续,因而产生导电现象。这时 PN 结处于低阻状态,又称导通状态。

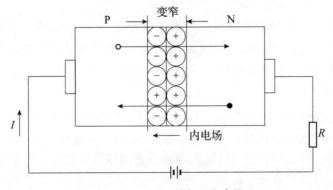

图 5-1-6　PN 结加正向电压

如果 PN 结外加反向电压,即外加电压正端接 N 区,负端接 P 区,这时外加电场方向与内电场方向相同,内电场受到增强。如图 5-1-7 所示,这时外加电压对空间电荷区两侧 N

区的自由电子和 P 区的空穴均有吸引力,自由电子和空穴的移走使整个空间电荷区加宽,多数载流子更难通过,因而不能导电。但另一方面,内建电场的增强却加强了少数载流子的漂移运动,N 区的空穴和 P 区的自由电子越过 PN 结,在电路中形成漂移电流(又称反向电流)。但由于少数载流子的数量很少,因而反向电流很小,此时 PN 结呈现高阻状态,又称截止状态。少数载流子的多少,影响着反向电流的大小,而温度又是影响少数载流子浓度的主要因素,因此温度越高,反向电流越大。

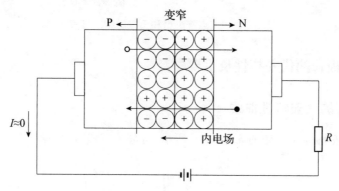

图 5-1-7　PN 结加反向电压

从上面分析可见,PN 结外加正向电压时,PN 结导通,电流从 P 区流向 N 区;外加反向电压时,PN 结截止,没有电流流过。这种只有一种方向导电的现象称为 PN 结的单向导电性。

5.1.2　二极管的基本结构

将 PN 结封装并接出两个外接端,就构成了二极管器件。P 区引出端称为阳极(正极),N 区引出端称为阴极(负极)。图形符号如图 5-1-8 所示。符号中的箭头方向是二极管导通时电流流动方向。根据 PN 结的单向导电性,二极管只有当阳极电位高于阴极电位时,才能按图形符号中的箭头方向导通电流。为防止使用时极性接错,管壳上标有图形符号或色点,有色点端为正极。如果二极管极性接错,不仅造成电路无法正常工作,有时还会烧坏二极管及电路中其他元件,使用中必须注意。

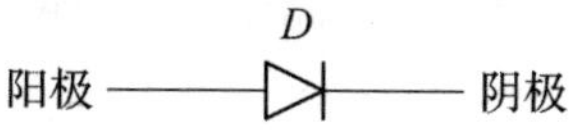

$$D$$
阳极 ————▷|———— 阴极

图 5-1-8　二极管的图形符号

在锗半导体上形成 PN 结的二极管称为锗二极管,统称锗管;在硅半导体上形成 PN 结的二极管称为硅二极管,统称硅管。由于材料不同,两者 PN 结导通电压不同。

按结构的不同,二极管又分为点接触型和面接触型两类,如图 5-1-9 所示。点接触型多为锗管,其 PN 结面积小,不能通过大电流,但高频性能好;面接触型多为硅管,其 PN 结面积大,能通过大电流,一般用作整流。

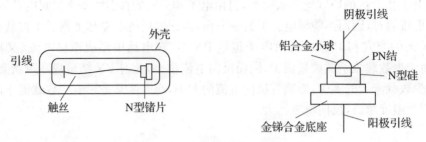

图 5 - 1 - 9　点接触型和面接触型二极管

5.1.3　二极管的伏安特性及主要参数

一、二极管的伏安特性曲线

二极管的伏安特性曲线如图 5 - 1 - 10 所示,可分为三段。

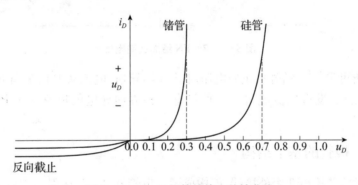

图 5 - 1 - 10　二极管的伏安特性曲线

1. 正向特性

外加正向电压时,在正向特性的起始部分,正向电压很小,不足以克服 PN 结内建电场的阻挡作用,正向电流几乎为零,这一段称为"死区"。这个不能使二极管导通的正向电压称为死区电压。锗管的死区电压约为 0.2 V,硅管约为 0.5 V。当正向电压大于死区电压之后,PN 结内建电场被克服,二极管开始导电,根据半导体物理,二极管电流与端电压的关系符合下列指数关系:

$$i_D = I_{SS}(\mathrm{e}^{\frac{u_D}{V_T}} - 1) \qquad (5 - 1 - 1)$$

其中,I_{SS} 称为反向饱和电流,与半导体材料和 PN 结面积有关,$V_T = \dfrac{kT}{q}$ 称为温度电压当量,k 为玻耳兹曼常数(1.38×10^{-23} J/K),T 为热力学温度,q 为电子电荷量(1.6×10^{-19} C),室温($27\ ℃$)时 $V_T \approx 25.8$ mV。

当 $u_D \gg V_T$ 时,电流随电压增大而迅速上升。在正常使用的电流范围内,导通时二极管的端电压几乎维持不变,这个电压称为二极管的正向电压,锗管的正向电压约为 0.3 V,硅管约为 0.7 V。此时,称二极管处于正向导通状态。

2. 反向特性

外加反向电压不超过一定范围时,通过二极管的电流是由于少数载流子漂移运动所形成的反向电流,即式(5-1-1)中的 I_{SS},这个反向电流又称为反向饱和电流或漏电流,二极管反向饱和电流受温度影响很大。硅材料二极管的反向饱和电流较小,约为微安级,而锗材料二极管的反向饱和电流较大,比硅管大 1~2 个数量级。二极管的反向电流很小,一般可以忽略,此时称二极管处于反向截止状态。

3. 击穿特性

当外加反向电压超过某一数值时,反向电流会突然增大,这种现象称为电击穿。引起电击穿的临界电压称为二极管反向击穿电压。电击穿时二极管失去单向导电性。如果二极管没有因电击穿而引起过热,则单向导电性不一定会被永久破坏,在撤除外加电压后,其性能仍可恢复。但如果电击穿后,由于电流过大引起热击穿,原来的性能便不能再恢复,二极管就损坏了。因而使用时应避免二极管外加的反向电压过高。

二、二极管的电路模型

从二极管的特性可以看出,二极管是一个非线性器件,在电路理论中,对于非线性器件,常常通过对其特性进行线性化近似,从而构建非线性器件的线性化模型。非线性器件特性线性化的方法一般有两类。

第一类称为逐段线性化,适用于非线性特性呈现为若干段近似直线的情况,分别针对特定的工作范围建立线性化模型。

第二类称为微分线性化,适用于工作信号很小的情况,首先确定非线性器件静态工作点(直流状态),然后以该点特性曲线的切线代替器件的特性建立小信号(微变)线性化模型,在第六章将用这种线性化方法分析晶体管放大器。

下面用逐段线性化方法对二极管伏安特性进行线性化,得到体现二极管主要特性的电路模型。

1. 理想二极管电路模型

把二极管看成是一个由其端电压 u_D 控制的自动开关,并忽略二极管的死区电压、正向电压、反向电流等,把它们当零值处理。即当 $u_D \geqslant 0$ 时,二极管导通,相当于开关闭合,并且开关电压为零;当 $u_D \leqslant 0$ 时,二极管截止,相当于开关断开,并且漏电流为零。理想二极管伏安特性及电路模型如图 5-1-11(a) 所示。

2. 考虑正向电压的二极管电路模型

仍把二极管看成是一个由其端电压 u_D 控制的自动开关,但不忽略死区电压和正向电压,并把死区电压看成等于正向电压 U_D,仍忽略反向电流,把它看成零值。这时二极管的电路模型相当于一个理想开关串联一个电压源 U_D。当 $u_D > U_D$ 时,二极管导通,相当于开关闭合,二极管的端电压恒等于正向电压 U_D;当 $u_D \leqslant U_D$ 时,二极管截止,相当于开关断开。其伏安特性及电路模型如图 5-1-11(b) 所示。

3. 考虑正向伏安特性曲线斜率的电路模型

以动态电阻 $r_D = \dfrac{\Delta u_D}{\Delta i_D}$ 表示曲线的斜率,r_D 的值随二极管工作点 Q(二极管工作时所流过的电流及两端电压,对应于特性曲线上的一个点)变化而变化。其伏安特性及电路模型如图 5-1-11(c) 所示。

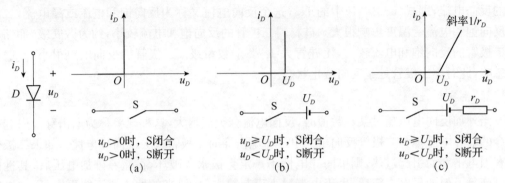

图 5-1-11　二极管逐段线性特性及电路模型

三、二极管的主要参数

为了正确、安全使用二极管,必须知道二极管的技术参数,描述二极管工作的参数很多(视采用的元件模型精确程度而定),实际工作中使用的主要参数如下。

(1) 最大整流电流 I_{OM}

二极管长时间安全工作所允许流过的最大正向平均电流,由 PN 结面积和散热条件决定,如果二极管工作时平均电流大于最大整流电流,可能会因二极管过热而导致损坏。

(2) 反向工作峰值电压 U_{RWM}

为保证二极管不被反向击穿而规定的最大反向工作电压。一般为反向击穿电压的一半或三分之二,以保证使用时有一定安全裕度。

(3) 反向电流 I_R

二极管加反向电压(反向偏置)且未被击穿时,流过二极管的反向电流。二极管的反向电流越小,单向导电性越好。通常,硅二极管优于锗二极管。二极管的反向电流易受温度影响,温度增高,反向电流变大。

(4) 最高工作频率 f_M

二极管维持单向导电性的最高工作频率。由于二极管中存在结电容(二极管结构上类似一个电容器,结电容是描述这个寄生效应的分布参数),当频率很高时,电流可直接通过结电容,破坏二极管的单向导电性。

利用单向导电性,二极管在很多方面获得应用。二极管常用于整流、检波、限幅、元件保护以及在数字电路中作开关元件等。

例 5-1-1　二极管电路如图 5-1-12(a)所示,D_1 和 D_2 为理想二极管,试画出 $-10\,\text{V} \leqslant u_1 \leqslant 10\,\text{V}$ 范围内的电压传输特性曲线 $u_O = f(u_1)$。

解:(1) 当 $-10\,\text{V} \leqslant u_1 < -5\,\text{V}$,$D_1$ 管截止,D_2 管导通。

$$u_O = -5\,\text{V}$$

(2) 当 $-5\,\text{V} \leqslant u_1 < +5\,\text{V}$,$D_1$ 管截止,D_2 管截止。

$$u_O = u_I$$

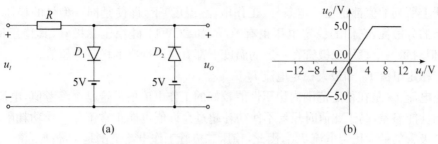

图 5 - 1 - 12　例 5 - 1 - 1 的图

（3）当 $+5\,\text{V}\leqslant u_1<+10\,\text{V}$，$D_1$ 管导通，D_2 管截止。

$$u_O=+5\,\text{V}$$

电压传输特性曲线如图 5 - 1 - 12(b)所示。该电路把超过 $\pm5\,\text{V}$ 的输入信号部分限制掉，这是一个双向限幅电路。

5.1.4　稳压二极管

稳压二极管是一种特殊的硅二极管。它正常工作在二极管的反向击穿区，允许通过较大的反向电流。由于使用特殊工艺，稳压二极管的反向击穿电压可以控制在几伏到几十伏范围，比普通二极管低得多。利用稳压二极管的反向击穿特性，配以合适的限流电阻，在电路中可起稳压的作用。图 5 - 1 - 13(a)、(b)是稳压二极管的图形符号和伏安特性曲线。

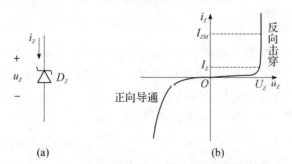

图 5 - 1 - 13　稳压二极管的图形符号与伏安特性曲线

稳压二极管的外形、内部结构以及伏安特性都与普通二极管类似。它的伏安特性曲线，也是由正向导通、反向截止和反向击穿三部分组成，只是稳压二极管的击穿电压比普通二极管低得多，反向击穿的特性曲线比较陡，也就是说，当电流在很大范围内变动时，电压几乎不变。稳压二极管正是工作在反向击穿区，所以具有稳压作用。

对于普通二极管，反向击穿可能引起管子永久性损坏，因此是不允许的。而对于稳压二极管，由于采用了特殊制造工艺，反向电击穿时，只要电流不过大，一般不会损坏管子，反向电压撤除后，稳压二极管能恢复原样。但是，如果反向电流和功率损耗超过了允许范围，使得 PN 结温度过高而造成热击穿，稳压二极管就损坏了。要使稳压二极管正常工作在反向击穿区，必须注意使用条件，在电路串联适当的电阻来限流。稳压二极管的主要参数有：

（1）稳定电压 U_Z

U_Z 是稳压二极管在正常工作情况下管子两端的电压，也就是稳压二极管的反向击穿电压。手册上所列的值都是在一定条件(工作电流、温度)下,即使是同一型号的稳压二极管,由于制造的分散性,它们的稳定电压也有差异,如 2CW14 硅稳压二极管,其稳压值为 6~7.5 V。但对每一个稳压二极管在一定的温度下都有自己确定的稳定电压值。

(2) 稳定电流 I_Z 和最大稳定电流 I_{ZM}

稳定电流 I_Z 是在稳定范围内稳压性能较好的工作电流值。这是个参考值,电流低于此值时稳压性能略差,高于此值时只要不使功耗超过允许值也能正常工作。受功耗限制,规定了稳压二极管的最大稳定电流 I_{ZM},因此,稳压二极管工作电流范围是 $I_Z \sim I_{ZM}$。

(3) 最大允许耗散功率 P_{ZM}

受稳压二极管允许温升的制约,规定稳压二极管不致发生热击穿的最大功率损耗 $P_{ZM} = U_Z I_{ZM}$,最大允许耗散功率还受到稳压二极管散热条件的影响。

(4) 动态电阻 r_Z

动态电阻是指稳压二极管特性曲线的斜率,可用稳压二极管工作时端电压的变化量与相应电流变化量的比值计算:$r_Z = \dfrac{\Delta U_Z}{\Delta I_Z}$。$r_Z$ 越小,稳压二极管的反向击穿特性曲线越陡,稳压性能越好。

(5) 电压温度系数 α_U

这是说明稳压值受温度变化影响的参数,数值上等于温度每升高 1 ℃时稳定电压的相对变化量。例如 2CW21C 稳压二极管的电压温度系数 α_U 是 0.06%/℃,就是说温度每增加 1 ℃,稳压值将升高 0.06%,若 20 ℃时的稳压值为 7 V,则 45 ℃时的稳压值将为 $\left[7 + \dfrac{0.06}{100}(45-20)\times 7\right]$V = 7.1 V。

一般地,稳压二极管的稳压值低于 6 V 时,它的电压温度系数为负;高于 6 V 时电压温度系数为正;而在 6 V 左右的管子,稳压值受温度影响比较小。因此,选用稳定电压为 6 V 左右的稳压二极管,可以得到较好的热稳定性。

例 5-1-2 在图 5-1-14 所示电路中,稳压二极管的参数是:$U_Z = 8$ V,$I_Z = 10$ mA,$I_{ZM} = 29$ mA。选择 600 Ω,$\dfrac{1}{8}$ W 的电阻 R 作限流电阻是否合适? 为什么?

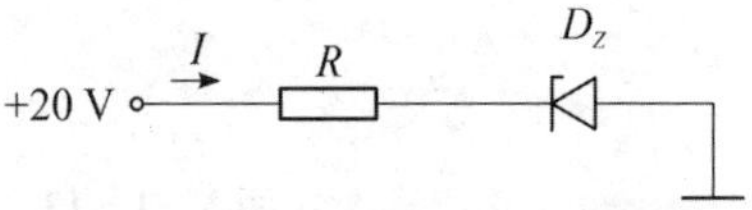

图 5-1-14 例 5-1-2 的图

解:由电路参数可以计算得到电流

$$I = \left(\frac{20-8}{600}\right) A = 20 \text{ mA}$$

电阻消耗的功率为

$$P_R = RI^2 = (600 \times 0.02^2) W = 0.24 \text{ W}$$

虽然 $I_Z < I < I_{ZM}$,限流电阻 R 的阻值选得合适,但电阻的额定功率选得太小(1/8 W < 0.24 W),会烧坏电阻。应选 600 Ω,1/4 W 的电阻较合适。在选择限流电阻时,一定要注意电阻的额定功率必须大于其实际消耗的最大功率。

5.2　二极管整流电路

整流电路是直流电源中重要的一环,直流电源电路中,变压器把电网交流电变换成大小合适的交流电压送给整流电路,利用二极管的单向导电性,将交流电转变成单向脉动(方向不变、大小变化)的直流电。

整流电路按照交流电源可分为单相整流电路和三相整流电路,按照整流工作方式还有半波整流和全波整流之分,

5.2.1　单相半波整流电路

图 $5-2-1$ 是最简单的单相半波整流电路。由整流变压器 T_r、整流元件二极管 D、负载电阻 R_L 组成。设整流变压器二次电压 $u_2=\sqrt{2}U_2\sin(\omega t)\mathrm{V}$,波形如图 $5-2-1(\mathrm{b})$ 所示。

在 u_2 正半周,图 $5-2-1(\mathrm{a})$ 中 a 点电位高于 b 点电位,二极管因正向偏置而导通,二极管采用理想模型,正向电压忽略不计,负载电阻 R_L 上得到的电压 u_O 就是变压器二次电压 u_2 的正半波。R_L 上流过的电流 $i_O=\dfrac{u_2}{R_L}$。

在 u_2 负半周,图 $5-2-1(\mathrm{a})$ 中 a 点电位低于 b 点电位,二极管因反向偏置而截止,忽略反向饱和电流,R_L 上没有电流流过,输出电流 i_O 为 0,输出电压 $u_O=0$。

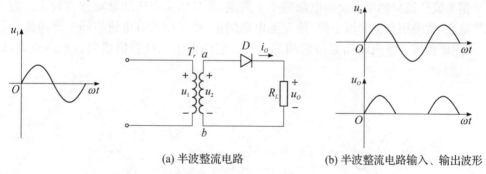

(a) 半波整流电路　　　　　　(b) 半波整流电路输入、输出波形

图 $5-2-1$　单相半波整流电路及其输入输出电压波形

一个周期内 R_L 上得到如图 $5-2-1(\mathrm{b})$ 所示半波整流电压 u_O,这是单一方向(极性不变)、大小变化的单向脉动直流电压,单相半波整流电压的平均值(直流分量)为

$$U_O=\frac{1}{2\pi}\int_0^{2\pi}u_O\mathrm{d}(\omega t)=\frac{1}{2\pi}\int_0^{2\pi}\sqrt{2}U_2\sin(\omega t)\mathrm{d}(\omega t)=\frac{2}{\pi}U_2=0.45U_2 \quad (5-2-1)$$

上式给出了半波整流输出电压平均值 U_O 与变压器二次交流电压有效值 U_2 之间的关系。由此可得流过整流二极管 D 和负载电阻 R_L 的整流电流平均值为

$$I_O=\frac{U_O}{R_L}=0.45\frac{U_2}{R_L} \quad (5-2-2)$$

整流二极管反向截止时所受的最高反向电压就是变压器二次交流电压的最大值即

$$U_{\mathrm{DRM}}=U_{2\mathrm{m}}=\sqrt{2}U_2 \tag{5-2-3}$$

选择整流二极管时,应注意使二极管的最大整流电流 $I_{\mathrm{OM}}>I_O$,反向工作峰值电压 $U_{\mathrm{RWM}}>U_{\mathrm{DRM}}$。

例 5-2-1　有一单相半波整流电路如图 5-2-1(a)所示,已知 $R_L=80\ \Omega$,要求负载电压平均值 $U_O=100\ \mathrm{V}$,求:(1) 交流电压 u_2 的有效值 U_2;(2) 负载电流平均值 I_O;(3) 二极管电流平均值 I_D 及二极管承受的最高反向电压 U_{DRM}。

解:因为 $U_O=0.45U_2$,所以

$$U_2=\frac{1}{0.45}U_O=\left(\frac{1}{0.45}\times100\right)\mathrm{V}=222.2\ \mathrm{V}$$

$$I_O=\frac{U_O}{R_L}=1.25\ \mathrm{A}$$

$$I_D=I_O=1.25\ \mathrm{A}$$

$$U_{\mathrm{DRM}}=U_{2\mathrm{m}}=\sqrt{2}U_2=(\sqrt{2}\times222.2)\mathrm{V}=314.2\ \mathrm{V}$$

查整流二极管手册,可选用 2CZ12G(3 A,600 V)。为安全工作起见,二极管的反向工作峰值电压要选得比 U_{DRM} 大一倍左右。

5.2.2　单相桥式整流电路

单相半波整流只利用了交流电源的半个周期,并且整流电压的脉动程度较大。为了克服这些缺点,常采用全波整流电路,使交流电源的正、负半周均有电流按同一方向流过负载电阻,其中单相桥式整流电路是最常用的一种。它由四个二极管搭成电桥电路组成,如图 5-2-2 所示。

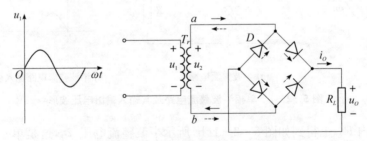

图 5-2-2　单相桥式整流电路

变压器二次电压 u_2 正半周,a 点电位高于 b 点电位,由于二极管 D_1、D_2 共阴极,D_1 阳极电位比 D_2 阳极电位高,D_1 优先导通,D_1 导通后 D_2 承受反向电压而截止;同理,D_3、D_4 共阳极,D_3 阴极电位比 D_4 阴极电位低,D_3 优先导通,D_3 导通后 D_4 承受反向电压而截止。电流 i_O 的通路是 $a\to D_1\to R_L\to D_3\to b$(如图 5-2-2 实线箭头所示),负载电阻 R_L 上得到一个半波电压 u_O,即 u_2 的正半波电压。u_O、i_O 的波形如图 5-2-3 中的 $0\sim\pi$ 段所示。

变压器二次电压 u_2 负半周,a 点电位低于 b 点电位,由上面分析可知,此时 D_2、D_4 导通,D_1、D_3 截止。电流 i_O 的通路是 $b\to D_2\to R_L\to D_4\to a$(如图 5-2-2 虚线箭头所示),电流在流经负载电阻 R_L 时与 u_2 的正半周时方向一致,在负载电阻 R_L 上得到的电压 u_O 也是

一个正半波的电压，u_O、i_O 的波形如图 5-2-3 中的 π～2π 段所示。

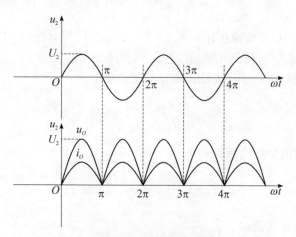

图 5-2-3 单相桥式整流电路电压电流波形

设变压器二次电压 $u_2 = \sqrt{2}U_2\sin(\omega t)$ V，则桥式整流电路整流电压平均值：

$$U_O = \frac{1}{\pi}\int_0^\pi \sqrt{2}U_2\sin(\omega t)\mathrm{d}(\omega t) = \frac{2\sqrt{2}}{\pi}U_2 = 0.9U_2 \qquad (5-2-4)$$

为半波整流电压的两倍。负载电阻 R_L 上流过的电流平均值：

$$I_O = \frac{U_O}{R_L} = 0.9\frac{U_2}{R_L} \qquad (5-2-5)$$

也是半波整流电流的两倍。然而，每个二极管仅导通了半个周期，所以流经每个二极管的电流为负载电流的一半，与半波整流时相同。

$$I_D = \frac{1}{2}I_O = 0.45\frac{U_2}{R_L} \qquad (5-2-6)$$

流过变压器二次电流仍为正弦电流，无直流分量（避免了变压器在流过直流电流时可能造成的磁饱和），其有效值：

$$I_2 = \frac{U_2}{R_L} = \frac{1}{0.9}\frac{U_O}{R_L} = 1.11I_O \qquad (5-2-7)$$

电路中，每个二极管都有半个周期是截止的，承受的是反向电压，以 u_2 正半周为例，这时 D_2、D_4 截止，D_1、D_3 导通，忽略二极管的正向导通电压，D_1、D_2 相当于被短接，D_2、D_4 相当于并联，电压 u_2 作为反向电压直接加在 D_2、D_4 上，所以每个二极管截止时所承受的最高反向电压就是 u_2 的峰值电压：

$$U_{DRM} = U_{2m} = \sqrt{2}U_2 \qquad (5-2-8)$$

和半波整流电路相同。

桥式整流电路选择整流二极管时，同样要注意满足

$$I_{\text{OM}} > \frac{1}{2}I_O \quad U_{\text{RWM}} > \sqrt{2}U_2$$

例 5 - 2 - 2 单相桥式整流电路如图 5 - 2 - 2 所示,已知 $R_L = 80\ \Omega$,要求负载电压平均值,交流电源电压为 220 V,试选用整流二极管和整流变压器。

解:据负载电压和负载电阻,由欧姆定律确定负载电流:

$$I_O = \frac{U_O}{R_L} = \frac{110}{80}\ \text{A} = 1.4\ \text{A}$$

每个二极管流过的平均电流:

$$I_D = \frac{1}{2}I_O = \frac{1.4}{2}\ \text{A} = 0.7\ \text{A}$$

变压器二次电压有效值:

$$U_2 = \frac{U_O}{0.9} = \frac{110}{0.9}\ \text{V} = 122\ \text{V}$$

考虑到变压器二次绕组和二极管上的压降,取变压器二次电压约高 10%,即 $U_2 = (122 \times 1.1)\text{V} = 134\ \text{V}$。所以二极管承受的最高反向电压为

$$U_{\text{DRM}} = \sqrt{2}U_2 = (\sqrt{2} \times 134)\text{V} = 189\ \text{V}$$

因此可选用 2CZ11C(1 A/300 V)作整流二极管。

变压器的变比为

$$n = \frac{U_1}{U_2} = \frac{220}{134} = 1.6$$

变压器二次电流有效值:

$$I_2 = 1.11I_O = (1.11 \times 1.4)\text{A} = 1.55\ \text{A}$$

变压器的容量:

$$S = U_2I_2 = (134 \times 1.55)\text{V} \cdot \text{A} = 208\ \text{V} \cdot \text{A}$$

所以可选用 $BK300(300\ \text{VA})$、220/134 V 的变压器。

5.2.3 三相桥式整流电路

单相整流电路功率一般比较小,约几瓦到几百瓦,常用在电子仪器中,对于大功率整流(千瓦以上),如果仍采用单相整流电路,会造成三相电网负载不平衡,影响供电质量,常采用三相整流电路。在某些场合,虽然整流功率不大,但要求整流电压脉动成分更少,也采用三相整流电路。常用的三相桥式整流电路如图 5 - 2 - 4 所示。三相交流电源经三相变压器变压到合适的电压后,接到三相桥式整流电路,变压器二次侧为星形联结,其三相相电压 u_a、u_b、u_c 波形如图 5 - 2 - 5(a)所示。

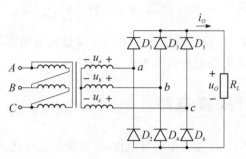

图5-2-4　三相桥式整流电路

图5-2-4所示三相桥式整流电路的六个二极管分成两组,第一组 D_1、D_3、D_5 共阴极,第二组 D_2、D_4、D_6 共阳极。同一时刻,各组中仅有一个二极管导通(共阴极组中阳极电位最高者导通和共阳极组中阴极电位最低者导通),其余均受反向电压不导通。例如在图5-2-5(a)的 $t_1 \sim t_2$ 期间, u_a 电压为正, u_b 电压为负, u_c 电压虽然也为负,但高于 u_b,这期间 a 点电位最高, b 点电位最低,于是共阴极组的 D_1 和共阳极组的 D_4 导通。如果忽略二极管的正向压降,加在负载上的整流输出电压就是二次线电压 u_{ab}。由于 D_1、D_4 导通,使 D_3、D_5 的阴极和 D_4、D_6 的阳极电位分别为 a 点和 b 点电位,它们承受反向电压而截止。这时电流的通路为: $a \rightarrow D_1 \rightarrow R_L \rightarrow D_4 \rightarrow b$。

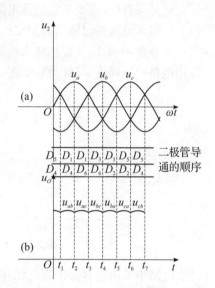

图5-2-5　三相桥式整流电路电压波形

在 $t_2 \sim t_3$ 期间, a 点电位仍最高, c 点电位最低,共阴极组的 D_1 和共阳极组的 D_6 导通,其余二极管截止。这时电流的通路为: $a \rightarrow D_1 \rightarrow R_L \rightarrow D_6 \rightarrow c$。整流输出电压 u_O 为二次线电压 u_{ac}。

二极管导通顺序及整流输出电压 u_O 波形如图5-2-5(b)所示。整流输出电压 u_O 的平均值可从 $t_1 \sim t_2$ 期间的平均值得到。假设变压器二次相电压有效值为 U,则相电压 $u_a = \sqrt{2}U\sin(\omega t)\mathrm{V}$,线电压 $u_{ab} = \sqrt{3} \cdot \sqrt{2}U\sin(\omega t + 30°)\mathrm{V}$,因此

$$u_O = \frac{3}{\pi} \int_{\frac{\pi}{6}}^{\frac{\pi}{2}} \sqrt{3} \cdot \sqrt{2}U\sin(\omega t + 30°)\mathrm{d}(\omega t) = 2.34U \tag{5-2-9}$$

负载电流 i_O 的平均值:

$$I_O = \frac{U_O}{R_L} = 2.34\frac{U}{R_L} \tag{5-2-10}$$

由于每个二极管在一个周期内仅导通三分之一周期,所以流过每个二极管的平均电流:

$$I_D = \frac{1}{3}I_O = 0.78\frac{U}{R_L} \tag{5-2-11}$$

每个二极管承受的最高反向电压则是变压器二次线电压的最大值:

$$U_{DRM} = \sqrt{3} \cdot \sqrt{2} U = 2.45U$$

从图 5 - 2 - 5(b)可见,三相桥式整流比单相全波整流输出电压的脉动程度小,平均值大。可以证明,变压器二次电流的有效值为 $I = 0.82I_O$。

5.3 二极管峰值采样电路

半波整流电路中,利用二极管的单向导电性,将交流电压转化为直流脉动电压。在分析其工作过程中,注意到二极管正向偏置导通时,输入电压直接传输到输出端,如果把这个电压记忆并保存住,那么半波整流电路的二极管偏置将同时受到输入端和输出端电压的影响,只有当输入电压超过输出端记忆的电压二极管才导通,并更新输出端电压。

不难推测,最终保留在输出端的将是输入电压的最大值——峰值,这就构成了一种新的应用电路——峰值采样电路,如图 5 - 3 - 1 所示。

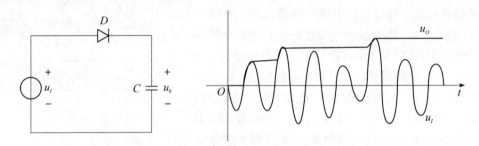

图 5 - 3 - 1　二极管峰值采样电路及其工作波形

电路中采用电容器作为记忆并保存峰值电压的器件,每当输入电压出现新的更大峰值,二极管即处于正向偏置导通状态,输入电压通过导通的二极管向电容器充电,使之捕捉到输入电压的峰值,将峰值电压存储在电容器中输出。

在二极管峰值采样电路中,电路及器件的非理想会影响电路性能。

第一个因素是二极管的非理想,由于二极管导通电压的存在,事实上,电容两端存储的电压始终要低于输入电压峰值一个二极管导通电压,硅管约为 0.6 V,锗管约为 0.3 V。另外,考虑到二极管导通电阻和输入信号电压源内阻,输入电压对电容充电的时间常数不可能等于 0,因此,当输入信号电压频率太高时,输入信号出现峰值的时间很短,电容器来不及充电更新,这时也会出现采样失败。

第二个因素是电容器的非理想和负载效应,当二极管处于反向截止状态时,二极管峰值采样电路由电容保持住采样到的峰值电压并向负载输出,但是,非理想电容器本身存在泄漏电阻,使得保存在电容器中的电压会随着时间慢慢降低,如果考虑负载电阻的影响,电容上电压保持能力将大大降低,需要增加高输入电阻的隔离电路。

二极管峰值采样电路可用于需要记录测量最高数值的场合,例如,测量记录日最高温度的最高温度测试仪,通过温度—电压传感器将温度转换为相应的电压信号,由信号调理电路对其进行放大、线性化校正等处理形成与温度呈线性关系的电压,最后由二极管峰值采样电路采样得到最高温度并显示出来,如图 5 - 3 - 2 所示。

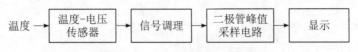

图 5-3-2　最高温度测试仪组成

5.4　二极管检波电路

调幅波是广播通信系统中一种常用的信号调制方式,它通过频谱搬移将低频信号调制到高频载波的幅度上,这样便于通过天线发射传输从调幅波中检出低频信号的过程也是一个频谱变换过程,要完成这一变换,必须使用非线性元件。为了从变换后产生的多种频率成分中,取出低频信号,并将不需要的成分滤掉,检波器的负载应具有低通滤波器的特性。因此,原理上检波器是由非线性元件和具有低通滤波器特性的负载组成。滤波器多采用结构简单的 RC 滤波器,其中的电容数值的选择应使高频时近于短路,低频时近于开路。

调幅广播接收机中应用最广泛的是二极管检波器,具有线路简单,大信号输入时非线性失真小等优点。根据输入调幅信号的大小,二极管检波器可分为小信号平方律检波和大信号包络检波两种方式。

5.4.1　二极管小信号平方律检波电路

当检波器的输入调幅信号幅度较小($\leqslant 0.2$ V)时的检波称为小信号平方律检波。其特点是在整个信号周期内二极管总是导通,利用二极管伏安特性曲线的弯曲部分的平方律函数完成检波的频率变换。二极管小信号平方律检波电路如图 5-4-1 所示,图中 D 是检波二极管,RC 是检波负载(滤波器),U_Q 为外加直流偏压,以提高二极管 D 工作点 Q 的位置。u_1 是调幅信号,其包络线的最大幅度小于 U_Q。

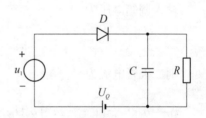

图 5-4-1　二极管小信号平方律检波电路

二极管小信号平方律检波电路的工作原理如图 5-4-2 所示,由于二极管特性的非线性,在输入信号作用下,流过二极管的电流波形是失真的,失真波形中包含有低频电流 i_M,如图中实线(平均电流)所示,其形状与输入已调波电压 u_1 的包络线形状基本一致,因此,用电容 C 将高频成分滤掉后,负载 R 上就得到了低频信号 u_O。

从频谱变换角度来分析检波过程,二极管特性在工作点 Q 附近可以展开为

$$i_D = b_0 + b_1(u_D - U_Q) + b_2(u_D - U_Q)^2 \tag{5-4-1}$$

由于检波输出电压很小,忽略其在二极管上的反作用,则二极管电压:

$$u_D = u_1 + u_Q \tag{5-4-2}$$

二极管电流为

$$i_D = b_0 + b_1 u_1 + b_2 u_1^2 \tag{5-4-3}$$

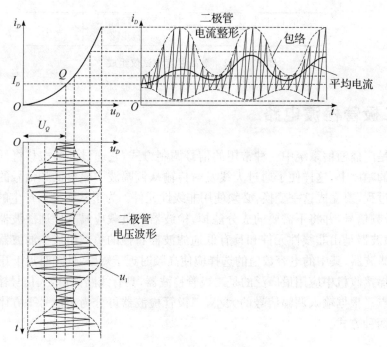

图 5-4-2 小信号平方律检波工作原理

输入调幅电压为

$$u_1 = U_m[1 + m\cos(\Omega t)]\cos(\omega_0 t) \qquad (5-4-4)$$

则二极管电流为

$$i_D = b_0 + \frac{1}{2}\left(1 + \frac{1}{2}m^2\right)b_0 U_m^2 + mb_2 U_m^2\left[\cos(\Omega t) + \frac{m}{4}\cos(2\Omega t)\right] +$$

$$b_1 U_m\left\{\cos(\omega_0 t) + \frac{m}{2}\cos[(\omega_0 - \Omega)t] + \frac{m}{2}\cos[(\omega_0 - \Omega)t]\right\} +$$

$$\frac{1}{2}b_2 U_m^2\left\{\left(1 + \frac{1}{2}m^2\right)\cos(2\omega_0 t) + m\cos[2(\omega_0 - \Omega)t] +\right.$$

$$\left. m\cos[2(\omega_0 + \Omega)t] + \frac{1}{4}m^2\cos[2(\omega_0 - \Omega)t] + \frac{1}{4}m^2\cos[2(\omega_0 + \Omega)t]\right\}$$

上式表明,检波电流 i_D 中包含有直流分量、低频分量(频率为 Ω 和 2Ω)及高频分量 (ω_0、$\omega_0 \pm \Omega$、$2\omega_0$ 和 $2\omega_0 \pm 2\Omega$)。通过滤波电容和隔直电容去掉高频和直流分量后,检出低频分量为

$$u_M = mb_2 R U_m^2\left[\cos(\Omega t) + \frac{m}{4}\cos(2\Omega t)\right] \approx mb_2 R U_m^2\cos\Omega t \qquad (5-4-5)$$

由上式可知,检波的低频分量幅度与载波电压振幅的平方成正比,因此这种检波称为平方律检波。从式(5-4-5)可以看到,检出的低频分量中还有二次谐波 2Ω,而且无法滤掉,所以这种检波有较大的非线性失真。

二极管小信号平方律检波由于失真大、效率低、输入阻抗小等缺点,在现代通信和广播接收机中已很少使用。但因它具有线路简单、能对很小的信号检波,以及检波输出电流与输入载波电压幅度的平方(即与输入信号的功率)成正比等优点,在无线电测量仪表中仍得到较为广泛的应用。

5.4.2 二极管大信号包络检波电路

当检波器的输入调幅信号幅度较大(大于 0.5 V)时的检波称为大信号检波。二极管大信号检波的特点是将二极管伏安特性曲线作逐段线性化,采用线性电路模型分段工作,虽然输入调幅信号的幅度较大,但电路中二极管没有直流偏置电压,在整个周期内二极管不总是导通的。图 5-4-3 是二极管大信号包络检波电路。图中 D 为检波二极管,一般采用点接触型锗二极管(2AP 系列),具有正向电阻小、反向电阻大、结电容小等特点。

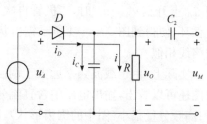

图 5-4-3 二极管大信号包络检波电路

当调幅信号输入时,调幅信号正半周二极管正向偏置导通,包络线全部落在二极管特性的线性区(斜率为导通电阻 r_D),检波电流与输入信号电压的幅度成线性关系,如图 5-4-4 所示。

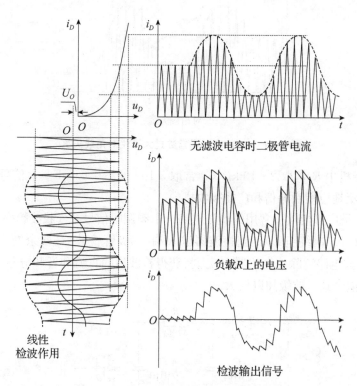

无滤波电容时二极管电流

负载 R 上的电压

检波输出信号

线性检波作用

图 5-4-4 二极管大信号包络检波原理

由图可见,调幅信号 u_A 加到检波器输入端,在信号正半周时,二极管导通,所形成的电

流 i_D 的一部分向电容器 C_1 充电,另一部分则流向负载 R,通常 R 远大于二极管的正向电阻 $r_D(R \gg r_D)$,因此 i_D 的大小主要决定于充电电路的电阻 r(二极管的内阻和信号源的内阻)。因为这个电阻很小,所以充电时间常数很小,i_D 很大,电容两端的电压 u_C 或输出电压 u_O 很快上升到接近于输入高频电压的峰值。

u_C 对于二极管来说是反向电压,因此,u_A 由峰值下降到 $u_A < u_C$ 时,二极管保持截止,这时电容开始通过电阻 R 放电。放电时间常数 RC_1 远大于高频电压的周期,u_C 下降很少;当 u_A 上升至 $u_A > u_C$ 时,二极管再次导通,使电容充电到接近于高频电压的峰值。如此反复循环,便得到图 5-4-4 所示锯齿状输出电压波形。可以看出,输出电压波形与调幅波的包络线相似。

实际上,由于载波频率远大于调制波频率,检波器输出的波形比图示波形要光滑得多。由图还可以看出,输出电压中含直流分量、低频分量和高频分量。直流分量可由耦合电容隔开;高频分量很小(图中的锯齿形状),所以,检波器的输出电压主要是低频分量,这个分量随输入调幅波包络线的规律变化,也就是原调制信号的再现,从而达到了检波的目的。

为了提高检波器的性能,减小失真,RC_1 值应取得较大,通常要求调制信号周期 $T_m \gg RC_1 \gg T_C$(载波信号周期),但 RC_1 取值也不能太大,否则会因放电太慢而发生对角线切割失真,如图 5-4-5 所示。

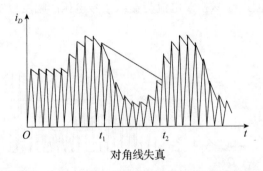

图 5-4-5 放电时间常数过大产生对角线失真

在调幅收音机中 R 常取 2~10 kΩ,C_1 常取 5 100 pF~0.01 μF。大信号包络检波的失真小,因而被广泛地应用到通信和广播接收机中。

图 5-4-6 是广播接收机常用的检波电路。中频调幅信号 u_A(载波频率 $f = 465$ kHz),经中频变压器 T_r(二次绕组 L)加到检波器输入端,二极管检波后,残余的中频分量由 C_1、C_2、R 组成的滤波电路滤除。电位器 R_P 上将获得检波后的直流和音频分量,再经隔直电容 C_3 将音频信号耦合到低放级加以放大。

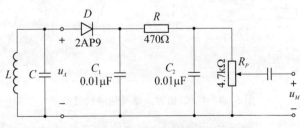

图 5-4-6 接收机中常用的检波电路

5.5　传感器

　　传感器是新技术革命和信息社会的重要技术基础,是现代科技的开路先锋,当今世界极其重要的科技仪器和设备几乎都离不开传感器。它在航天、航空、科研、生物医学、军事遥感、机器人等领域都发挥着重要作用,应用十分广泛。传感器种类繁多,形式多样,本节主要对传感器的基础知识以及几种常用的传感器进行介绍,旨在让大家对传感器有一个基本的认识,对生物医学测量技术有个基本了解。

5.5.1　传感器概述

　　在工程技术领域,传感器是一种能把特定的被测量信息(包括物理量、化学量、生物量等)按一定规律转换成某种可用信息输出的特定器件或装置。对传感器需要说明的是:

　　(1) 传感器首先是一种测量器件或装置,它的作用体现在测量上。应用传感器的目的就是为了获得被测量的准确信息。

　　(2) 传感器定义中所谓"可用输出信号"是指便于传输、转换及处理的信号,由于电信号(如电压、电流、电势及各种电参数等)是最易于处理和传输的信号,传感器通常也被认为是能够将非电量转换为电量的器件。

　　(3) 传感器的输入和输出信号应该具有明确的对应关系,并且应保证一定的精度。

　　传感器种类繁多,其工作原理、性能特点和应用领域各不相同,所以结构、组成差异很大。但总的来说,传感器通常由敏感元件、转换元件及测量电路组成,有时还加上辅助电源,如图 5-5-1 所示。

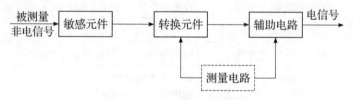

图 5-5-1　传感器组成框图

　　1. 敏感元件

　　敏感元件是指传感器中能直接感受被测量的变化,并输出与被测量成确定关系的某一物理量的元件。敏感元件是传感器的核心,也是研究、设计和制作传感器的关键。图 5-5-2 是一气体压力传感器的示意图。膜盒 2 的下半部与壳体 1 固定,上半部通过连杆与磁芯 4 相连,磁芯 4 置于两个电感线圈 3 中,后者接入测量电路 5。这里的膜盒就是敏感元件,其外部与大气压力 p_a 相通,内部感受被测压力 p。当 p 变化时,引起膜盒上

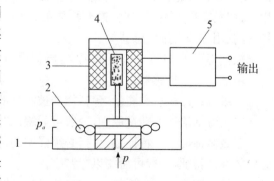

1—壳体；2—膜盒；3—电感线圈；4—磁芯；5—测量电路
图 5-5-2　气体压力传感器

半部移动,即输出相应的位移量。

2. 转换元件

转换元件是指传感器中能将敏感元件输出的物理量转换成适合于传输或测量的电信号的部分。在图 5-5-2 中,转换元件是可变电感线圈 3,它把输入的位移量转换成电感的变化。需要指出的是,并不是所有的传感器都能明显地区分敏感元件和转换元件两部分,有的传感器转换元件不止一个,需要经过若干次的转换;有的则是两者合二为一,如光电式传感器。

3. 测量电路

测量电路又称为转换电路或信号调理电路,它的作用是将转换元件输出的电信号进行进一步的转换和处理,如放大、滤波、线性化、补偿等,以获得更好的品质特性,便于后续电路实现显示、记录、处理及控制等功能。

用于测控技术的传感器种类繁多,一种被测参量可以用不同的传感器来测量,而同一原理的传感器通常又可测量多种非电量,因此分类方法各不相同,目前还没有统一的分类方法。了解传感器的分类旨在加深理解便于应用,归纳起来,传感器一般有以下几种,见表 5-5-1。

表 5-5-1 传感器的分类

分类方法	型式	说明
按基本效应	物理型、化学型	分别以转换中的物理效应、化学效应命名
按构成原理	结构型 物性型	以其转换元件结构参数变化实现信号转换 以其转换元件物理特性变化实现信号转换
按能量关系	能量转换型(自源型) 能量控制型(外源型)	传感器输出量直接由被测量能量转换而得 传感器输出量能量由外源提供,但受被测输入量控制
按作用原理	应变式、电容式、热电式等	以传感器对信号转换的作用原理命名
按输入量	位移、压力、流量等	以被测量命名(即按用途分类法)
按输出量	模拟式 数字式	输出量为模拟信号 输出量为数字信号

此外,根据传感器的使用材料,也可将传感器分为半导体传感器、陶瓷传感器、金属传感器、复合材料传感器、高分子材料传感器等;根据应用领域的不同,还分为工业用、农用、民用、医用及军用等不同类型;根据具体的使用目的,又可分为测量用、监视用、检查用、诊断用、控制用和分析用传感器等。

根据 GB/T 7666—2005 的规定,传感器的全称应由"主题词+四级修饰语"组成,即:

主题词——传感器;

一级修饰语——被测量,包括修饰被测量的定语;

二级修饰语——转换原理,一般可后缀以"式"字;

三级修饰语——特征描述,指必须强调的传感器结构、性能、材料特征、敏感元件及其他必要的性能特征,一般可后缀以"型"字;

四级修饰语——主要技术指标(如量程、精度、灵敏度等)。

根据 GB/T 7666—2005 的规定,传感器代号一般包括以下四部分:

a——主称(传感器)；

b——被测量；

c——转换原理；

d——序号。

四部分代号表述格式如图 5-5-3 所示。在被测量、转换原理、序号三部分代号之间需有连字符连接。

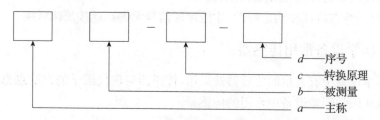

图 5-5-3　传感器产品代号的编制格式

例如 C WY-YB-10,C 表示主称为传感器,WY 表示被测量为位移,YB 转换原理为应变式,10 表示序号。

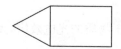

图 5-5-4　传感器的图形符号

传感器的图形符号是电气图用图形符号的一个组成部分。传感器的图形符号由符号要素正方形和三角形组成,如图 5-5-4 所示。其中,三角形表示敏感元件,正方形表示转换元件。图 5-5-5 是几种常见的传感器符号。

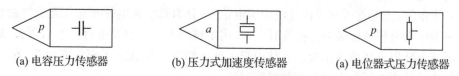

(a) 电容压力传感器　　(b) 压力式加速度传感器　　(a) 电位器式压力传感器

图 5-5-5　几种常见的传感器图形符号

传感器的基本特性是指系统的输出输入关系特性,即系统输出信号与输入信号(被测量)之间的关系。

1. 静态特性

表示传感器在被检测非电量各值处于稳定状态时输出与输入关系。研究静态特性主要考虑其非线性与随机变化等因素。衡量传感器静态特性的重要指标是:线性度、迟滞、灵敏度和重复性等。

(1) 线性度:反映非线性误差的程度。

(2) 迟滞:反映传感器在正(输出量增大)反(输出量减小)行程期间输出—输入曲线的不重合程度。

(3) 重复性:是衡量在同一工作条件下,对同一被测量进行多次连续测量所得结果之间的不一致程度的指标,重复性越好,误差就越小。

（4）灵敏度：反映传感器对被测物理量变化的反应能力。灵敏度越高越好，传感器所能感知的变化量越小，即被测量稍有微小变化，传感器就有较大输出。

2. 动态特性

动态特性是指传感器对于随时间变化的输入信号的响应特性。分析传感器的动态特性必须建立动态数学模型。建立动态数学模型的方法有多种，如微分方程、传递函数、频率响应函数、差分方程、状态方程、脉冲响应函数等。

意义：良好的静态特性和动态特性，才能保证信号无失真地按规律转换。

5.5.2 医学设备常用传感器

在现代医学设备中有大量的传感器被采用，传感器与现代医学的发展息息相关，下面就介绍几种在现代医学影像设备中常用的传感器。

一、光电式传感器

光电式传感器是将光信号转换成电信号的光敏器件，它可用于检测直接引起光强变化的非电量；也可用来检测转换成光量变化的其他非电量。光电式传感器具有响应快、性能可靠、能实现非接触测量等优点。

光电式传感器的作用原理是基于物质的光电效应，光电效应一般分为外光电效应、光电导效应和光生伏特效应。

1. 外光电效应及其器件

在光线照射下，电子逸出物体表面向外发射的现象称为外光电效应，也叫光电发射效应。其中，向外发射的电子称为光电子，能产生光电效应的物质称为光电材料。基于外光电效应原理工作的光电器件有光电管和光电倍增管。

（1）光电管：光电管可使光信号转换成电信号，分为真空光电管和充气光电管两种。光电管的典型结构是将球形玻璃壳抽成真空，在内半球面上涂一层光电材料作为阴极，球心放置小球形或小环形金属作为阳极。在球内充上低压惰性气体就成了充气光电管，在 X 线机的自动曝光系统中常用光电管来控制曝光时间。

真空光电管的结构如图 5-5-6 所示。

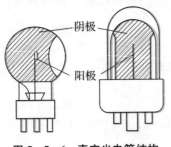

图 5-5-6 真空光电管结构

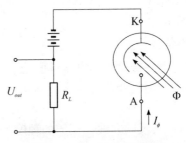

图 5-5-7 光电管电路

光电管的工作原理如图 5-5-7 所示：当光电管的阴极受到适当波长的光线照射时，便有电子逸出，这些电子被具有正电位的阳极所吸引，在光电管内形成空间电子流。如果在外电路中串入一个适当阻值的电阻,则在光电管组成的回路中形成电流 I_φ,并在负载电阻上产生电压 U_{out}。在入射光的频谱成分和光电管电压不变的条件下,位置子网电压与入射光通量 Φ 成正比。

(2)光电倍增管:当入射光线很微弱时,普通光电管产生的光电流很小,只有零点几微安,很不容易探测。为了提高光电管的灵敏度,这时常用光电倍增管对电流进行放大。光电倍增管常用在影像设备的信息采集部件中。

光电倍增管的结构如图 5-5-8 所示:光电倍增管由光阴极、次阴极(倍增电极)以及阳极三部分组成。光阴极由半导体光电材料锑铯做成,次阴极是在镍或铜、铍的衬底上涂上锑铯材料而形成的,次阴极多的可达 30 级,通常为 12~14 级。阳极是最后用来收集电子的,它输出的是电压脉冲。

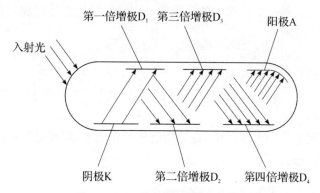

图 5-5-8　光电倍增管电路结构

光电倍增管的工作原理相对复杂,如图 5-5-9 所示:光电倍增管是利用二次电子释放效应,将光电流在管内部进行放大。所谓的二次电子是指当电子或光子以足够大的速度轰击金属表面而使金属内部的电子再次逸出金属表面,这种再次逸出金属表面的电子叫作二次电子。光电倍增管的光电转换过程:当入射光的光子打在光电阴极上时,光电阴极发射出电子,该电子流又打在电位较高的第一倍增极上,于是产生新的二次电子;第一倍增极产生的二次电子又打在比第一倍增极电位高的第二倍增极上,该倍增极同样也会产生二次电子发射,如此连续进

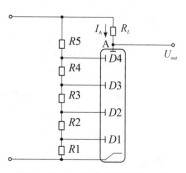

图 5-5-9　光电倍增管的电路

行下去,直到最后一级的倍增极产生的二次电子被更高电位的阳极收集为止,从而在整个回路里形成光电流 I_A。

2. 光电导效应及其器件

在光线作用下,电子吸收光子能量后而引起物质电导率发生变化的现象称为光电导效应。当光照射到半导体材料上时,内部产生自由电子和自由空穴,即激发出电子—空穴对,导致材料的电阻率减小,导电性能增强。这种效应绝大多数的高电阻材料半导体都存在,如图 5-5-10 所示。

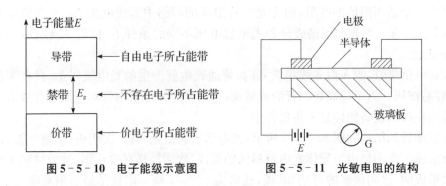

图 5 - 5 - 10　电子能级示意图　　　图 5 - 5 - 11　光敏电阻的结构

光敏电阻是基于光电导效应工作原理制成的光电器件,又称为光导管,它是一种电阻器件。制作光敏电阻的材料一般由金属的硫化物、硒化物、碲化物等组成。光敏电阻的结构较简单,如图 5 - 5 - 11 所示。

光敏电阻是基于光电导效应进行工作的。当无光照时,光敏电阻具有很高的阻值;当光敏电阻受到一定波长范围的光照射时,激发出可以导电的电子—空穴对,使电阻降低;光线越强,激发的电子—空穴对越多,电阻值越低;光照停止后,自由电子与空穴复合,导线性能下降,电阻恢复原值。

如果把光敏电阻连接到外电路中,在外加电压的作用下,用光照射就能改变电路电流的大小,光敏电阻接线电路如图 5 - 5 - 12 所示。

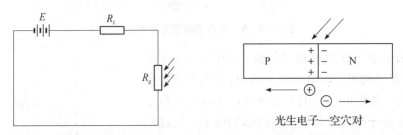

图 5 - 5 - 12　光敏电阻接线电路　　　图 5 - 5 - 13　PN 结产生光生伏特效应

3. 光生伏特效应及其器件

在光线照射下,半导体材料吸收光能后,引起 PN 结两端产生电动势的现象称为光生伏特效应。当 PN 结两端没有外加电压时,在 PN 结势垒区存在着内电场,其方向是从 N 区指向 P 区,如图 5 - 5 - 13 所示。当光照射到 PN 结上时,如果光子的能量足够大,就能产生自由电子和自由空穴,从而在 PN 结内部产生电子—空穴对。这些电子—空穴对在 PN 结的内部电场作用下,电子移向 N 区,空穴移向 P 区,电子在 N 区积累,空穴在 P 区积累,从而使 PN 结两端形成电位差,PN 结两端便产生了光生电动势。

光电池就是基于光生伏特效应工作的光电器件。光电池是在光线照射下,直接将光量转变为电动势的光电元件,实质上它就是电压源。硅光电池是在一块 N 型硅片上,用扩散的方法掺入一些 P 型杂质(例如硼)形成 PN 结,其结构如图 5 - 5 - 14 所示,其工作原理如图 5 - 5 - 15 所示。

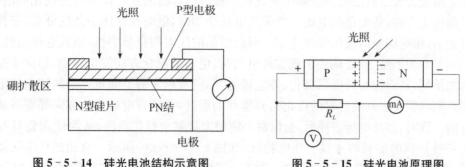

图 5-5-14　硅光电池结构示意图　　　　图 5-5-15　硅光电池原理图

二、压电式传感器

压电式传感器是基于某些介质材料的压电效应原理工作的,是一种典型的有源传感器。下面从以下几个方面对压电式传感器做一个简单的介绍。

1. 压电效应

压电效应有正压电效应和逆压电效应之分,习惯上把正压电效应称为压电效应,超声探头就是利用压电效应制成。

当某些电介质物体在某方向受压力或拉力作用产生形变时,表面会产生电荷;外力撤销后,又回到不带电状态;当作用力方向改变时,电荷极性随之改变,把这种机械能转化为电能的现象称为"正压电效应",应用于超声探头可以接收超声波,如图 5-5-16(a)所示;反之,当在电介质极化方向施加电场,这些电介质会产生几何变形,这种现象称为"逆压电效应",应用于超声探头可以产生超声波,如图 5-5-16(b)所示。

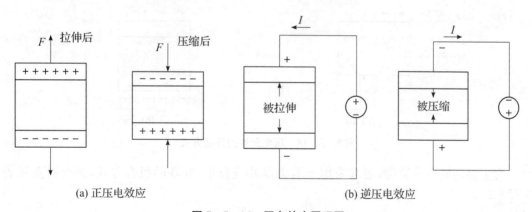

(a) 正压电效应　　　　　　(b) 逆压电效应

图 5-5-16　压电效应原理图

2. 压电材料

具有压电效应的物体称为压电材料,常见的压电材料有石英晶体、压电陶瓷等。其中石英晶体的压电系数为 2.3×10^{-12} m/V,在几百摄氏度的温度范围内,压电系数几乎不随温度而变,当温度达到 575 ℃时,石英晶体失去压电性质,这就是它的居里点。石英有很大的机械强度和稳定的机械性质,可承受很高的应力,在冲击力的作用下漂移较小。

压电陶瓷是人工制造的多晶体压电材料。材料内部的晶粒有许多自发极化的电畴,它有一定的极化方向,从而存在电场。当无外电场作用时,电畴在晶体中杂乱分布,极化效应被相互抵消,压电陶瓷内极化强度为零。因此原始的压电陶瓷呈中性,不具有压电性质,如图 5-5-17(a)所示。当在陶瓷上施加外电场时,电畴的极化方向发生转动,趋向于按外电场方向的排列,从而使材料得到极化,外电场越强,就有越多的电畴更完全地转向外电场方向。当外电场强度大到使材料的极化达到饱和的程度,即所有电畴极化方向都整齐地与外电场方向一致时,在外电场去掉后,会保留一定的宏观剩余极化强度,从而使陶瓷具有一定的压电特性。这时的材料才具有压电特性,如图 5-5-17(b)所示。常用的压电陶瓷有钛酸钡压电陶瓷、锆钛酸铅系压电陶瓷(PZT)、铌酸盐系压电陶瓷和铌镁酸铅压电陶瓷四大类。

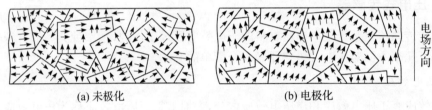

(a) 未极化　　　　　　　　　　　(b) 电极化

图 5-5-17　压电陶瓷的内部极化图

3. 压电元件的连接方式

单片压电元件产生的电荷量甚微,输出电量很少,因此在实际使用中常采用两片(或两片以上)同型号的压电元件组合在一起。因为压电材料产生的电荷是有极性的,所以压电元件的接法有两种,即串联接法和并联接法,如图 5-5-18 所示。

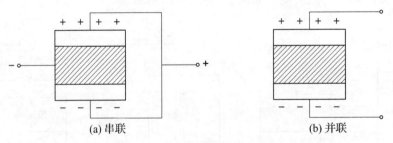

(a) 串联　　　　　　　　　　　(b) 并联

图 5-5-18　压电元件的连接方式

为了提高输出灵敏度,通常采用 n 片双晶片进行串、并联的组合方式,组合特点见表 5-5-2。

表 5-5-2　压电串、并联组合特点

连接方式	特点	说明	备注
串联	电压相加 $U_\Sigma = nU_i$ 电容减小 $C_\Sigma = C/n$ 电荷相等 $Q_\Sigma = nQ_i$	适宜用于以电压作输出信号,并且测量电路输入阻抗很高的场合	晶片之间用导电胶粘结,端面用金属垫片引出导线

续　表

连接方式	特点	说明	备注
并联	电压相等 $U_\Sigma = U_i$ 电容相加 $C_\Sigma = nC_i$ 电荷相加 $Q_\Sigma = nQ_i$	适宜用在测量慢变信号并且以电荷作为输出量的场合	每两片晶层中间夹垫金属片作电极,引出导线

4. 压电式传感器的应用

压电式传感器具有响应频带宽、固有频率高、灵敏度高、信噪比大、结构简单、工作可靠、重量轻等优点。压电式传感器广泛应用于电生学、生物医学和工程力学等领域。

压电血压传感器是医学监护仪中常用传感器,该传感器的工作原理就是基于压电效应,其结构如图 5-5-19 所示。在该传感器中,压电元件采用双晶片悬臂梁结构,双晶片初始极化方向相同,并联连接,两压电片的负极都集中在中间电极上,正极连接在两边,在受力弯曲时上片拉伸,下片压缩,此时导线从极板上引出的电荷量为单片电荷量的两倍。在敏感振膜中央的上下两侧各粘有

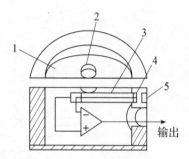

1—敏感振膜 2—塑料块 3—双晶片
4—环氧树脂 5—定位螺丝
图 5-5-19　压电血压传感器

半圆柱塑料块,被测动脉血压通过上塑料块、振膜、下塑料块传送到压力悬梁的自由端,压电悬梁弯曲变形产生的电荷经前置电荷放大输出。

 习题

1. 二极管电路如图-题 5-1 所示,忽略二极管的正向压降,试求电压 U_O。

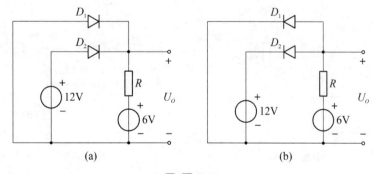

(a)　　　　　　　(b)

图-题 5-1

2. 在图-题 5-2 所示电路中,$R=1\ \mathrm{k\Omega}$,$U=10\ \mathrm{V}$,$u_1=20\sin(\omega t)\mathrm{V}$,试分别画出输出电压 u_O 的波形。二极管的正向压降忽略不计。

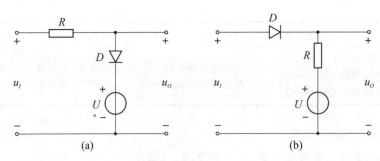

图-题 5-2

3. 在图-题 5-3(a)所示电路中，$R=1\text{ k}\Omega$，输入电压 u_I 的波形如图-题 5-3(b) 所示，试画出输出电压u_O 的波形。二极管的正向压降忽略不计。

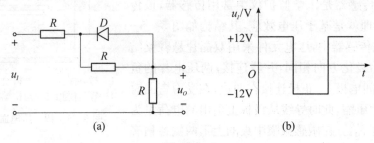

图-题 5-3

4. 在图-题 5-4 所示电路中，试分别求出下列情况下输出端 F 的电位及流过各元件$(R$、D_A、$D_B)$的电流。二极管的正向压降忽略不计。

   (1) $U_A = U_B = 0\text{ V}$；

   (2) $U_A = 3\text{ V}$，$U_B = 0\text{ V}$；

   (3) $U_A = U_B = 3\text{ V}$。

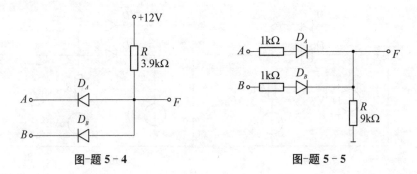

图-题 5-4   图-题 5-5

5. 在图-题 5-5 所示电路中，试分别求出下列情况下输出端 F 的电位及流过各元件的电流。二极管的正向压降忽略不计。

   (1) $U_A = +10\text{ V}$，$U_B = 0\text{ V}$；

   (2) $U_A = +6\text{ V}$，$U_B = +5.8\text{ V}$；

   (3) $U_A = U_B = +5\text{ V}$。

6. 单相桥式整流电路如图 5-2-2 所示，已知变压器二次电压有效值$U_2 = 300\text{ V}$，负载电阻

$R_L = 300\ \Omega$。试求:

(1) 整流电压平均值 U_O,整流电流平均值 I_O;

(2) 每个二极管平均电流 I_D,承受最大反向电压 U_{DRM};变压器二次电流的有效值 I_2。

7. 在上题桥式整流电路中,若:

(1) 二极管 D_1 虚焊断路,定性画出输出电压 U_O 波形;

(2) 二极管 D_2 接触不良,接触电阻 $R' = \dfrac{1}{2}R_L$,定性画出输出电压 U_O 波形;

(3) 有一个二极管极性连接反了(或一个二极管损坏短路),会造成什么后果?

8. 在图-题 5-8 所示电路中,已知 $R_L = 80\ \Omega$,直流电压表 Ⓥ 的读数为 110 V,二极管的正向压降忽略不计。试求:

(1) 直流电流表 Ⓐ 的读数;

(2) 整流电流的最大值;

(3) 交流电压表 Ⓥ₁ 的读数;

(4) 变压器二次电流的有效值。

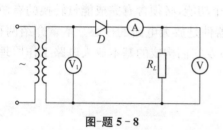

图-题 5-8

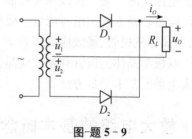

图-题 5-9

9. 图-题 5-9 所示电路是变压器二次绕组有中心抽头的单相全波整流电路,二次绕组两段的电压有效值 U_2 各为 30 V。试求:

(1) 输出电压平均值 U_O;

(2) 当负载电阻 $R_L = 100\ \Omega$ 时,输出电流平均值 I_O;

(3) 二极管平均电流 I_D,承受最大反向电压 U_{DRM}。

10. 有一整流电路如图-题 5-10 所示。试求:

(1) 负载电阻 R_{L1} 和 R_{L2} 以及整流电压的平均值 u_{O1} 和 u_{O2},并标出极性;

(2) 二极管 D_1、D_2、D_3 中的平均电流 I_{D1}、I_{D2}、I_{D3} 以及各管所承受的最高反向电压。

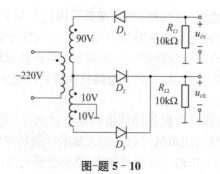

图-题 5-10

【微信扫码】

参考答案 & 相关资源

第六章

晶体管放大电路基础

放大电路是模拟电子电路中最重要的单元电路之一,要求在不改变信号波形形状的同时实现对输入电信号功率的放大,由于信号传输过程中不可避免的损耗,在各种电子电路中几乎都要使用放大单元。放大电路在信息的传递、处理、自动控制、测量仪器、计算机等各个领域得到广泛的应用。

放大电路实际上是一种线性受控能量转换装置,在输入信号的线性控制下,将电路内的直流电源能量转换为输出信号能量。要实现这个功能,必须含有完成能量转换的有源器件,如:双极型晶体三极管、场效应晶体管等,有源器件是放大电路的核心。本章介绍两种有源器件——双极型晶体三极管和场效应晶体管,以及它们构成的基本放大电路工作原理,同时介绍放大电路的基本分析方法。

6.1 放大电路的基本概念

放大电路实际上是一种功能模块电路,具有两个外接端口,输入端口接受需要放大的信号,输出端口将放大以后的信号送给负载,如图 6-1-1 所示。

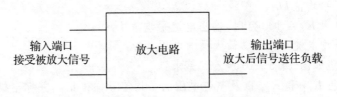

图 6-1-1 放大电路模块

在放大电路中,信号的能量(或功率)得到增强。因此在放大电路中必须具备能量补充的来源——直流电源和将直流电源能量转换为信号能量的转换装置或器件。事实上,单纯从能量转换的角度看,放大电路本身就是一个实现直流电源能量转换为信号能量的装置,这其中输入信号是控制量,在它的控制下,放大电路将内部直流电源能量转换成信号能量输出给负载。

第一章所介绍的受控电源是理想化的能量转换电路元件,实际上放大电路为了将信号源信号引入,总是要对信号源构成负载,因此,输入端不可能是理想的开路或短路,而在输出端放大器也不能做到理想的电压输出或电流输出,必然会受到负载的影响。考虑了输入输出端口的非理想情况,放大电路可用图 6-1-2 所示的模型进行描述。可以看出,图 6-1-2 实际上是在第一章受控电源的基础上增加了输入电阻 R_i 和输出电阻 R_o,根据放大电路输入输出信号变量的不同,可以作出四种放大电路模型。

放大电路的主要性能指标包括:放大倍数、输入电阻和输出电阻。

1. 放大倍数

放大倍数是反映放大电路放大能力的关键指标,定义为放大电路输出信号与输入信号的比值,如上所述,放大电路的输入输出变量不同可以有四种形式的放大倍数,如图6-1-2所示,放大倍数分别为:

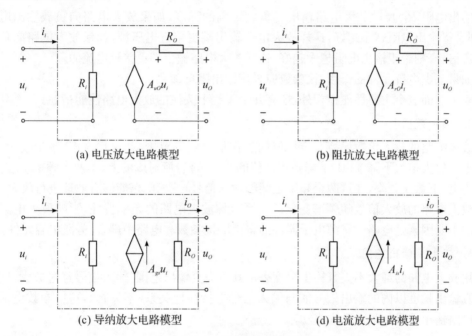

(a) 电压放大电路模型　　　　　　　　(b) 阻抗放大电路模型

(c) 导纳放大电路模型　　　　　　　　(d) 电流放大电路模型

图6-1-2 四种电路放大模型

$A_u = \dfrac{u_O}{u_i}$ —— 电压放大电路的电压放大倍数,A_{uo} 为(负载)开路电压放大倍数;

$A_r = \dfrac{u_O}{i_i}$ —— 阻抗放大电路的转移阻抗,A_{ro} 为(负载)开路转移阻抗;

$A_g = \dfrac{i_O}{u_i}$ —— 导纳放大电路的跨导,A_{gs} 为(负载)短路跨导;

$A_i = \dfrac{i_O}{i_i}$ —— 电流放大电路的电流放大倍数,A_{is} 为(负载)短路电流放大倍数。

需要说明的是,一般情况下放大电路是对随时间变化的信号进行放大,如果电路中存在电容和电感,则对放大电路的分析必须在一定的信号频率采用第三章所述相量方法,对放大器放大倍数的计算应该定义为输出信号相量与输入信号相量之比,结果将是一个复数,其模称为增益,辐角称为相移。

事实上,在一定的信号频率范围内(中频段),放大电路中的电抗元件可以忽略,因此,放大倍数一般可以直接采用上面的定义式计算,结果为实数。

2. 输入电阻(阻抗)

输入电阻 R_i 反映了放大电路对信号源的影响程度,对于电压信号源,希望放大电路的输入电阻越大越好,这样放大电路从信号源吸取电流小,信号源的负载轻,而对于电流信号源,则希望放大电路的输入电阻越小越好。因此,在设计放大电路时,应根据其应用场合信号源的要求设置输入电路。

同样道理,如果考虑电抗元件的作用,应该采用输入阻抗参数。

3. 输出电阻(阻抗)

输出电阻 R_O 反映放大电路输出受负载影响的程度,如果放大电路向负载输出电压信号,则希望输出电阻越小越好,这样放大电路输出端更接近电压源,如果放大电路向负载输出电流信号,则希望输出电阻越大越好,这样放大电路输出端更接近电流源。

如果考虑电抗元件的作用,该参数应采用输出阻抗参数。

除了上面三个主要性能指标外,还有几个工程上关注的放大电路性能指标。

4. 频带范围

放大电路的放大倍数保持一定数值的工作信号频率范围,常采用 3 dB 频带表示,给出放大电路放大倍数下降 3 dB(下降到正常值的 0.707 倍)所对应的上、下两个频率 f_L、f_H 分别称为上、下截止频率,在这两个频率之间的输入信号,放大电路能够有效地进行放大。

放大电路的放大倍数随频率变化的关系也称放大电路的频率特性,影响放大电路频率特性的主要因素是电路中有源电子器件的寄生电抗参数和电路中耦合/旁路电容元件。

5. 不失真输出范围

用放大电路的最大不失真输出幅度表示其不失真输出范围,输入信号经过放大,在最大不失真输出幅度以内的输出信号能与输入信号保持线性关系(不失真),这一参数也描述了放大电路输出信号的最大不失真功率。

6. 输入信号范围

对于过大的输入信号幅度,可能引起有源电子器件进入非线性特性区,从而使放大电路输出信号不再与输入信号保持线性,产生信号波形失真,严重时甚至会损坏器件,为此,放大电路常规定其输入信号的幅度范围,如 $|u_i| \leqslant 10$ mV。

放大电路的核心是实现能量转换的有源电子器件,电路的其他部分都是围绕着如何保障有源电子器件正常工作及如何将信号引入与引出而设置,因此,放大电路一般以核心有源电子器件分类。从下节开始,介绍由双极型晶体三极管和场效应晶体管构成的一些基本单级放大电路,通过这些单元电路的分析,学习对放大电路的分析方法。

6.2 双极型晶体三极管及其电路模型

双极型晶体三极管简称晶体管或三极管,因其存在两种极性的载流子——电子和空穴同时参与导电而得名。

6.2.1 晶体管基本结构

晶体管由两个 PN 结组成,按结构分为 NPN 型和 PNP 型两大类,晶体管的结构示意和图形符号如图 6-2-1 所示。

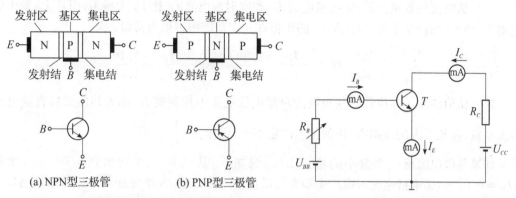

(a) NPN型三极管　　　(b) PNP型三极管

图 6-2-1　晶体管的结构示意和图形行号　　　图 6-2-2　晶体管电流放大实验电路

由图 6-2-1 可知,两类晶体管都分成发射区、基区、集电区三个区。每个区分别引出的电极称为发射极(E)、基极(B)和集电极(C)。基区和发射区之间的 PN 结称为发射结;基区和集电区之间的 PN 结称为集电结。不论是 NPN 型或 PNP 型晶体管,都具有两个共同的特点:

（1）在三个半导体区中,基区非常薄,使得两个 PN 结之间的工作互相影响,从而使它们与两个独立二极管串联存在本质上的性能差别。

（2）基区掺杂浓度很低,发射区的掺杂浓度很高。

NPN 型和 PNP 型晶体管尽管在结构上有所不同,但其工作原理是相同的。在本书中以 NPN 型为例讲述,如果遇到 PNP 型管子,只要把偏置电源极性更换一下就可以了。

6.2.2　晶体管电流分配及放大原理

为了解晶体管内部工作原理,先来分析一个实验电路,如图 6-2-2 所示。图中 U_{BB} 是基极电源,R_B 是基极电阻,U_{CC} 是集电极电源,R_C 是集电极电阻,$U_{CC} > U_{BB}$。晶体管接成两个回路:基极回路和集电极回路,发射极是公共端,这种接法称为共发射极接法。

电路中的晶体管采用 NPN 型,由于 $U_{CC} > U_{BB} > 0$,不难看出:$U_B > U_E$,发射结加正向电压(正偏);$U_C > U_B$,集电结加反向电压(反偏)。电路中晶体管的两个 PN 结施加了不同的偏置电压。

改变电阻 R_B 基极电流 I_B、集电极电流 I_C 和发射极电流 I_E 的大小都将发生变化,各电流的测量结果见表 6-2-1。

表 6-2-1　图 6-2-2实验电路的测量数据

I_B/mA	0	0.02	0.04	0.06	0.08	0.10
I_C/mA	0.01	0.70	1.50	2.30	3.10	3.95
I_E/mA	0.01	0.72	1.54	2.36	3.18	4.05

实验分析:

（1）由实验数据中的每一列都可以看出,流进晶体管的电流的代数和为零,这是由基尔霍夫电流定律(KCL)决定的,可以写为 $I_E = I_C + I_B$。

(2) 从电流的数量上看,集电极电流 I_C 和发射极电流 I_E 比 I_B 大得多,而且 I_B 发生变化则 I_C 和 I_E 均产生变化。I_C 和 I_B 的比值在一定范围内近似为常量。如

$$\frac{I_{C3}}{I_{B3}} = \frac{1.50}{0.04} = 37.5 \quad \frac{I_{C4}}{I_{B4}} = \frac{2.30}{0.06} = 38.3 \quad \frac{I_{C5}}{I_{B5}} = \frac{3.10}{0.08} = 38.8$$

这一比值体现了晶体管的基极电流对集电极电流的控制能力,称为共发射极直流电流放大系数,在相当大的范围内,该值基本固定不变,记作 $\bar{\beta} = \frac{I_C}{I_B}$。

如果基极电流有一个微小的增量 ΔI_B,例如 I_B 从 0.04 mA 增加到 0.06 mA,增量 $\Delta I_B = 0.02$ A,集电极电流对应产生很大的增量,I_C 从 1.5 mA 增加到 2.3 mA,增量 $\Delta I_C = 0.8$ mA,二者之比为 $\frac{\Delta I_C}{\Delta I_B} = \frac{0.8}{0.02} = 40$。该比值称为晶体管的共发射极交流电流放大系数,在一定范围内,也基本固定不变,记作 $\beta = \frac{\Delta I_C}{\Delta I_B}$。

一般情况下,$\bar{\beta}$ 和 β 在数值上基本相同,因此,使用时常不特别对二者加以区别,本书后面的分析,也将不特别区分。

由上述数据分析可以看出,晶体管具有显著的电流放大作用。

下面从晶体管载流子的运动规律来研究晶体管的电流分配及放大原理。载流子在晶体管内部的运动可分为三个区域。

将晶体管的半导体组成结构应用到图 6-2-2 所示电路,得到图 6-2-3 所示载流子运动示意图。电路中发射结正偏,集电结反偏。

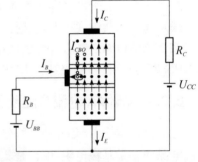

图 6-2-3　晶体管中载流子运动示意图

1. 发射区向基区扩散电子

因为发射结正偏,发射区的多数载流子(电子)将向基区扩散形成电流 I_E。与此同时,基区的空穴向发射区扩散,这一部分形成的电流很小(基区中空穴浓度低),可忽略不计。此时大量电子将越过发射结进入基区。

2. 电子在基区的扩散与复合

由发射区进到基的大量自由电子,起初都聚集在发射结边缘,而靠近集电结的电子很少,在基区中形成了自由电子浓度上的差别,促使自由电子向集电结边缘扩散。

由于基区载流子浓度远远小于发射区载流子浓度,而且基区很薄,所以,在扩散过程中,只有小部分自由电子和空穴相遇而复合掉,大部分自由电子都能扩散到集电结边缘。

由于基区接在外电源 U_{BB} 的正极,因此电源不断从基区拉走受激发的价电子,相当于不断补充基区中被复合掉的空穴,形成基极电流 I_B。

3. 集电区收集从发射区扩散过来的电子

由于集电结反偏,内电场增强,集电区的多数载流子——自由电子不能扩散到基区去。

但集电结的内电场能把扩散到集电结边缘的自由电子拉到集电区。而集电区的自由电子不断地被电源 U_{CC} 拉走,这部分电子流形成了集电极电流 I_C。集电区的少数载流子——空穴在内电场作用下漂移到基区,形成了少数载流子构成的反向饱和电流 I_{CBO},这部分电流很小,且受温度影响很大。

综上所述,从发射区扩散到基区的自由电子,大部分到达集电区形成电流 I_C,只有很小一部分在基区和相遇的空穴相复合形成 I_B,I_B 比 I_C 要小得多。

从电流分配的角度看,发射极电流 I_E 被分成基极电流 I_B 和集电极电流 I_C 两部分,它们的关系是 $I_C = \bar{\beta} I_B$。

从电流放大作用的角度看,可以认为晶体管能把数值 I_B 的基极电流放大 $\bar{\beta}$ 倍并转换为集电流,也可得到 $I_C = \bar{\beta} I_B$。

实际上晶体管的所谓"电流放大作用",并不是将小电流 I_B 放大成大电流 I_C,而是以小电流 I_B 的微小电流变化,去控制比它大几十倍的大电流 I_C 的变化,其间所需的能量由为晶体管提供偏置的直流电源提供(能量不能放大,只能转换)。因此,晶体管的电流放大作用实际上是一种控制作用,由于 $\dfrac{I_C}{I_B} = \bar{\beta}$,$I_C$ 的数值将随着 I_B 改变,即 I_C 受 I_B 的控制。

6.2.3　晶体管的特性曲线

晶体管的特性曲线是内部载流子运动规律的外部表现,它反映晶体管的工作性能,是分析放大电路的重要依据,晶体管最常用的特性曲线是共发射极接法时的输入特性曲线和输出特性曲线。这些特性曲线,可用晶体管特性曲线图示仪测量并直观地显示出来,也可以通过如图 6-2-4 所示的实验电路逐点进行测绘。

一、输入特性曲线

输入特性曲线是指当集-射电压 U_{CE} 为常数时,输入回路(基极回路)中基极电流 I_B 与基-射电压之间的关系曲线 $I_B = f(U_{BE})$,如图 6-2-5 所示。

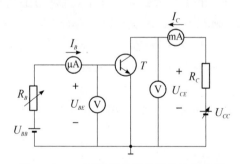
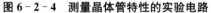
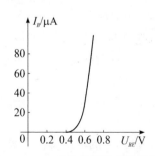

图 6-2-4　测量晶体管特性的实验电路　　　图 6-2-5　晶体管的输入特性曲线

晶体管输入特性曲线以集-射电压 U_{CE} 为参变量,理论上,每一个参变量值都对应一条特性曲线。对硅管而言,当 $U_{CE} \geqslant 1\text{ V}$ 时,集电结反向偏置,并且内电场已足够强,可以把从发射区扩散到基区的电子中的绝大部分拉入集电区。如果此时再增大 U_{CE},只要 U_{BE} 不变,即发射结的内电场不改变,那么,从发射区发射到基区的电子数基本固定,因而 I_B 也就基本上不变,$U_{CE} \geqslant 1\,\text{V}$ 后的输入特性基本上是重合的。所以,通常只画出 $U_{CE} \geqslant 1\,\text{V}$ 的一条输入特性曲线。

由图 6-2-5 可见,晶体管的输入特性和二极管的伏安特性基本相同。当 $U_{BE} < 0.5\,\text{V}$ 时(对锗管为 $0.1\,\text{V}$),$I_B \approx 0$,即此时晶体管处于截止状态,对 $U_{BE} < 0.5\,\text{V}$ 区域同样称为死区。当 $U_{BE} > 0.5\,\text{V}$ 后,I_B 增长很快。在正常工作情况下,NPN 型硅管的发射结电压 $U_{BE} > 0.6 \sim 0.7\,\text{V}$(锗管的 $U_{BE} = 0.2 \sim 0.3\,\text{V}$)。

二、输出特性曲线

晶体管的输出曲线是指当基极电流为常数时,输出电路(集电极回路)中集电极电流 I_C 与集-射极电压 U_{CE} 之间的关系曲线,即 $I_C = f(U_{CE})$。如前所述,基极电流对集电极电流具有很强的控制作用,对于不同的 I_B,得出不同的曲线,所以晶体管的输出特性曲线包含一组曲线,如图 6-2-6 所示。

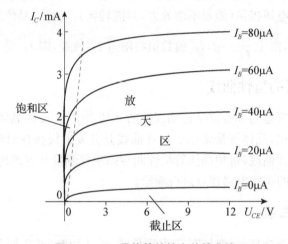

图 6-2-6　晶体管的输出特性曲线

当 I_B 一定时,从发射区扩散到基区的自由电子数大致是一定的(这是由工艺及晶体管尺寸决定的)。对应 $U_{CE} = 0 \sim 1\,\text{V}$ 的曲线段,随着 U_{CE} 的增大(集电结刚刚进入反偏,内电场逐步增强,收集电子能力逐步加强),I_C 线性增加。当 U_{CE} 超过大约 $1\,\text{V}$ 以后,内电场已足够强,进入基区的自由电子的绝大部分都被拉入集电区而形成 I_C,以致当 U_{CE} 继续增高时 I_C 不再有明显的增加,具有恒流特性。

当 I_B 增大时,相应的 I_C 也增大,曲线上移,而且 I_C 比 I_B 增加得多得多,这就是晶体管的电流放大作用的表现。

通常把晶体管的输出特性曲线分为三个工作区。

1. 放大区——曲线平坦的中间部分

在这个区域内 I_C 与 I_B 基本上成正比关系,即 $I_C = \bar{\beta} I_B$,因此放大区又称为线性区。此时 I_C 几乎不受 U_{CE} 的影响,晶体管输出回路相当于一个受控电流源,曲线的均匀间隔反映该受控源对增量(交流)电流的控制系数(即交流放大系数):

$$\Delta I_C = \beta \cdot \Delta I_B$$

放大区的特征是:发射结处于正向偏置,集电结处于反向偏置。晶体管表现出对电流的线性放大作用。

2. 截止区——曲线以下的狭窄区域

在这个区域内,U_{BE} 就小于死区电压,发射结处于反向偏置,几乎没有电子发射注入基区,$I_B \approx 0$,相应地,$I_C \approx 0$,晶体管处于截止状态,C-E 极之间相当于一个断开的开关。实际上,在集电结反向偏置电压作用下,少数载流子的漂移运动使 C-E 极之间有个微小的穿透电流 I_{CEO} 流过,该电流极小,一般可以忽略不计。

截止区的特征是:发射结和集电结均处于反向偏置,各电极电流近似为零。

3. 饱和区——虚线($U_{CE}=U_{BE}$)左部的区域

在这个区域内 $U_{CE}<U_{BE}$,使得 $U_C<U_B$,集电结也处于正向偏置,集电极吸引电子的能力大大削弱。即再增大 I_B,I_C 也增大很少,甚至不增大,I_C 与 I_B 线性关系被破坏,I_B 失去对 I_C 的控制作用,称晶体管饱和。饱和时 U_{CE} 的值称为管子的饱和压降 U_{CES},小功率硅管为 $0.2 \sim 0.3\,\mathrm{V}$,锗管为 $0.1 \sim 0.2\,\mathrm{V}$,大功率晶体管的饱和压降多在 $1\,\mathrm{V}$ 以上,此时晶体管的 C-E 极之间相当于一个闭合的开关。

饱和区的特征是:发射结和集电结均处于正向偏置,晶体管失去电流放大作用。

6.2.4 晶体管的主要参数

晶体管的参数是用来表征其性能和适用范围的,是选用、设计电路的依据。晶体管的参数很多,这里只介绍几个主要参数。

1. 共发射极电流放大系数 $\bar{\beta}$、β

当晶体管接成共发射极电路时,在静态(无输入信号)时集电极电流与基极电流的比值称为共发射极静态(又称直流)电流放大系数,用 $\bar{\beta}$ 表示。即

$$\bar{\beta}=\frac{I_C}{I_B} \tag{6-2-1}$$

当晶体管工作在动态(有输入信号)时,由基极电流的变化量 ΔI_B 引起集电极电流产生变化量 ΔI_C。ΔI_C 和 ΔI_B 的比值称为动态(又称交流)电流放大系数,用 β 表示。即

$$\beta=\frac{\Delta I_C}{\Delta I_B} \tag{6-2-2}$$

由以上可知,两个电流放大系数的含义不同,但在输出特性曲线近似平行等距的情况下,两者数值较为接近,因而通常在估算电路时,可认为 $\beta \approx \bar{\beta}$。

在半导体器件手册中,有时用 h_{FE} 代表 $\bar{\beta}$,用 h_{fe} 代表 β 值。并且给出的数值对同一型号的管子也有一定的范围,这是由制造工艺而决定的。一般晶体管的 β 值在 $20\sim500$ 之间。实际使用中温度对值影响很大,当温度升高时,β 值增大,这是由于温度升高后加快了基区中电子扩散速度,基区中电子与空穴复合的数目减少所致,一般温度每升高 $1\,^\circ\mathrm{C}$,β 值增加 $0.5\%\sim1\%$,为了获得足够放大能力,选用晶体管时,值不宜太小,一般小功率管以选 β 值 $150\sim300$ 为宜。

当晶体管工作在饱和区和截止区时,β 已不是一个常数,即 $I_C=\beta I_B$ 的关系不再存在。

2. 集-基极反向饱和电流 I_{CBO}

I_{CBO} 是指发射极开路($I_E=0$)时的集电极电流。是由少数载流子漂移运动(主要是集电区的少数载流子向基区运动)造成的,受温度影响很大。在室温(27 ℃)下,小功率锗管的 I_{CBO} 约为几微安到几十微安,小功率硅管的 I_{CBO} 在 1 μA 以下。温度每升高 1 ℃,晶体管的 I_{CBO} 大约增 1 倍。I_{CBO} 越小,晶体管性能越好。在实际应用中硅管的温度稳定性比锗管要好,在环境温度变化较大的情况下应尽量采用硅管。

3. 集-射极穿透电流 I_{CEO}

I_{CEO} 是指基极开路($I_B=0$)时的集电极电流。因为它是从集电极穿透管子而到达发射极的,所以又称穿透电流。

由于集电结反向偏置,集电区的空穴漂移到基区形成电流,而发射结正向偏置,发射区的电子扩散到基区,其中一小部分和形成的空穴在基区复合,而大部分被集电结拉到集电区,如图 6-2-7 所示。由于基极开路,即 $I_B=0$,所以参与复合的电子流也应等于 0。根据晶体管内部电流分配原则,从发射区扩散到集电区的电子数是在基区与空穴复合电子数的 β 倍,即 $I_{CEO}=I_{CBO}+\beta I_{CBO}=(1+\beta)I_{CBO}$。当 $I_B \neq 0$ 时,即基极不开路时集电极电流应为

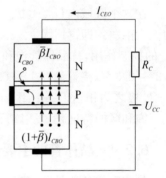

$$I_C = \beta I_B + I_{CEO} \qquad (6-2-3)$$

图 6-2-7 集射穿透电流

由以上分析可知,温度升高时,I_{CBO} 增大,I_{CEO} 随着增加,于是集电极电流 I_C 亦增加。所以,选用管子时一般希望 I_{CEO} 小一些。因为 $I_{CEO}=(1+\beta)I_{CBO}$,所以应选用 I_{CBO} 小的管子。

4. 集电极最大允许电流 I_{CM}

集电极电流 I_C 超过一定值时,晶体管 β 值要下降。当 β 值下降到正常值 2/3 时的集电极电流,称为集电极最大允许电流 I_{CM}。使用晶体管时,若 $I_C > I_{CM}$,管子不一定损坏,但 β 值大大下降,晶体管性能变得很差。

5. 集-射击穿电压 $U_{(BR)CEO}$

基极开路时,加在集电极和发射极之间的最大允许电压称为集-射击穿电压 $U_{(BR)CEO}$,当晶体管的集-射极电压 $U_{CE} > U_{(BR)CEO}$ 时,I_C 将突然增大,管子被击穿。温度升高,$U_{(BR)CEO}$ 下降,使用时应特别注意。

6. 集电极最大允许耗散功率 P_{CM}

由于集电极电流通过集电结时将产生热量,使结温度升高,从而会引起晶体管参数变化。当晶体管因受热而引起的参数变化不超过允许值时,集电极所消耗的最大功率,称为集电极最大允许耗散功率 P_{CM}。

P_{CM} 主要受管子的温升限制,一般来说锗管允许结温为 70~90 ℃,硅管约为 150 ℃。

若晶体管的 P_{CM} 值已确定,由 $P_{CM}=U_{CE}I_C$ 可知,U_{CE} 和 I_C 在输出特性曲线上的关系为双曲线,该曲线称为 P_{CM} 曲线,图 6-2-8 所示为小功率硅晶体管的 P_{CM} 曲线。曲线左方,是

晶体管安全工作区;右方则为过损耗区,为保证晶体管不因过热损坏,应避免长期工作在过损耗区。

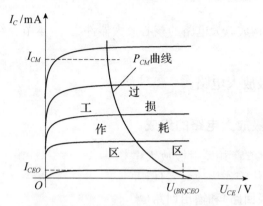

图 6-2-8　晶体管P_{CM}曲线和过损耗区

6.2.5　晶体管的大信号电路模型

　　晶体管工作在截止区时表现为各极电流基本为零,可等效为断开的开关;晶体管工作在放大区时,集电极电流随基极电流变化,可等效为电流控制电流源;而晶体管工作在饱和区时,各极之间的电压基本为零,可等效为闭合的开关。当晶体管工作在大信号状态时,可利用理想二极管单向导电的开关特点,为晶体管工作状态在饱和、截止、放大之间转换提供模型,图 6-2-9 所示的等效电路是晶体管工作在大信号时的开关模型。

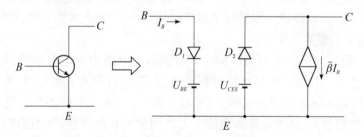

图 6-2-9　晶体管工作在大信号时的开关模型

　　大信号模型中,U_{BE} 为晶体管发射结导通电压,一般硅管为 $0.6\sim0.7$ V(锗管为 $0.2\sim0.3$ V),U_{CES} 为晶体管饱和时 CE 电压,硅管为 $0.3\sim0.5$ V(锗管为 $0.1\sim0.2$ V),二极管采用理想二极管。

　　当 B-E 输入电压小于 U_{BE},且 C-E 电压大于 U_{CES} 时,二极管 D_1、D_2 截止,晶体管处于截止工作状态;当 B-E 输入电压达到 U_{BE},且 C-E 电压大于 U_{CES} 时,二极管 D_1 导通,D_2 截止,晶体管处于放大工作状态;当 B-E 输入电压达到 U_{BE},且 C-E 电压降到 U_{CES} 时,二极管 D_1、D_2 均导通,晶体管处于饱和工作状态。

　　大信号电路模型主要用于晶体管静态工作状态分析和晶体管开关电路分析。

6.3 晶体管放大电路

晶体管是最常用的构成放大电路的核心放大器件之一,本节介绍几种由晶体管构成的基本单元放大电路。

6.3.1 共发射极放大电路

一、单管共发射极放大电路的组成

图 6-3-1 是一个单管共发射极放大电路。电路中只有一个晶体管作为放大器件,并且电路的输入回路(基极回路)和输出回路(集电极回路)的公共端是晶体管的发射极,故称单管共发射极放大电路(简称共射放大电路)。

NPN 型晶体管 T 担负着能量控制作用(放大作用),是放大电路的核心元件。基极直流电源 U_{BB} 和基极电阻 R_B 给晶体管发射结提供适当的正向偏置电压 U_{BE}(约 0.7 V)和偏置电流 I_B。集电极直流电源 U_{CC} 为输出信号提

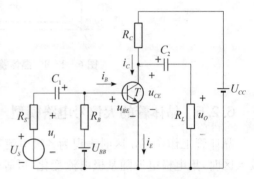

图 6-3-1 单管共发射极放大电路

供能量,R_C 是集电极负载电阻。将受输入信号控制的集电极电流变化转换为集电极电压的变化,输送到放大电路的输出端,实现了电压放大。同时 U_{CC} 和 R_C 为晶体管提供适当的管压 U_{CE},使 $U_{CE} > U_{BE}$,以保证晶体管集电结反向偏置,处于放大状态。U_{CE} 数值一般为几伏到几十伏,R_C 数值一般为几千欧。

电容 C_1、C_2 分别接在放大电路的输入、输出端,与电路中的电阻构成耦合电路。由于电容有"通交隔直"作用,交流信号可以顺利地通过 C_1、C_2,沟通了信号源、放大电路和负载三者之间的交流通路,保证了交流信号的"畅通无阻"。而放大电路的直流电源 U_{BB} 与 U_{CC} 被 C_1、C_2 隔断,使信号源、放大电路和负载三者之间没有直流联系,互不影响。所以 C_1、C_2 称为耦合电容,也称为隔直电容。为使交流信号顺利通过,要求 C_1、C_2 的容抗很小,其信号压降可忽略不计(即对交流信号可视为短路),所以 C_1、C_2 的容量都很大,一般为几微法到几十微法,通常采用有极性的电解电容,使用时要正确连接。由于采用了电容作信号的耦合,图 6-3-1 所示电路又称为阻容耦合单管共发射极放大电路。

图 6-3-1 所示电路使用两个直流电源 U_{BB} 与 U_{CC},既不方便又不经济。由于输入输出回路具有公共的接地端,实用中,常省去基极直流电源 U_{BB},将基极电阻 R_B 改接到 U_{CC} 的正端,采用单电源供电,如图 6-3-2(a)所示。为保证发射结正偏、集电结反偏,必须保证取值比大。

在电子电路中,习惯上一般不画电源的符号,而只把电源为放大电路提供的电压 U_{CC} 以电位的形式标出,如图 6-3-2(b)所示。

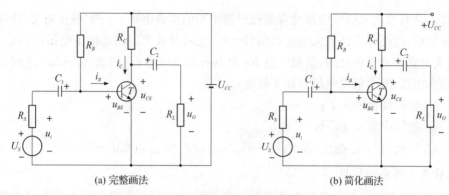

(a) 完整画法　　　　　　　　　(b) 简化画法

图6-3-2　单电源单管共射放大电路

二、基本共射放大电路的工作原理和波形分析

对放大电路的基本要求,一是信号能放大,二是放大后的信号不失真。下面就从这两方面看看放大电路是怎样工作的。

1. 信号放大的过程

在图6-3-2(b)中,$u_i = 0$ 时,没有信号输入,放大电路处于静态。基极回路的电压 U_{BE}、电流 I_B 和集电极回路的电压 U_{CE}、电流 I_C 均为直流量。它们的关系是

$$U_{BE} \rightarrow I_B = \frac{U_{CC} - U_{BE}}{R_B} \xrightarrow{\times \bar{\beta}} I_C = \bar{\beta} I_B \rightarrow U_{CE} = U_{CC} - R_C I_C$$

这四个直流量表明了晶体管的静态工作点 Q,其大小如图6-3-3虚线所示,分别记为 U_{BEQ}、I_{BQ}、I_{CQ}、U_{CEQ}。

有信号输入时,$u_i \neq 0$,设在静态工作点 U_{BEQ}、I_{BQ}、I_{CQ}、U_{CEQ} 直流分量的基础上,叠加了交流分量(信号分量),这些交流分量的关系是

$$u_i \rightarrow u_{be} \rightarrow i_b \xrightarrow{\times \beta} i_c = \beta i_b \rightarrow u_{ce} = (R_C \mathbin{/\mkern-5mu/} R_L) i_c \rightarrow u_o$$

其中 u_{be} 为发射结信号电压(由于 C_1 相当于短路,所以 $u_{be} = u_i$),它产生基极信号电流 i_b,i_b 放大 β 倍后,产生集电极信号电流 i_c,i_c 流过 R_C 和 R_L 产生信号电压降$(R_C /\!/ R_L) i_c$。既然 R_C 上增加一信号电压,那么晶体管上就应减少一个等量的信号电压(因为 R_C 与管子两者电压之和等于 U_{CC}),晶体管上的信号电压用 u_{ce} 表示。这里,集电极电阻 R_C 把晶体管的集电极电流变化转换为电压变化,并反映到晶体管上,从而把电流放大作用转换为电压放大作用(u_{ce} 的幅度比 u_i 大得多)。这时晶体管各极的电流及极间电压为静态工作点直流分量和由输入信号引起的交流分量之和,它们均为方向不变,而大小随输入信号 u_i 变化的波动直流,其波形如图6-3-3的实线所示。

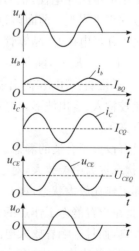

图6-3-3　基本共射放大电路的工作波形

当这个含有被放大信号的波动直流经过输出端的耦合电容 C_2 的"隔直通交"作用,滤去了直流分量后,就还原出已放大的正弦信号电压,它就是放大电路的输出电压,即 $u_O = u_{ce}$。通常,放大电路都是带负载的,负载电阻 R_L 就接在输出电容 C_2 和地(公共端)之间。

与输入电压相比,输出电压有如下特点:

(1) u_O 的幅度比增大了;

(2) u_O 的频率与 u_i 相同;

(3) u_O 的相位与 u_i 相反,即 $u_O = -U_{om}\sin(\omega t) = U_{om}\sin(\omega t - 180°)$。

2. 静态工作点的作用

静态工作点在信号放大的过程中起什么作用? 既然放大电路要放大的是动态信号,为什么还要设置静态工作点呢? 为了回答这个问题,不妨把图 6-3-2 中的基极电阻去掉,而把输入信号直接加在晶体管的基极和发射极之间,如图 6-3-4 所示,看看将会有什么结果。

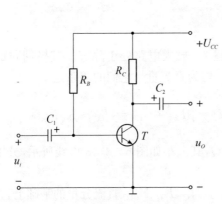

图 6-3-4　没有设置静态工作点的放大电路

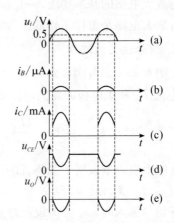

图 6-3-5　不设置静态工作点的失真波形

显然,在没有输入信号时 $I_B = 0$,$I_C = 0$。当加入输入信号 u_i,如图 6-3-5(a)所示,由于发射结的单向导电性,信号的负半周使发射结反偏,晶体管截止,放大电路没有输出。那么信号的正半周呢? 前面讲过晶体管输入特性上存在死区电压(硅管为 0.5 V),只有当输入信号大于死区电压时,晶体管才导通,i_B 和 i_C 的波形如图 6-3-5(b)、(c)所示。集-射极电压 $u_{CE} = U_{CC} - R_C i_C$,随着 i_C 的变大而减少(变小而增大),波形如图 6-3-5(d)所示。由于电容 C_2 的隔直作用,在输出端得到了滤掉直流分量的输出电压 u_O,波形如图 6-3-5(e)所示。比较输入、输出波形,显然输出电压 u_O 出现了严重的失真,已经不是 u_i 的样子,放大就毫无意义了。

只有设置了合适的静态工作点,使得晶体管在整个信号周期内,始终工作在放大状态(这种状态称为甲类放大,对于某些特别构造的放大电路,采取了专门的措施,可以使晶体管不全部工作在放大状态,如 6.7 节介绍的互补对称功率放大电路),输出信号才不会产生失真,这就是设置静态工作点的必要性和重要性。应该指出静态工作点 Q 不仅影响电路是否产生失真,而且影响着放大电路的动态性能,这些将在后面讨论。

在交流放大电路中,有直流分量、交流分量以及它们的合成全量。为便于区分,以不同的符号标注它们,用大写字母加大写下标表示直流分量,如 I_B、I_C、U_{CE} 等;用小写字母加小写下标表示交流分量,如 i_b、i_c、u_{ce} 等;用小写字母加大写下标表示合成全量,如 i_B、i_C、u_{CE} 等。表 6-3-1 给出常用的电压、电流符号,注意正确使用它们。

表 6-3-1 交流放大电路电压和电流的符号

名称		直流分量（静态值）	交流分量		合成全量的瞬时值
			瞬时值	有效值	
晶体管	基极电流	I_B	i_b	i_B	$i_B (= I_B + i_b)$
	集电极电流	I_C	i_c	i_C	$i_C (= I_C + i_c)$
	发射极电流	I_E	i_e	i_E	$i_E (= I_E + i_e)$
	基-射极电压	U_{BE}	u_{be}	u_{BE}	$u_{BE} (= U_{BE} + u_{be})$
	集-射极电压	U_{CE}	u_{ce}	u_{CE}	$u_{CE} (= U_{CE} + u_{ce})$
放大电路	输入电压	—	u_i	U_i	—
	输出电压	—	u_o	U_o	—

6.3.2 放大电路的基本分析方法

放大电路的分析,分为静态和动态两种情况。静态分析的目的是分析电路中有源器件(如晶体管)的静态工作点直流电压和直流电流,确定其是否处于放大状态。动态分析主要是估算放大电路的各项动态技术指标,如电压放大倍数、输入电阻、输出电阻、输出最大功率等。

一、放大电路的直流通路和交流通路

前面的分析已经指出,放大电路是个交、直流共存的电路,电路中同时存在着由直流电源作用的直流分量,和由交流信号源作用的交流分量。由于放大电路内存在着电容等电抗元件,直流分量的通路和交流分量的通路是不一样的。为了分析方便,常把直流电源对电路的作用和输入交流信号源的作用区分开来,分成直流通路和交流通路来讨论。

直流通路是在直流电源作用下直流电流流经的通路,主要用于研究电路的静态工作点。直流通路(或直流等效电路)获得的方法:

(1) 电路中电容等效为开路,电感线圈等效为短路(忽略线圈电阻)。

(2) 信号源不起作用,按零值处理(电压源短路、电流源开路),只保留其内阻。

根据以上原则,图 6-3-2 所示单管共射放大电路直流通路如图 6-3-6(a)所示。

交流通路是在输入交流信号的作用下,交流信号流经的通路,主要用于研究动态参数,即放大电路的各项动态技术指标。交流通路(等效电路)的获得方法:

(1) 容量大的电容(如耦合电容、旁路电容),容抗小,对交流信号可视为短路。

(2) 直流电压源按零值处理,等效为短路(一般忽略其内阻)。

根据以上原则,图 6-3-2 所示单管共射放大电路交流通路如图 6-3-6(b)所示。

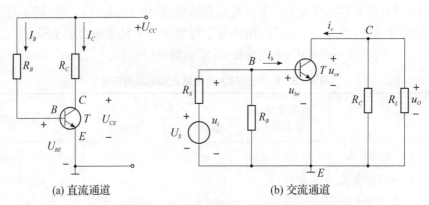

(a) 直流通道　　　　　　　　　　(b) 交流通道

图 6-3-6　单管共射放大电路的直流通路和交流通路

利用放大电路的直流通路和交流通路,分别对放大电路进行静态分析和动态分析。分析的过程一般是先静态后动态,先有合适的静态工作点,再作动态分析。求解静态工作点时应采用直流通路,求解动态参数时应采用交流通路,两种通路的应用不可混淆。下面以图 6-3-2 单管共射放大电路为例,介绍放大电路的静态分析和动态分析。

二、放大电路的静态分析

围绕着放大电路的核心元件晶体管,放大电路的直流通路实际上存在两个回路:输入回路和输出回路,如图 6-3-7 所示。静态分析的目的就是要通过这两个回路,分析出晶体管在无信号直流状态下的工作状态。

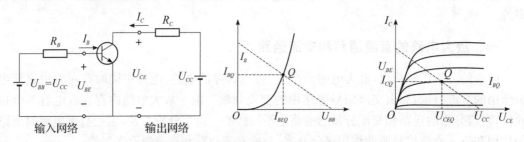

输入网络　　　　　　　　　　输出网络

图 6-3-7　晶体管放大电路的静态工作点

在输入回路中,左侧线性等效电源(U_{BB},R_B)与晶体管输入端口共用电压和电流,在同一坐标系中画出晶体管输入特性(图中实线)和线性等效电源特性(图中虚线),常称该线性等效电源特性曲线为晶体管的输入直流负载线,两条特性交点就是晶体管静态工作点 Q,对应得到 U_{CEQ} 和 I_{CQ}。

用上述方法虽然直观地得到了静态工作点,但是,这种方法要求精确得到晶体管的特性曲线,这在许多场合是不容易实现的。为此,工程上常采用等效电路的方法来分析静态工作点。

将图 6-3-6(a)所示直流通路中晶体管替换为大信号模型,得到图 6-3-8 所示静态工作点分析等效电路。

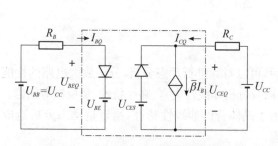

图 6-3-8　静态工作点分析等效电路

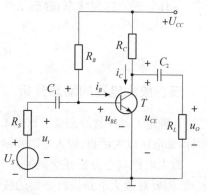

图 6-3-9　例 6-3-1 电路

当 $U_{BB} > U_{BE} \approx (0.6 \sim 0.7)\text{V} > U_{CES} \approx (0.3 \sim 0.5)\text{V}$ 时,左边二极管导通(发射结)。有

$$U_{BEQ} = U_{BE} = 0.7\text{ V} \quad I_{BQ} = \frac{U_{BB} - U_{BEQ}}{R_B} \qquad (6-3-1)$$

如果晶体管处于放大状态,则

$$I_{CQ} = \beta I_{BQ} \quad U_{CEQ} = U_{CC} - I_{CQ}R_C \qquad (6-3-2)$$

式(6-3-2)的计算结果是基于晶体管处于放大状态得到的,若结果出现 $U_{CEQ} < U_{CES}$,图中右侧二极管导通,表明实际上晶体管已经进入饱和状态。此时

$$I_{CQ} = \frac{U_{CC} - U_{CES}}{R_C} \quad U_{CEQ} = U_{CES} \qquad (6-3-3)$$

这种情况下,放大电路将不能正常工作(放大),需要调整放大电路的偏置,一般是调整(增大)基极偏置电阻 R_B 减小静态工作点电流,使晶体管工作点离开饱和区。

例 6-3-1　图 6-3-9 所示电路中,$U_{CE} = 12\text{ V}$,$R_C = 2.1\text{ k}\Omega$,$R_B = 300\ \Omega$,$\beta = 100$,设 $U_{BE} = 0.6\text{ V}$,试对该电路进行静态分析。

解: $U_{BB} = U_{CC} = 12\text{ V} > U_{BE} = 0.6\text{ V}$,由式(6-3-1)可得

$$U_{BEQ} = U_{BE} = 0.6\text{ V} \quad I_B = \frac{U_{CC} - U_{BE}}{R_B} = \left(\frac{12 - 0.6}{300 \times 10^3}\right)\text{A} = 38\ \mu\text{A}$$

按照式(6-3-2)有

$$I_{CQ} = \beta I_{BQ} = (100 \times 38)\mu\text{A} = 3.8\text{ mA}$$
$$U_{CEQ} = U_{CC} - I_{CQ}R_C = (12 - 3.8 \times 2.1)\text{V} = 4.02\text{ V}$$

分析结果表明晶体管被正确设置在放大状态。但是如果电路中将晶体管更换成高 β 管,如 $\beta = 200$,则重新计算结果为

$$I_{CQ} = \beta I_{BQ} = (200 \times 38)\mu\text{A} = 7.6\text{ mA}$$
$$U_{CEQ} = U_{CC} - I_{CQ}R_C = (12 - 7.6 \times 2.1)\text{V} = -3.96\text{ V} < U_{CES} = 0.5\text{ V}$$

晶体管进入饱和状态,静态工作点不再受控制,而是受偏置电路限制达到最大值:

$$I_{CQ} = \frac{U_{CC} - U_{CES}}{R_C} = \left(\frac{12 - 0.5}{2.1}\right) \text{mA} = 5.48 \text{ mA}$$

三、放大电路的动态分析

在确定了晶体管静态处于放大工作状态后,可以对其进行动态分析,分析放大电路的性能指标,如电压放大倍数、输入电阻和输出电阻,以及分析非线性失真、频率特性、负反馈等问题。

放大电路动态分析在交流通路上进行,由于晶体管的非线性特性,给定量动态分析造成困难,需要对放大电路进行必要的线性化处理。

1. 晶体管的微变(小信号)等效电路

放大电路的线性化,关键是晶体管特性的线性化。晶体管在小信号(微变量)情况下工作,加在晶体管发射结上的电压变化很小,工作点只在静态工作点附近作微小变化,在这样微小范围内,晶体管特性可采用微分线性化处理,用晶体管静态工作点处特性曲线的切线代替曲线本身。图6-3-10(a)是图6-3-6(b)所示交流通路中的晶体管电路,u_{be}、i_b、i_c、u_{ce}是交流信号分量,它们的幅值很小,符合线性化条件。

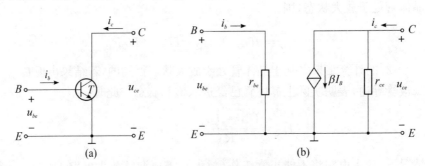

图 6-3-10 晶体管及微变等效电路

图6-3-11(a)、(b)是晶体管的输入特性曲线和输出特性曲线。当放大电路输入信号很小时,静态工作点Q附近的曲线段ab和cd均可按直线段处理。在图6-3-11(a)上,当$u_{CE} = U_{CEQ}$为常数时,ΔU_{BE}和ΔI_B可认为是小信号u_{be}和i_b,两者之比值为电阻r_{be}(切线斜率):

$$r_{be} = \frac{\Delta U_{BE}}{\Delta I_B}\bigg|_{U_{CEQ}} = \frac{u_{be}}{i_b}\bigg|_{U_{CEQ}}$$

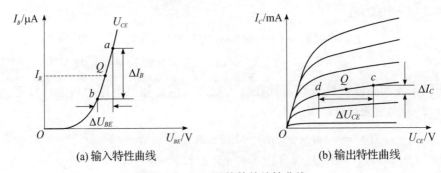

    (a) 输入特性曲线   (b) 输出特性曲线

图 6-3-11 晶体管的特性曲线

电阻 r_{be} 称为晶体管的交流输入电阻。在小信号条件下，r_{be} 是个与静态工作点相关的常数，在手册中常用 h_{ie} 表示。原则上可以从特性曲线求得，但晶体管的输入特性曲线在一般手册中往往并不给出，也不大容易测准，常采用公式估算。根据 PN 结的导电特性和晶体管的结构有

$$r_{be} = r_{bb'} + r_{b'e} \qquad r_{b'e} = (1+\beta)\frac{U_T}{I_{EQ}} = \beta \frac{U_T}{I_{CQ}} \qquad (6-3-4)$$

其中 $r_{bb'}$ 是基区体电阻，对于小功率管，一般在几欧到几十欧（由于工艺因素，早期晶体管基区体电阻比较大，一般会有几百欧），可查阅手册得到。$r_{b'e}$ 为发射结等效电阻，$U_T = \frac{kT}{q}$ 为温度的电压当量，k 为玻耳兹曼常数（1.38×10^{-23} J/K），T 为热力学温度，q 为电子电荷量（1.6×10^{-19} C），室温（27 ℃）时 $U_T \approx 25.8$ mV。

随着半导体器件制造工艺的改进，$r_{bb'}$ 越来越小，因此，若无特别说明，上式中 $r_{bb'}$ 可取 10 Ω 或忽略。从上式可见，r_{be} 是个受静态工作点影响的动态电阻。当 I_{EQ} 很小时，$r_{b'e} \gg r_{bb'}$，$r_{be} \approx r_{b'e}$。

在小信号作用下晶体管的基极和发射极之间可用等效电阻 r_{be} 来代替，如图 6-3-10(b) 所示。根据晶体管电流放大原理，i_c 受 i_b 控制，$i_c = \beta i_b$，若 i_b 不变，i_c 也不变，具有恒流特性。所以，集电极和发射极之间可用等效受控电流源来代替，如图 6-3-10(b) 所示。

实际上，在图 6-3-10(b) 上，各曲线不完全与横轴平行，当基极电流 $i_B = I_B$ 为常数时，在 Q 点附近，ΔU_{CE} 和 ΔI_C 可认为就是小信号 u_{ce} 和 i_c，两者之比为电阻 r_{ce}（输出特性曲线在工作点的斜率）：

$$r_{ce} = \frac{\Delta U_{CE}}{\Delta I_C}\bigg|_{I_B} = \frac{u_{ce}}{i_c}\bigg|_{I_B} \qquad (6-3-5)$$

r_{ce} 称为晶体管的交流输出电阻，在小信号条件下，它也是个常数。若把集电极和发射极之间看作受控电流源，则 r_{ce} 就是它的内阻，所以在等效电路中，与受控电流源并联。图 6-3-10(b) 就是晶体管在小信号工作条件下简化的微变等效电路。在实际应用中，因为 r_{ce} 数值很大（几十千欧到几百千欧），分流作用极小，可忽略不计，故本书在后面的电路中常省略。

2. **放大电路的微变等效电路分析**

将图 6-3-6(b) 中的晶体管用其微变等效电路代替，即构成放大电路的微变等效电路，图 6-3-2 放大电路的微变等效电路如图 6-3-12 所示。为便于频率特性分析，图中将小信号当作单一频率正弦波，并将电路直接转换到相量域（参考第三章）。

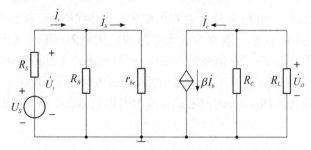

图 6-3-12　图 6-3-2 放大电路的微变等效电路

（1）电压放大倍数

电压放大倍数就是输出电压与输入电压的变化量之比。设输入信号为正弦量,图 6 - 3 - 12 的电压和电流用相量表示。则

$$输入电压:\dot{U}_i = r_{be}\dot{I}_b \quad 输出电压:\dot{U}_o = -R'_L\dot{I}_c = -\beta R'_L\dot{I}_b$$

式中,R'_L 为等效负载电阻,由 R_C 与 R_L 并联构成,$R'_L = R_C // R_L = \dfrac{R_C R_L}{R_C + R_L}$,放大电路的有载电压放大倍数:

$$A_u = \frac{\dot{U}_o}{\dot{U}_i} = -\frac{\beta R'_L \dot{I}_b}{r_{be}\dot{I}_b} = -\beta\frac{R'_L}{r_{be}} \quad\quad (6-3-6)$$

若放大电路负载开路 $(R_L = \infty)$,则放大电路空载电压放大倍数为

$$A_{uo} = -\beta\frac{R_C}{r_{be}} \quad\quad (6-3-7)$$

上两式中负号表示输出电压和输入电压相位相反,称为反相放大。电压放大倍数与集电极电阻 R_C、负载电阻 R_L、晶体管电流放大系数 β 和 r_{be} 有关。由于 r_{be} 受静态工作点影响,I_{EQ} 增大,r_{be} 将减小,此时 $|A_u|$ 将增大,可见电压放大倍数 A_u 也受静态工作点变化的影响。

（2）输入电阻

输入电阻的大小等于输入电压和输入电流之比,当输入电压为正弦电压时,采用相量分析,由于电路中没有电抗,所以输入阻抗为实数(输入电阻):

$$r_i = \frac{\dot{U}_i}{\dot{I}_i} = R_B // r_{be} \approx r_{be} \quad\quad (6-3-8)$$

因为的 R_B 阻值比 r_{be} 大得多,所以这一类放大电路的输入电阻 r_i,近似等于晶体管的输入电阻 r_{be},数值不大,一般数值为千欧量级。

放大电路的输入电阻小,将从信号源索取较大的电流,增加信号源的负担;放大电路从电压信号源分压获得的实际输入电压 U_i 小;当放大电路作为前级放大电路的负载时,较小的输入电阻会使前级放大电路的电压放大倍数减小。通常希望放大电路的输入电阻略大些。

（3）输出电阻

对负载 R_L 而言,放大电路等效为含有内阻的信号源(给 R_L 提供被放大了的交流信号),如图 6 - 3 - 13 所示,这个内阻称为放大电路的输出电阻,用 r_o 表示,它也是个动态电阻。放大电路的输出电阻 r_o 可在信号源为零 $(u_s = 0)$ 的条件下在放大电路输出端求得。实际上,放大电路输出端相当于一个有源二端网络,根据戴维宁定理,这个有源二端网络可以用一个等效的电压源代替,电压源的内阻就是放大电路的输出电阻,如图 6 - 3 - 13 所示。

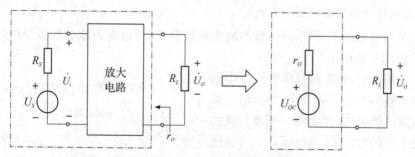

图 6-3-13　放大电路的输出电阻

对图 6-3-9 所示电路,利用图 6-3-12 微变等效电路,将信号源置零 $\dot{U}_s=0$,则 $\dot{I}_b=0$,受控电流源也为 0,输出端看进去的等效电阻(输出电阻)为

$$r_o=R_C \tag{6-3-9}$$

放大电路作为负载的信号源,其内阻 r_o 的数值应尽量小些。r_o 越小,放大电路的带负载能力越强。

例 6-3-2　在图 6-3-9 所示电路中,若 $R_L=3\text{ k}\Omega$,试求电压放大倍数、输入电阻及输出电阻(假设 $r_{bb'}=10\ \Omega$)。

解:图 6-3-9 所示电路的微变等效电路如图 6-3-12 所示。

(1) 电压放大倍数

在例 6-3-1 中已经求出,计算晶体管输入电阻:

$$r_{be}=r_{bb'}+r_{b'e}=r_{bb'}+\beta\frac{U_T}{I_{CQ}}=\left(10+100\times\frac{25.8}{3.8}\right)\Omega=689\ \Omega$$

根据式(6-3-6)计算有载电压放大倍数:

$$A_u=-\beta\frac{R_L'}{r_{be}}=-100\times\frac{\dfrac{2.1\times3}{2.1+3}\text{ k}\Omega}{689\ \Omega}\approx-179$$

当负载开路时,利用式(6-3-7)计算空载电压放大倍数:

$$A_{uo}=-\beta\frac{R_C}{r_{be}}=-100\times\frac{2.1\text{ k}\Omega}{689\ \Omega}\approx-305$$

(2) 放大电路的输入电阻

由图 6-3-12 所示微变等效电路可知

$$r_i=R_B\ /\!/\ r_{be}=\left(\frac{300\times0.689}{300+0.689}\right)\text{k}\Omega\approx0.687\text{ k}\Omega$$

(3) 放大电路的输出电阻

$$r_O=R_C=2.1\text{ k}\Omega$$

3. 放大电路动态性能的图解分析

在静态分析的基础上,利用晶体管的输出特性曲线,可以直观地分析各个电压、电流交流分量的传输情况和相互关系。

与静态分析类似,动态时晶体管的工作点也是沿一条直线($u_{CE} = U'_{CC} - i_C R'_L$)运动,这条直线被称为晶体管的交流负载线。直流负载线反映的是静态时的电流 I_C 与电压 U_{CE} 的变化关系,交流负载线反映的则是动态时的电流 i_C 与电压 u_{CE} 的变化关系。动态时耦合电容 C_2 相当于短路,集电极的负载电阻是 R_C 与 R_L 并联的等效电阻 R'_L,因此交流负载线的斜率与直流负载线不同,不是 $-R_C^{-1}$,而是 $-(R'_L)^{-1}$。由于 R'_L 小于 R_C,通常交流负载线比直流负载线更陡。当输入信号的瞬时值为零时,放大电路处于静态,工作点既在交流负载线上,又在静

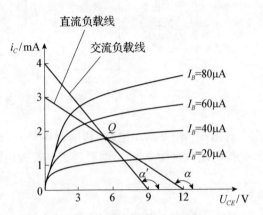

图 6 - 3 - 14　直流负载线和交流负载线

态工作点上,因此交、直流负载线在 Q 点相交,只要过 Q 点作一条斜率为 $-(R'_L)^{-1}$ 的直线,即可得到放大电路的交流负载线。对图 6 - 3 - 9 所示电路,可作其交流负载线如图 6 - 3 - 14 所示。

若放大电路输入端加入正弦电压,在线性范围内,晶体管的 u_{BE}、i_B、i_C、u_{CE} 都将围绕各自的静态值随 u_i 按正弦规律变化,工作点也将围绕静态工作点 Q 在交流负载线上移动。输入信号正半周,工作点从 Q 上移到 Q_1,再从 Q_1 移回 Q;输入信号负半周,工作点从 Q 下移到 Q_2 再从移回 Q。放大电路的基极回路和集电极回路的动态工作情况分别如图 6 - 3 - 15 (a)、(b)所示。

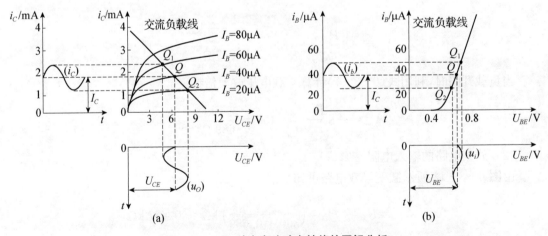

图 6 - 3 - 15　放大电路动态性能的图解分析

从图解分析可以看到,放大电路的输出波形与信号输入波形的变化方向是相反的,即它们的相位关系是反相的,这是共发射极电路的基本特征之一。当元件参数取得合适时,u_o

的幅度大于 u_i 的幅度,实现电压放大。利用图解分析也可以计算电压放大倍数,它等于 u_o 的幅值与 u_i 的幅值之比。

4. 非线性失真

如果静态工作点位置设置不合适,或者信号幅度过大,晶体管的工作范围将超出其特性曲线的线性区而进入非线性区,导致输出信号的波形不能完全重现输入信号的波形(波形畸变),这种现象称为非线性失真。

当工作点偏高时,如图 6-3-16 中 Q_1,虽然基极电流 i_{b1} 为不失真的正弦波,但是由于输入信号 i_{b1} 的正半周靠峰值的一段时间内晶体管进入了饱和区,导致集电极电流 i_{c1} 产生顶部失真,集电极电阻 R_C 上的电压也产生同样的失真,从而导致 u_o 波形产生底部失真,其波形如图 6-3-16 所示,这种因晶体管饱和而产生的失真称为饱和失真。

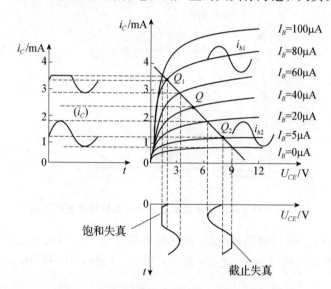

图 6-3-16　工作点不合适引起输出波形失真

当工作点偏低时,如图 6-3-16 中,在信号负半周靠近峰值的一段时间内,晶体管 b-e 极电压 u_{BE} 小于其死区电压,晶体管截止,基极电流 i_{b2} 将产生底部失真。集电极电流 i_{c2} 和集电极电阻 R_C 上的电压也随之产生同样的失真,从而导致 u_o 波形产生顶部失真,如图 6-3-16 所示,这种因晶体管截止而产生的失真称为截止失真。

当工作点设置不合适产生非线性失真时,一般通过调节基极偏置电阻 R_B 对静态工作点进行调整,增大 R_B,I_{BQ} 减小,工作点 Q 下移,远离饱和区;相反,减小 R_B,I_{BQ} 增大,工作点 Q 上移,远离截止区。

应当指出,饱和失真与截止失真是比较极端的两种情况。实际上,在输入信号的整个周期内,即使晶体管始终工作在放大区,也会因为输入特性和输出特性的非线性,使输出波形产生失真,只不过当输入信号很小时,这种失真也很小可以忽略而已,工程上,小信号一般指晶体管净输入电压 $\Delta u_{BE} < 5\,\mathrm{mV}$(小于温度电压当量的 $1/5$)。

5. 动态工作范围——最大不失真输出

最大不失真输出是指输出波形没有明显失真的情况下,放大电路能够输出的最大电压

（有效值或幅值）。利用图解法可以估算最大不失真输出电压的范围。

从前面分析可以知道,当输入正弦交流信号时,晶体管的工作点将围绕静态工作点 Q 在交流负载线上移动。由图 6-3-17 可见,当工作点上移超过 A 点时,进入饱和区,输出波形会产生饱和失真;当工作点下移超过 B 点时,进入截止区,输出波形会产生截止失真。因此,输出波形不产生明显失真的动态工作范围由交流负载线上的 A、B 两点所限制的范围决定。当静态工作点 Q 设置在 AB 的中点时, $AQ = QB$,它们在横轴上的投影 $CD = DE$,则此时放大电路的最大不失真输出幅度为

$$U_{OM} = CD = DE$$

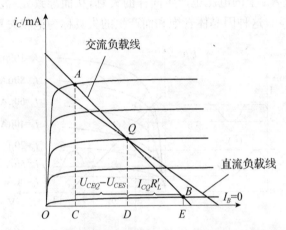

图 6-3-17　用图解法估算最大不失真输出电压的范围

若静态工作点 Q 设置得过高或过低,则交流负载线上 AB 间的动态工作范围不能充分利用,使最大不失真输出幅度减小,此时 $CD \neq DE$, U_{OM} 将由 CD 和 DE 的较小者决定。即

$$U_{OM} = \min\{CD, DE\}$$

一般地, CD 为工作点电压向饱和方向变化的最大值, $CD = U_{CEQ} - U_{CES}$; DE 为工作点电压向截止方向变化的最大值, $DE = R'_L I_{CQ}$, $R'_L = R_C \ /\!/ \ R_L$ 。因此,放大电路最大不失真输出幅度可由下式确定:

$$U_{OM} = \min\{U_{CEQ} - U_{CES}, R'_L I_{CQ}\} \qquad (6-3-10)$$

显然,静态工作点设置在交流负载线在放大区内的中点(即 AB 的中点)能获得最大的动态工作范围。

6.3.3　静态工作点稳定电路

从上面的分析知道,放大电路应有合适的静态工作点,才能保证有良好的放大效果。静态工作点不但决定了放大电路是否会产生失真,而且还影响着放大电路的电压放大倍数、输入电阻等动态参数。由于静态工作点由直流负载线与对应静态基极电流的那条晶体管输出特性曲线的交点确定,当电源电压 U_{CC} 和集电极电阻 R_C 的大小确定后,静态工作点的位置就取决于基极电流(偏置电流)的大小。对图 6-3-2(b)所示的基本共射放大电路,其偏置

电流由下式确定:

$$I_{BQ} = \frac{U_{CC} - U_{BEQ}}{R_B} \approx \frac{U_{CC}}{R_B} \qquad (6-3-11)$$

当 R_B 一经确定, I_{BQ} 的大小也就基本固定不变了,故称其为固定式偏置电路。

固定式偏置电路虽然简单,静态工作点易于调整,但是即使设计时将静态工作点设置在最佳区域,在外部因素(温度变化、晶体管参数变化、电源电压波动等)影响下,静态工作点仍会发生偏移,严重时甚至会使放大电路不能正常工作,其中温度的变化是影响最大的因素。

当环境温度升高时, β 和 I_{CEO} 均会增大,而 U_{BE} 会下降(当 I_B 不变时),这些参数的变化,最终将导致集电极电流 I_C 的增大,使晶体管的整个输出特性曲线向上平移,如图 6-3-18 中的虚线所示。

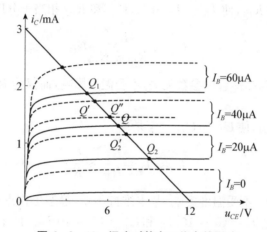

图 6-3-18　温度对静态工作点的影响

假设忽略偏置电流 I_B 受温度的影响, I_{BQ} 值不变,静态工作点就从 Q 移动到 Q' ,原先的工作范围是 $Q_1 Q_2$,温度升高后的工作范围就移到了 $Q_1' Q_2'$,进入了饱和区,使放大电路产生饱和失真。显然,要使静态工作点重新回到原来的位置基本稳定,只要在温度升高时适当地减小基极电流,依靠 I_{BQ} 的减小来抵消 I_{CQ} 的增大和 U_{CEQ} 的减小,使 I_{CQ} 和 U_{CEQ} 基本不变即可。这需要改进偏置电路,使温度升高时,一旦 I_C 增大,偏流 I_B 自动减小。

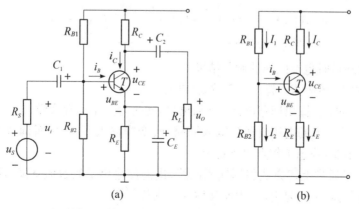

图 6-3-19　分压式偏置稳定工作点电路

图 6-3-19(a)给出了最常用的静态工作点稳定电路。与固定式偏置电路相比,主要是发射极接有电阻 R_E 和电容 C_E,直流电源 U_{CC} 经电阻 R_{B1}、R_{B2} 分压后接到晶体管的基极。这个电路称为分压式偏置稳定工作点电路。

一、稳定静态工作点的原理

由图 6-3-19(b)所示的直流通路可知

$$I_C \approx I_E = \frac{U_E}{R_E} = \frac{U_B - U_{BE}}{R_E} \qquad (6-3-12)$$

为使 I_C 稳定,采取了两个措施。

(1) 固定基极电位 U_B

选取适当的 R_{B1} 和 R_{B2},使 $I_B \ll I_2 \approx I_1$,R_{B1} 和 R_{B2} 相当于分压器:

$$U_B \approx \frac{R_{B2}}{R_{B1} + R_{B2}} U_{CC} \qquad (6-3-13)$$

可以认为 U_B 的值与晶体管的参数无关,不受温度影响,而仅为 R_{B1} 和 R_{B2} 的分压电路所固定。

(2) 取适当 U_B 的值,使 $U_B \gg U_{BE}$。于是

$$I_C \approx I_E = \frac{U_E}{R_E} \approx \frac{U_B}{R_E} \qquad (6-3-14)$$

因而,也可以认为 I_C 不受温度影响,基本维持不变,静态工作点得以稳定。实际上,上面两个措施中,只要满足 $I_2 = (5 \sim 10)I_B$ 和 $U_B = (5 \sim 10)U_{BE}$ 两个条件即可。

I_2 不能太大,否则,R_{B1} 和 R_{B2} 就要取得较小,这不但要增加功率损耗,还会降低放大电路的输入电阻,从信号源取用较大的电流,使信号源内阻压降增大,而加在放大电路输入端的电压 u_i 减小。R_{B1} 和 R_{B2} 一般为几十千欧。

基极电位 U_B 也不能太高,否则发射极电位 U_E 也随之增高,电源电压 U_{CC} 一定时,晶体管集-射极间的电压 U_{CE} 相对减小,使放大电路的输出电压变化范围变小。

温度升高时,分压式偏置电路稳定静态工作点的过程可表示如下:

$$T(℃) \uparrow \longrightarrow I_C \uparrow (I_E \uparrow) \longrightarrow U_E \uparrow \xrightarrow{\ U_B 一定\ } U_{BE} \downarrow \longrightarrow I_B \downarrow$$
$$(维持不变)I_C \downarrow \longleftarrow$$

同理,温度降低时也有同样的调节结果。

在这个过程中,电阻 R_E 起了两个重要作用:

① 采样——R_E 将输出回路电流 I_C(输出量)转化为电压实现采样。

② 反馈——R_E 上的电压反送到输入回路,改变净输入 U_{BE},从而调节 I_B 使输出回路的电流 I_C 维持不变,静态工作点得到稳定。

R_E 把输出量通过上述方式引回输入回路,进而使输出量的数值下降,这个过程称为负反馈。由于引回的输出量是电流,因而又称为电流负反馈。

显然,R_E 越大,负反馈作用越强,同样的 I_C 变化量所产生的 U_E 变化量越大,对 I_B 的

调节作用越灵敏,电路的温度稳定性越好。但是,R_E 增大后,U_E 也随之升高,放大电路的输出电压变化范围也就减小,一般 R_E 在小电流情况下为几百欧到几千欧,在大电流情况下为几欧到几十欧。

上面分析了发射极电流的直流分量 I_E 流过 R_E,自动稳定静态工作点的作用。事实上,发射极电流中的交流分量 i_e 同样流过 R_E,也会产生交流压降,使 u_{be} 减小,将导致放大电路电压放大倍数大大下降。为此可以在两端并联一个大容量的电容 C_E,如图 6-3-19(a)所示,由于 C_E 容量大,容抗小,对交流分量相当于短路,使 i_e 主要从 C_E 中通过,而对直流分量无影响。称为旁路电容器,其容量一般为几十微法到几百微法。

二、静态分析

重新画出图 6-3-19 分压式偏置稳定工作点电路的直流通路,如图 6-3-20(a)所示,利用戴维宁定理将输入回路作等效电源,如图 6-3-20(b)所示,其中

$$U_{BB} = \frac{R_{B2}}{R_{B1} + R_{B2}} U_{CC} \quad R_B = R_{B1} \mathbin{/\mkern-5mu/} R_{B2}$$

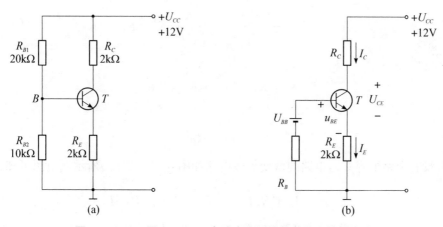

图 6-3-20　图 6-3-19 电路直流通路的戴维宁等效电路

对图中电路的输入回路应用 KVL 可得

$$U_{BB} = I_B R_B + U_{BE} + I_E R_E$$

假设晶体管工作在放大状态,$I_E = (1+\beta) I_B$,$U_{BE} = 0.7\,\text{V}$,所以

$$I_{BQ} = \frac{U_{BB} - U_{BE}}{R_B + (1+\beta) R_E} \tag{6-3-15}$$

$$I_{CQ} \approx I_{EQ} = (1+\beta) I_{BQ} \tag{6-3-16}$$

$$U_{CEQ} = U_{CC} - R_C I_{CQ} - R_E I_{EQ} \tag{6-3-17}$$

当 $(1+\beta)R_E \gg R_B$ 时,忽略 R_B,式(6-3-16)结果与式(6-3-12)相同。因此可利用 R_E 与 $R_B(R_{B1} \mathbin{/\mkern-5mu/} R_{B2})$ 值是否满足式 $R_B \ll (1+\beta)R_E$,来判断电路是否满足 $I_1 \gg I_B$。

三、动态分析

图 6-3-19 所示电路的微变等效电路如图 6-3-21(a)所示。

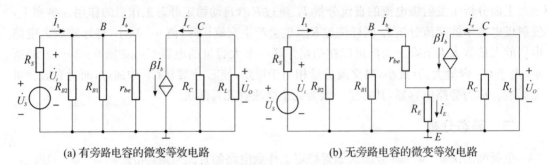

(a) 有旁路电容的微变等效电路　　　　(b) 无旁路电容的微变等效电路

图 6-3-21　图 6-3-19 电路的微变等效电路

图中,电容 C_E 容量大,容抗小,对交流分量相当于短路。若将 R_{B1} // R_{B2} 用 R_B 代替,该微变等效电路与图 6-3-12 所示放大电路的微变等效电路完全相同。因此它们的动态参数也有

$$A_u = \frac{\dot{U}_o}{\dot{U}_i} = -\frac{\beta R'_L \dot{I}_b}{r_{be} \dot{I}_b} = -\beta \frac{R'_L}{r_{be}} (R'_L = R_C \text{ // } R_L) \qquad (6-3-18)$$

$$r_i = \frac{\dot{U}_i}{\dot{I}_i} = R_B \text{ // } r_{be} = R_{B1} \text{ // } R_{B2} \text{ // } r_{be} \qquad (6-3-19)$$

$$r_o = R_C \qquad (6-3-20)$$

倘若没有旁路电容 C_E,电路的微变等效电路如图 6-3-21(b)所示。由图可知:

$$\dot{U}_i = r_{be} \dot{I}_b + R_E \dot{I}_e = [r_{be} + (1+\beta) R_E] \dot{I}_b$$

$$\dot{U}_o = -R'_L \dot{I}_c = -\beta R'_L \dot{I}_b$$

电路动态参数:

$$A_u = \frac{\dot{U}_o}{\dot{U}_i} = -\beta \frac{R'_L \dot{I}_b}{[r_{be} + (1+\beta) R_E] \dot{I}_b} = -\beta \frac{R'_L}{r_{be} + (1+\beta) R_E}$$

$$r_i = R_{B1} \text{ // } R_{B2} \text{ // } [r_{be} + (1+\beta) R_E]$$

$$r_o = R_c$$

若 $r_{be} \ll (1+\beta) R_E$,且 $\beta \gg 1$,则有

$$A_u = \frac{\dot{U}_o}{\dot{U}_i} \approx -\frac{R'_L}{R_E}$$

可见,虽然 R_E 使 $|A_u|$ 减小了,但由于 A_u 只与电阻值的大小有关,所以不受环境温度影响,稳定性得到提高。

例 6 - 3 - 3 在图 6 - 3 - 19 所示的分压式偏置电压放大电路中。已知 $U_{CC} = 12\text{ V}$，$R_{B1} = 30\text{ k}\Omega$，$R_{B2} = 10\text{ k}\Omega$，$R_E = 1.5\text{ k}\Omega$，$R_L = 6\text{ k}\Omega$，晶体管电流放大系数 $\beta = 100$，$r_{bb'} = 10\ \Omega$，$U_{BE} = 0.6\text{ V}$。求：

(1) 放大电路的静态工作点。

(2) 电压放大倍数、输入电阻和输出电阻。

(3) 断开电容 C_E，再求电路的电压放大倍数、输入电阻和输出电阻。

解：(1) 求放大电路的静态工作点。

$$U_{BB} = \frac{R_{B2}}{R_{B1} + R_{B2}} U_{CC} = \left(\frac{10}{30 + 10} \times 12\right)\text{V} = 3\text{ V}$$

$$R_B = R_{B1} \text{ // } R_{B2} = \left(\frac{30 \times 10}{30 + 10}\right)\text{k}\Omega = 7.5\text{ k}\Omega$$

$$I_{BQ} = \frac{U_{BB} - U_{BE}}{R_B + (1 + \beta)R_E} = \left[\frac{3 - 0.6}{7.5 + (1 + 100) \times 1.5}\right]\text{mA} = 0.015\text{ mA}$$

$$I_{CQ} = \beta I_{BQ} = (100 \times 0.015)\text{mA} = 1.5\text{ mA}$$

$$U_{CEQ} \approx U_{CC} - I_{CQ}(R_C + R_E) = (12 - 1.5 \times 4.5)\text{V} = 5.25\text{ V}$$

(2) 求电压放大倍数、输入电阻和输出电阻。

微变等效电路如图 6 - 3 - 21(a) 所示，其中：

$$r_{be} = r_{bb'} + \beta \frac{U_T}{I_C} = \left(10 + 100 \times \frac{25.8}{1.5}\right)\Omega = 1.73\text{ k}\Omega$$

$$R'_L = R_C \text{ // } R_L = \left(\frac{3 \times 6}{3 + 6}\right)\text{k}\Omega = 2\text{ k}\Omega$$

计算放大器的放大倍数、输入电阻和输出电阻。

$$A_u = -\beta \frac{R'_L}{r_{be}} = -100 \times \frac{2}{1.73} = -115.6$$

$$r_i = R_{B1} \text{ // } R_{B2} \text{ // } r_{be} = \left(\frac{1}{\frac{1}{30} + \frac{1}{10} + \frac{1}{1.73}}\right)\text{k}\Omega \approx 1.4\text{ k}\Omega$$

$$r_o = R_C = 3\text{ k}\Omega$$

(3) 断开旁路电容后，直流通路不变，静态工作点没改变，微变等效电路变为图 6 - 3 - 21(b)，由图可得

$$A_u = \frac{\dot{U}_o}{\dot{U}_i} = -\beta \frac{R'_L}{r_{be} + (1 + \beta)R_E} = -100 \times \frac{2}{1.73 + 101 \times 1.5} = -1.3$$

$$r_i = R_{B1} \text{ // } R_{B2} \text{ // } [r_{be} + (1 + \beta)R_E] = \left(\frac{1}{\frac{1}{30} + \frac{1}{10} + \frac{1}{1.73 + 101 \times 1.5}}\right)\text{k}\Omega = 7.15\text{ k}\Omega$$

$$r_o = R_C = 3\text{ k}\Omega$$

可见，撤除旁路电容 C_E 后，电压放大倍数大大下降，甚至完全丧失放大能力，这对放大

电路很不利。但是输入电阻却增大了,这对放大电路常常是有利的。因此,在实用电路中,为了使工作点稳定,且输入电阻适当提高,放大倍数下降不至于太多,常常将 R_E 分为两部分,只将其中较大的一部分接旁路电容(部分旁路),而留下一个较小(一般为几欧至几十欧)电阻作交流反馈。

6.3.4 射极输出器

图 6-3-22(a)所示是另一种常用的单管放大电路,该电路从晶体管的发射极输出信号,称为射极输出器。对交流信号,电源 U_{CC} 相当于短路,交流通路如图 6-3-22(c)所示,集电极成为输入与输出回路公共端,射极输出器也称为共集电极放大电路。

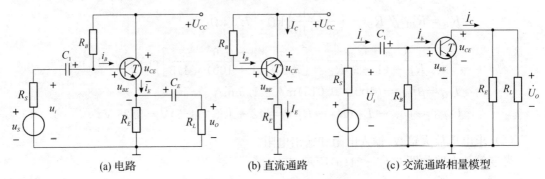

(a) 电路　　　　　　(b) 直流通路　　　　　(c) 交流通路相量模型

图 6-3-22　射极输出器

一、射极输出器的静态分析

仿照共发射极电路的分析,从直流通路可确定射极输出器的静态工作点。

$$I_{BQ} = \frac{U_{CC} - U_{BE}}{R_B + (1+\beta)R_E}$$

$$I_{CQ} \approx I_{EQ} = (1+\beta)I_{BQ}$$

$$U_{CEQ} = U_{CC} - R_E I_{EQ}$$

二、射极输出器的动态分析

1. 电压放大倍数

首先画出射极输出器的微变等效电路,如图 6-3-23 所示。其中

$$r_{be} = r_{bb'} + (1+\beta)\frac{U_T}{I_{EQ}}$$

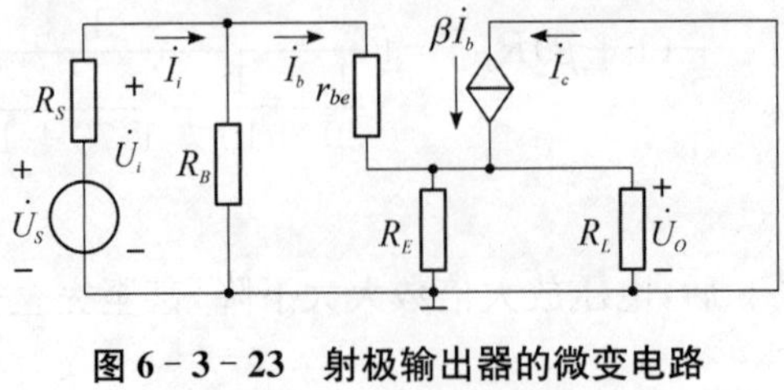

图 6-3-23　射极输出器的微变电路

由图 6-3-23 所示微变等效电路可以得出

$$\dot{U}_i = \dot{I}_b r_{be} + \dot{I}_e R'_L = \dot{I}_b r_{be} + (1+\beta)\dot{I}_b R'_L = \dot{I}_b[r_{be} + (1+\beta)R'_L]$$

$$\dot{U}_o = \dot{I}_e R'_L = (1+\beta)\dot{I}_b R'_L$$

其中 $R'_L = R_E \ /\!/ \ R_L$，所以

$$A_u = \frac{\dot{U}_o}{\dot{U}_i} = \frac{(1+\beta)R'_L}{r_{be} + (1+\beta)R'_L} \approx 1 \qquad (6-3-21)$$

(1) 射极输出器电压放大倍数接近1,但恒小于1。

这是因为 $r_{be} \ll (1+\beta)R'_L$,所以 $\dot{U}_o \approx \dot{U}_i$,但 $\dot{U}_o$ 略小于 $\dot{U}_i$。虽然没有电压放大作用,但因 $\dot{I}_e = (1+\beta)\dot{I}_b$,仍有电流放大和功率放大作用。

(2) 输出电压与输入电压同相位,且大小基本相等。

输出电压总是跟随输入电压变化,因而射极输出器常被称为射极跟随器。

2. 输入电阻

在微变等效电路的输入端,暂不考虑 R_B 的影响。

$$\dot{U}_i = r_{be}\dot{I}_b + R'_L \dot{I}_e = [r_{be} + (1+\beta)R'_L]\dot{I}_b$$

此时的输入电阻:

$$r'_i = \frac{\dot{U}_i}{\dot{I}_b} = r_{be} + (1+\beta)R'_L$$

把 R_B 考虑进去后的输入电阻:

$$r_i = R_B \ /\!/ \ r'_i = R_B \ /\!/ \ [r_{be} + (1+\beta)R'_L] \qquad (6-3-22)$$

通常,偏置电阻阻值很大(几十千欧到几百千欧),而发射极等效电阻 R'_L 折算到基极回路时,将增大 $(1+\beta)$ 倍,使得 $[r_{be} + (1+\beta)R'_L]$ 也很大,所以射极输出器的输入电阻可以做得很高,达几十千欧到几百千欧。

3. 输出电阻

为分析射极输出器的输出电阻,令输入信号为零,即将交流信号源短路,保留其内阻 R_S,画出如图 6-3-24 所示等效电路,在输出端加一交流电压 $\dot{U}_o$,求出交流电流 $\dot{I}_o$ 为

$$\dot{I}_o = \dot{I}_e + \beta\dot{I}_b + \dot{I}_b = \frac{\dot{U}_o}{R_E} + (1+\beta)\frac{\dot{U}_o}{R'_S + r_{be}} =$$

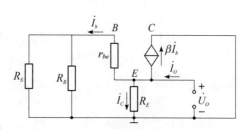

图 6-3-24　计算电阻 R_o 的等效电路

$$\left(\frac{1}{R_E}+\frac{1+\beta}{R'_S+r_{be}}\right)\dot{U}_o$$

则

$$r_o=\frac{\dot{U}_o}{\dot{I}_o}=\frac{1}{\dfrac{1}{R_E}+\dfrac{1+\beta}{R'_S+r_{be}}}=R_E \mathbin{/\mkern-6mu/} \frac{R'_S+r_{be}}{1+\beta} \qquad (6-3-23)$$

基极回路的电阻 R'_S+r_{be} 等效到射极回路时减小了 $(1+\beta)$ 倍,所以射极输出器的输出电阻很小,一般只有几十欧到上百欧的数量级。

例如,若信号源内阻 $R_S=50\ \Omega$,$R_B=120\ \Omega$,晶体管的 $\beta=100$,静态工作点设置使得 $r_{be}=1.5\ \mathrm{k\Omega}$。因为 $R_S \ll R_B$,$R'_S \approx R_S=50\ \Omega$,那么

$$r_o=R_E \mathbin{/\mkern-6mu/} \frac{R'_S+r_{be}}{1+\beta}<\frac{R'_S+r_{be}}{1+\beta}=\left(\frac{50+1\,500}{101}\right)\Omega=15.3\ \Omega$$

可见,射极输出器的输出电阻确实很小,其数值比共射放大电路的输出电阻要小得多,因而射极输出器具有很强的带负载能力。

综上所述,射极输出器具有三个显著的特点:① 电压跟随,输出电压≈输入电压,输入、输出电压同相,电压放大倍数略小于1;② 输入电阻大;③ 输出电阻小。

由于射极输出器具有上述特点,因而在电子电路中得到了广泛的应用:

(1) 用作电压跟随器,提高带负载能力。

(2) 用作多级放大电路的输入级,提高整个放大电路的输入电阻。

(3) 用作多级放大电路的输出级,降低整个放大电路的输出电阻。

(4) 用作多级放大电路的中间级,在输出电阻大的前级放大电路与输入电阻小的后级放大电路之间,进行阻抗变换。

例 6-3-4 有一信号源,$u_s=4\sin(\omega t)\mathrm{V}$,$R_S=3\ \mathrm{k\Omega}$。

(1) 信号源直接带 $R_L=2\ \mathrm{k\Omega}$ 的负载,如图 6-3-25(a) 所示,求输出电压 u_o。

(2) 信号源经过射极输出器($r_{bb'}=10\ \Omega$,$\beta=100$)接负载 $R_L=2\ \mathrm{k\Omega}$,如图 6-3-25(b) 所示,求输出电压 u_o。

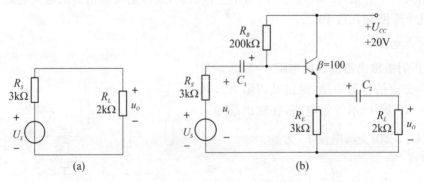

图 6-3-25 例 6-3-4 的电路

解:(1) 信号源直接带负载时的输出电压。

$$u_o = \frac{R_L}{R_S + R_L} = \frac{2}{3} \times 4\sin(\omega t)\,\text{V} = 1.6\sin(\omega t)\,\text{V}$$

可见信号损失很大,信号没有被负载充分利用。

(2) 信号源经射极输出接负载时的输出电压。

首先确定图 6-3-25(b)所示的射极输出器静态工作点:

$$I_{BQ} = \frac{U_{CC} - U_{BE}}{R_B + (1+\beta)R_E} = \left(\frac{19.3}{200 + 393.9}\right)\text{mA} = 32\,\mu\text{A}$$

$$I_{EQ} \approx I_{CQ} = \beta I_{BQ} = 3.2\,\text{mA}$$

$$U_{CEQ} = U_{CC} - I_{EQ}R_E = 7.5\,\text{V}$$

晶体管输入电阻:

$$r_{be} = r_{bb'} + (1+\beta)\frac{U_T}{I_{EQ}} = 824\,\Omega$$

由微变等效电路可知

$$r_i = R_B \,/\!/\, [r_{be} + (1+\beta)(R_E \,/\!/\, R_L)] = 80\,\text{k}\Omega$$

因此,射极输出器得到的输入电压:

$$u_i = \frac{r_i}{R_S + r_i}u_s = \frac{80}{3 + 80} \times 4\sin(\omega t)\,\text{V} = 3.86\sin(\omega t)\,\text{V}$$

所以,输出电压为

$$u_o \approx u_i = 3.86\sin(\omega t)\,\text{V}$$

由于射极输出器的输入电阻大,信号损失很小,信号几乎都加在负载上。当信号源内阻较大时,尤其要用射极输出器作为放大电路的输入级。

6.4 场效应晶体管

场效应晶体管是另一种半导体三极管,简称场效应管(英文简称 FET,是 Field Effect Transistor 的缩写)。和双极型晶体三极管一样,场效应管也可用作放大元件或开关元件,其外形也与双极型晶体管相似,但是,场效应管的工作原理与双极型晶体管不同。晶体管中电子和空穴两种极性的载流子同时参与导电,而在场效应管中仅靠多数载流子一种极性的载流子参与导电,因此场效应管又称为单极型晶体管。晶体管是电流控制型元件,通过基极电流控制集电极电流或发射极电流,信号源必须提供一定的输入电流才能工作,输入电阻较低,为 $10^2 \sim 10^4\,\Omega$。场效应管则是电压控制型元件,利用输入回路的电场效应来控制输出回路的电流,输出电流受控于输入电压,基本上不需要输入电流,输入电阻很高,可达 $10^9 \sim 10^{14}\,\Omega$,这是场效应管的突出特点。此外,场效应管还具有制造工艺简单、便于集成、受温度和辐射的影响小等优点,20 世纪 90 年代以来得到广泛应用。

场效应管从结构上可分为绝缘栅和结型两大类,每一大类按其导电沟道可分为 N 沟道和 P 沟道两种,按照沟道形成的方式,绝缘栅型还有增强型和耗尽型之分。

6.4.1 绝缘栅场效应管

一、N 沟道增强型绝缘栅场效应管(简记为 ENMOS FET)

1. 基本结构

图 6-4-1 是 N 沟道增强型绝缘栅场效应管的结构示意图和图形符号。以一块掺杂浓度较低、电阻率较高的 P 型硅片作为衬底,利用扩散方法形成两个相距很近的高掺杂浓度 N^+ 型区(称为有源区),并在硅片表面生成一层薄薄的二氧化硅绝缘层,在二氧化硅表面和 N^+ 型区表面安置三个电极,分别称为栅极(G)、源极(S)和漏极(D),它们分别相当于晶体管的基极 B、发射极 E 和集电极 C。在衬底上也引出一个电极 B,通常在管子内部就将衬底与源极相连接。从图上可以看到栅极与其他电极及硅片之间是绝缘的,故称为绝缘栅场效应管。因绝缘栅场效应管是由金属、氧化物和半导体组成,又称金属(Metal)—氧化物(Oxide)—半导体(Semiconductor)场效应管,简称 MOS 管。由于栅极是绝缘的,栅电流几乎为零,栅源(漏)极间输入电阻非常高,可高达 10^{14} Ω。

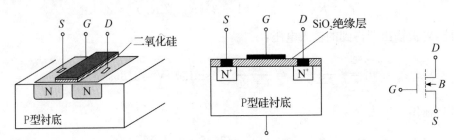

图 6-4-1　N 沟道增强型绝缘型栅场效应管的结构和图形符号

2. 工作原理

工作时,在漏极与源极之间加上漏源电压 u_{DS},在栅极与源极之间加上栅源电压 u_{GS},由于两个 N 型漏、源区之间隔着 P 型衬底,漏、源极之间是两个背对背的 PN 结。若 $u_{GS} = 0$,对 u_{DS} 来说总有一个 PN 结是反向偏置的,漏、源两区之间不存在可导电的沟道,故漏极电流 $i_D = 0$。若 $u_{GS} > 0$,在栅极与 P 型硅片之间的二氧化硅介质中产生一个垂直的电场,由于二氧化硅层很薄,虽然 u_{GS} 不大,但电场也会很强。当 u_{GS} 增大到一定程度时,在强电场的作用下,栅极附近硅片中的空穴被排斥,而硅片和 P 区中的自由电子被吸引到栅极附近形成一个 N 型电子薄层(称为反型层)。这个薄层成为漏极与源极之间的导电沟道,称为 N 型沟道。在漏源电压作用下,由于 N 型沟道的导通作用,将形成漏极电流 i_D。由于这种场效应管是通过施加足够大的栅源电压 u_{GS} 形成 N 沟道,称为 N 沟道增强型 MOS 管。

u_{GS} 越大,N 型沟道越厚,沟道电阻越小,i_D 越大。因此,可利用 u_{GS} 对 i_D 进行控制,而栅极上几乎不取电流,这就是场效应管的栅极电压控制作用。

3. 特性曲线

场效应管的特性曲线包括转移特性和输出特性两组,图6-4-2所示是N沟道增强型MOS管的特性曲线。

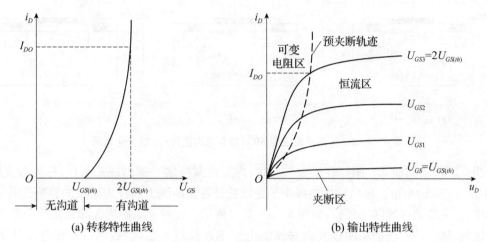

(a) 转移特性曲线　　　　　　　(b) 输出特性曲线

图6-4-2　N沟道增强型绝缘型栅场效应管的特性曲线

转移特性表征了在一定的u_{DS}下,i_D与u_{GS}之间的关系:

$$i_D = f(u_{GS}) \Big|_{u_{DS}=常数} \tag{6-4-1}$$

体现了栅源电压u_{GS}对漏极电流i_D的控制作用。在一定的漏源电压u_{DS}下,使管子从不导通到导通的临界u_{GS}值称为开启电压,用$U_{GS(th)}$表示。当$u_{GS} < U_{GS(th)}$时,漏、源极间沟道尚未形成,漏极电流$i_D \approx 0$。当$u_{GS} > U_{GS(th)}$时,沟道形成,u_{GS}越大,沟道越厚,导电能力越强,因此,漏极电流i_D随着栅源电压u_{GS}的上升而增大。根据半导体物理,增强型N沟道MOS管,在$u_{GS} > U_{GS(th)}$范围内,漏极电流可近似表示为

$$i_D = I_{DO} \left(\frac{u_{GS}}{U_{GS(th)}} - 1 \right)^2 \tag{6-4-2}$$

式中,I_{DO}是$u_{GS} = 2U_{GS(th)}$时的漏极电流值。

输出特性又称漏极特性,表征了在一定的u_{GS}下,漏极电流i_D与漏源电压u_{DS}的关系:

$$i_D = f(u_{DS}) \Big|_{u_{GS}=常数} \tag{6-4-3}$$

一条曲线对应于一个u_{GS},因此输出特性为一簇曲线,如图6-3-25(b)所示。

N沟道增强型MOS管的输出特性可分为可变电阻区、恒流区和夹断区三部分。

在曲线图中虚线左侧部分,u_{DS}较小。由于改变u_{GS}可改变导电沟道的深度,即改变其导通电阻的大小,漏、源之间类似一个受u_{GS}控制的可变电阻,i_D随u_{DS}线性变化。u_{GS}越大,导通电阻越小,特性曲线就越陡,称为可变电阻区。

虚线右侧是恒流区,亦称饱和区。在饱和区内,随着u_{DS}的逐渐增大,栅漏电压$u_{GD} = u_{GS} - u_{DS}$逐渐减少,使得靠近漏极的导电沟道随之变窄,如图6-4-3(a)所示。

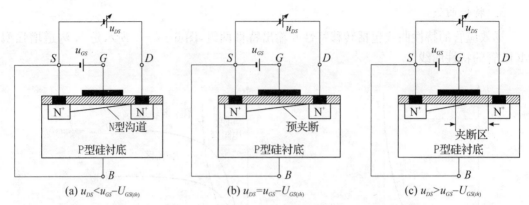

图 6-4-3　N 沟道增强型 MOS 管导电沟道随 u_{DS} 的变化情况

当 u_{DS} 增大到使 u_{GD} 刚好等于 $U_{GS(th)}$ 时,沟道在漏极端一侧出现夹断点,称为预夹断,如图 6-4-3(b)所示。输出特性曲线中的虚线就是各条曲线上的预夹断点的轨迹。若 u_{DS} 继续增大,夹断的区域随之延长,如图 6-4-3(c)所示。此时 u_{DS} 的增大部分几乎全部落在夹断区域,强大的电场把从源极发射过来的电子迅速拉过夹断区域,维持漏极电流基本不变。这时在一定的 u_{GS} 下,i_D 几乎不随 u_{DS} 变化,达到了饱和,曲线平坦。只 i_D 随 u_{GS} 改变,受 u_{GS} 控制,当 u_{GS} 增大,i_D 上升,曲线上移。场效应管用于放大器时,利用栅源电压 i_D 的变化来控制 i_D 的变化,一般就工作在这一恒流区,所以恒流区也称为"线性放大区"。

在曲线的下部,$u_{GS} < U_{GS(th)}$ 的区域,由于 N 沟道整个被夹断,导电通道未能形成,此时无论 u_{DS} 为何值,$i_D \approx 0$。这一区域被称为夹断区,又称截止区。

二、N 沟道耗尽型绝缘栅场效应管(简记为 DNMOS FET)

增强型 MOS 管在制造时并没有生成原始导电沟道,只有在外加足够大栅源电压 u_{GS},才产生导电沟道。如果采用特殊工艺,制造时在漏、源极之间预先生成一条原始导电沟道,这类管就称为耗尽型 MOS 管。

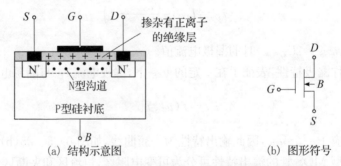

(a) 结构示意图　　　　　　　　　(b) 图形符号

图 6-4-4　N 沟道耗尽型绝缘栅场效应管的结构和图形符号

图 6-4-4 是 N 沟道耗尽型绝缘栅场效应管的管结构和图形符号。制造时在二氧化硅绝缘层中掺入了大量的正离子,在这些正离子产生的电场作用下,即使栅源电压 $u_{GS} = 0$,P 型衬底表面就已能感应出电子薄层(反型层),形成了漏、源极之间的导电沟道(N 沟道),只要在漏、源极之间施加电压,就会产生漏极电流,如图 6-4-4(a)所示。此时,如果在栅、源极

之间加正向电压,即 $u_{GS}>0$,则将在沟道中感应出更多的电子,使沟道加宽,漏极电流 i_D 会增大。反之,在栅、源极之间加反向电压,即 $u_{GS}<0$,则会在沟道中感应出正电荷与电子复合,使沟道变窄,漏极电流会减少。当 u_{GS} 负向增大到一定值,导电沟道被夹断。这一电压称为夹断电压,记作 $U_{GS(off)}$。

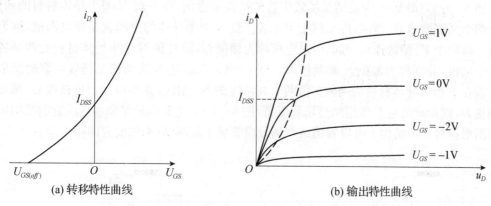

(a) 转移特性曲线　　　　(b) 输出特性曲线

图 6-4-5　N 沟道耗尽型绝缘栅场效应管的特性曲线

图 6-4-5 是 N 沟道耗尽型绝缘栅场效应管的转移特性和输出特性曲线。耗尽型 NMOS 管对栅源电压 u_{GS} 的要求比较灵活,无论 u_{GS} 是正、是负或是零都能控制漏极电流 i_D。$U_{GS(off)} \leqslant u_{GS} \leqslant 0$ 在的范围内,转移特性可近似为

$$i_D = I_{DSS}\left(1-\frac{u_{GS}}{U_{GS(off)}}\right)^2 \tag{6-4-4}$$

式中 I_{DSS} 是 $u_{GS}=0$ 时 i_D 的值。

三、P 沟道绝缘栅场效应管(PMOS FET)

MOS 管无论是增强型还是耗尽型,除 N 沟道类外,还有 P 沟道类,简称 PMOS 管。与 NMOS 管比较,PMOS 管的衬底是 N 型半导体,源区和漏区则是 P 型的,形成的导电沟道也是 P 型的。PMOS 管的工作原理与 NMOS 管类似,使用时要注意 u_{GS} 和 u_{DS} 的极性与 NMOS 管相反,增强型 PMOS 管的开启电压为负,当 $U_{GS}<U_{GS(th)}$ 时管子才导通,漏、源之间应加负电源电压;耗尽型 PMOS 管的夹断电压 $U_{GS(off)}$ 为正,u_{GS} 可在正、负值的一定范围内实现对 i_D 的控制,漏、源之间也应加负电源电压。图 6-4-6 是 PMOS 管增强型和耗尽型的表示符号。

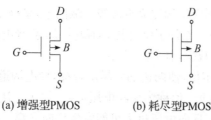

(a) 增强型PMOS　　　　(b) 耗尽型PMOS

图 6-4-6　P 沟道绝缘栅场效应管图形符号

6.4.2　结型场效应管(JEFT)

一、基本结构

图 6-4-7(a)是 N 沟道结型场效应管的结构示意图,在一块 N 型半导体材料的两侧,扩散两个高浓度的 P^+ 型区,形成两个 PN 结。而 N 型半导体的中间就是导电沟道,称为 N 沟道。将两个 P^+ 型区连在一起,引出电极称为栅极 G,同时在 N 型半导体材料的两端各引出一个电极,分别称为源极 S 和漏极 D。图 6-4-7(a)是 N 沟道结型场效应管的图形符号。若在 P 型半导体材料的两侧扩散两个高浓度的 N^+ 型区,并相应地引出栅极 G、源极 S 和漏极 D,则形成的是 P 沟道结型场效应管,图 6-4-8 是 P 沟道结型场效应管的结构示意图和图形符号。从结构上可以看出结型场效应管属于耗尽型(未加偏置即存在沟道)一类。

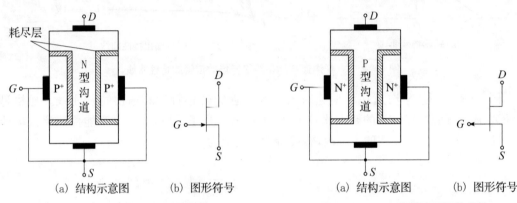

| (a) 结构示意图 | (b) 图形符号 | (a) 结构示意图 | (b) 图形符号 |

图 6-4-7　N 沟道结型场效应管　　　　**图 6-4-8　P 沟道结型场效应管**

二、工作原理

工作时,应在栅、源极之间加反向电压(即 $u_{GS} < 0$),而在漏、源极之间加正向电压($u_{DS} < 0$)。沟道两侧与栅极分别产生了 PN 结,PN 结加反向电压,耗尽层加宽,反向电压越大,耗尽层越宽。图 6-4-9(a)是 $u_{GS} = 0$ 的情况,此时两个 PN 结零偏置,耗尽层只占 N 型半导体本体很少一部分,导电沟道较宽,沟道电阻较小。在漏源电压 u_{DS} 的作用下,N 沟道中的多数载流子自由电子从源极 S 流向漏极 D,形成漏极电流 i_D。在一定 u_{DS} 的下,$u_{GS} = 0$ 时的漏极电流称为漏极饱和电流,记为 I_{DSS}。实际上,i_D 沿沟道产生的电压降使得栅极与沟道内部各点的电压是不相等的,越靠近漏极的电压越大,造成靠近漏极一端的耗尽层比靠近源极一端的宽,导电沟道靠近漏极一端比靠近源极一端的窄,呈楔子状。

当 $u_{GS} < 0$ 时,由于两个 PN 结加了反向电压,耗尽层加宽,导电沟道变窄,如图 6-4-9(b)所示,沟道电阻增大,漏极电流减少,有 $i_D = I_{DSS}$。

u_{GS} 反向电压增大到一定值,使两边的耗尽层合拢,导电沟道被夹断,如图 6-4-9(c)所示,漏极电流 $i_D \approx 0$,此时的 u_{GS} 值称为夹断电压 $u_{GS(off)}$。u_{GS} 达到 $u_{GS(off)}$ 后再继续增大,耗尽层不再有明显变化,但 u_{GS} 反向电压过大可能发生反向击穿。

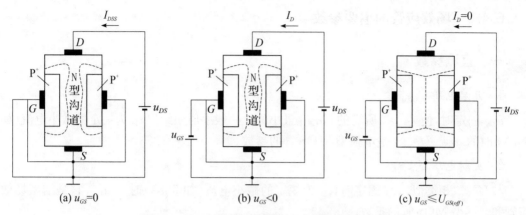

图 6 - 4 - 9　N 沟道结型场效应管的栅极控制作用

可见,在 $0\sim u_{GS(off)}$ 范围内,改变栅源电压($u_{GS}<0$)的大小,可改变漏极电流的大小,实现 u_{GS} 对 i_D 的控制。

P 沟道结型场效应管虽然在结构上不同,但工作原理完全相同,只是 u_{GS} 工作时为正值,u_{DS} 为负值。

三、特性曲线

图 6 - 4 - 10 是 N 沟道结型场效应管的转移特性和输出特性曲线。这两组特性曲线所表征的意义与 MOS 管的特性曲线相同。转移特性表征了在一定 u_{DS} 的下,u_{GS} 对 i_D 的控制作用,与耗尽型 NMOS 管相似,在 $u_{GS(off)} \leqslant u_{GS} \leqslant 0$ 的范围内,转移特性可近似表示为式(6 - 4 - 4)的形式。输出特性也分为可变电阻区、恒流区和夹断区三个区域,情况与 NMOS 管相类似。

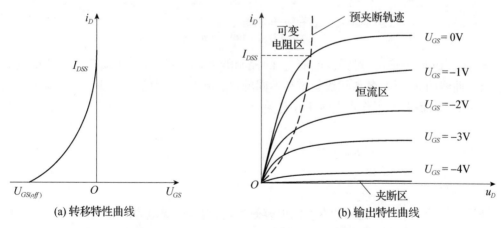

图 6 - 4 - 10　N 沟道结型场效应管的特性曲线

结型和绝缘栅型两种场效应管都是通过改变栅源电压的大小来改变导电沟道的宽窄,进而达到控制漏极电流的目的,只是改变导电沟道宽窄的方法不同。结型管通过改变栅源电压来控制耗尽层的宽窄,进而改变导电沟道的宽窄;而绝缘栅管则是通过改变栅源电压来改变半导体表面电场力的大小,由感应电荷的多少来改变导电沟道的宽窄。绝缘栅型管较之结型管的输入电阻更高,也更有利于高度集成化,因而得到了更广泛的应用。

6.4.3 场效应管的主要参数

一、直流参数

1. 开启电压 $U_{GS(th)}$

u_{DS} 固定时,使 $i_D > 0$ 所需的 $|u_{GS}|$ 最小值。一般手册中给出 i_D 为规定的微小电流(如 $5\ \mu A$) 时的 u_{GS}。$U_{GS(th)}$ 是增强型 MOS 管的参数。

2. 夹断电压 $U_{GS(off)}$

与 $U_{GS(th)}$ 相类似,u_{DS} 固定时,i_D 为规定的微小电流(如 $5\ \mu A$)时的 u_{GS},它是结型场效应管和耗尽型 MOS 管的参数。

3. 饱和漏极电流 I_{DSS} 或 I_{DO}

I_{DSS} 是耗尽型 MOS 管或 JFET 的参数,指 $u_{GS} = 0$ 时的漏极电流。

I_{DO} 是增强型 MOS 管的参数,指 $u_{GS} = 2u_{GS(th)}$ 时的漏极电流。

4. 直流输入电阻 $R_{GS(DS)}$

定义为栅源电压和栅极电流的比值。结型管的 $R_{GS(DS)} > 10^7\ \Omega$,而 MOS 管的 $R_{GS(DS)} > 10^9\ \Omega$,手册中一般只给出栅极电流的大小。

二、交流参数

1. 低频跨导 g_m

定义:u_{DS} 为某固定值时,i_D 的微小变化量与引起它变化的 u_{GS} 的微小变化量的比值,即

$$g_m = \frac{\Delta i_D}{\Delta u_{GS}}\bigg|_{u_{DS}=常数} = \frac{\mathrm{d} i_D}{\mathrm{d} u_{GS}}\bigg|_{u_{DS}=常数}$$

g_m 表征栅源电压 u_{GS} 对漏极电流 i_D 的控制能力,是转移特性曲线工作点处切线的斜率。由于曲线的非线性,各点切线斜率是不同的,i_D 越大,g_m 越大。可从式(6-4-2)或式(6-4-4)求导而得,与工作点电流 I_{DQ} 有关。

$$g_m = 2\frac{\sqrt{I_{DQ}I_{DO}}}{|U_{GS(th)}|} \quad 或 \quad = 2\frac{\sqrt{I_{DQ}I_{DSS}}}{|U_{GS(off)}|} \tag{6-4-5}$$

2. 极间电容

场效应管的三个电极之间均存在的电容效应,它们是栅源电容 C_{GS},栅漏电容 C_{GD} 以及漏源电容 C_{DS},一般 C_{GS} 和 C_{GD} 为 $1\sim3\ \mathrm{pF}$,C_{DS} 为 $0.1\sim1\ \mathrm{pF}$。在高频应用时,应考虑这些电容的影响。管子的最高工作频率 f_M 是综合考虑了三个电容的影响而确定的工作频率的上限值。

3. 低频噪声系数 N_F

噪声会使一个放大器在无输入信号的情况下,输出端也产生不规则电压或电流变化。噪声系数 N_F 表征了噪声所产生的影响,其值(单位 dB)越小越好。

三、极限参数

1. 最大漏极电流 I_{DM}

管子正常工作时允许的最大漏极电流。

2. 漏源击穿电压 $U_{BR(DS)}$

管子进入恒流区后，u_{DS} 增大过程中，使 i_D 急剧增加产生雪崩击穿时的 u_{DS} 的值。工作时外加在漏源之间的电压不得超过此值。

3. 栅源击穿电压 $U_{BR(GS)}$

使 MOS 管的绝缘层击穿，或使结型管栅极与沟道间 PN 结反向击穿的电压。

4. 最大耗散功率 P_{DM}

它决定于管子允许的温升。P_{DM} 确定后，可在管子的输出特性上画出临界最大功耗线，再根据 I_{DM} 和 $U_{BR(DS)}$，便可得到管子的安全工作区。

使用 MOS 管时除注意不要超过以上极限参数外，还要特别注意可能出现栅极感应电压过高而造成的绝缘层击穿问题。由于 MOS 管的栅极与衬底之间的电容量很小，栅极少量的感应电荷就能产生很高的电压，而 MOS 管的输入电阻极大，感应电荷难以泄放，致使感应电荷所产生的高压将很薄的二氧化硅绝缘层击穿。因此，在工作电路中应该保持栅、源之间的直流通路，避免栅极悬空，以免受周围电场的影响而损害。存放场效应管时必须把三个电极短路，焊接时电烙铁应有良好的接地。场效应管与双极型晶体管的比较见表 6－4－1。

表 6－4－1　场效应管与双极型晶体管的比较

器件 项目	双极型晶体管	场效应管
载流子	两种极性载流子同时参与导电	一种极性的载流子参与导电
温度稳定性	较差	好
控制方式	电流控制	电压控制
主要类型	NPN 和 PNP	N 沟道和 P 沟道
放大参数	β 几十～几百	g_m 几十毫西
输入电阻	$10^2 \sim 10^4$	$10^7 \sim 10^{14}$
输出电阻	r_{ce} 很高	r_{ds} 很高
制造工艺	较复杂	简单、成本低
对应电极	基极—栅极，发射极—源极，集电极—漏极	

6.5 场效应管放大电路

场效应管的三个电极源极、栅极和漏极与晶体管的三个电极发射极、基极和集电极相对应,组成放大电路时与晶体管相似,场效应管也可以组成共源极、共漏极和共栅极三种形式的放大电路。由于共栅极电路应用得比较少,本节只对共源极和共漏极(即源极输出器)两种电路进行讨论。

6.5.1 场效应管放大电路静态工作点的设置及分析

与晶体管一样,为了使输出信号不失真,场效应管放大电路也必须设置合适的静态工作点,以保证场效应管工作在恒流区。晶体管是电流控制元件,当电源电压 U_{CC} 和集电极电阻 R_C 确定后,电路的静态工作点主要由基极电流 I_B(偏流)确定。而场效应管是电压控制元件,当电源电压 U_{DD} 和漏极电阻 R_D 确定后,电路的静态工作点主要由栅源电压 U_{GS}(偏压)确定。下面介绍两种常用的偏置电路。

一、自给偏压偏置电路

图 6-5-1 是典型的自给偏压偏置电路,图中 FET 未画出具体符号,可以是耗尽型 MOSFET 和 JFET 的任何一种。静态时,由于栅极电流为零,因而在电阻 R_G 上的电压也为零,即栅极电位 U_G 为零。而漏极电流 I_D 流过源极电阻 R_S 产生压降,使源极电位 $U_S = I_D R_S$,因此栅源静态电压

$$U_{GS} = U_G - U_S = -R_S I_D \qquad (6-5-1)$$

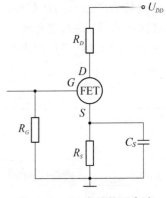

图 6-5-1 自给偏压电路

这种偏置电路靠源极电流自身在源极电阻上产生的电压为栅、源极之间提供一个负偏压,称自给偏压。由于自给提供的是负源极电阻电压,所以这种偏置电路只能用于由耗尽型 MOSFET 和 JFET 管组成的放大电路。

电路中 R_S 为源极电阻,由它控制静态工作点,其阻值约为几千欧;C_S 为源极电阻的交流旁路电容,其容量约为几十微法;R_G 为栅极电阻,用于构成栅、源间的直流通路,保护栅极免受静电击穿,它不能太小,否则会降低放大电路的输入电阻,其阻值一般在 200 kΩ~10 MΩ;R_D 为漏极电阻,使放大电路具有电压放大作用,其阻值约为数千欧至几十千欧。

由式(6-5-1)和场效应管转移特性方程可分析得到静态工作点 U_{GS}、I_D:

$$U_{GS} = -R_S I_D$$
$$I_D = I_{DSS}\left(1 - \frac{U_{GS}}{U_{GS(off)}}\right)^2$$

上述方程组可得出两组 U_{GS} 和 I_D 的解,其中数值合理(场效应管处于恒流区)的一组解为静态工作点,另一组解舍弃,管压降可由电路求得

$$U_{DS} = U_{DD} - (R_D + R_S)I_D \qquad (6-5-2)$$

如果两组解的数值都不合理,则表明电路参数设置不合适,需要调整。

二、分压式偏置电路

图 6-5-2 是分压式偏置电路,利用电阻 R_{G1} 和 R_{G2} 对电源电压 U_{DD} 分压和源极电阻压降来调节偏置电压大小,适用于各种类型的 FET。为使分压结果稳定,分压电阻一般不能取太大阻值,如果直接将分压点接到场效应管的栅极 G,就会因分压电阻而破坏场效应管的高输入电阻特性,因此,在电路中引入了高阻值的 $R_G(>1\,\text{M}\Omega)$。

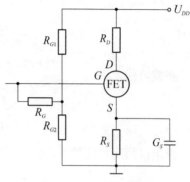

图 6-5-2 分压偏置电路

如图 6-5-2 所示,静态时由于栅极电流为零,R_G 电阻中无电流流过,栅极电位由电阻 R_{G1} 和 R_{G2} 分压确定:

$$U_G = \frac{R_{G2}}{R_{G1} + R_{G2}} U_{DD}$$

此时源极电位:

$$U_S = R_S I_D$$

源极电阻产生的电压和栅极电位共同产生栅源偏压:

$$U_{GS} = U_G - U_S = \frac{R_{G2}}{R_{G1} + R_{G2}} U_{DD} - R_S I_D \qquad (6-5-3)$$

将式(6-5-3)和 FET 转移特性方程式(6-4-2)(增强型 MOSFET 时)或式(6-4-4)(耗尽型 MOSFET 和 JFET 时)联立求解,可求得静态工作点 I_{DQ} 和 U_{CSQ}。再利用式(6-5-2)可求得管压降 U_{DQ}。

例 6-5-1 图 6-5-3 是 N 沟道耗尽型 MOSFET 组成的分压式偏置共源极放大电路,已知电路的 $U_{DD} = 20\,\text{V}$,$R_D = R_S = 10\,\text{k}\Omega$,$R_{G1} = 200\,\text{k}\Omega$,$R_{G2} = 51\,\text{k}\Omega$,$R_G = 1\,\text{M}\Omega$,场效应管的参数 $I_{DSS} = 4\,\text{mA}$,$U_{GS(off)} = -1\,\text{V}$。试估算电路的静态工作点。

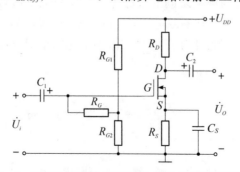

图 6-5-3 N 沟道耗尽型 MOSFET 分压式偏置共源放大电路

解：由电路可得

$$U_G = \frac{R_{G2}}{R_{G1}+R_{G2}}U_{DD} = \left(\frac{51}{200+51} \times 20\right) \text{V} = 4 \text{ V}$$

设场效应管工作在恒流(放大)状态，根据式(6-5-3)和式(6-4-4)有方程组：

$$\begin{cases} U_{GS} = U_G - R_S I_D \\ I_D = I_{DSS}\left(1 - \dfrac{U_{GS}}{U_{GS(off)}}\right)^2 \end{cases}$$

将数值代入得

$$\begin{cases} U_{GS} = 4 - 10 \times 10^3 I_D \\ I_D = 4 \times 10^{-3} \times (1 + U_{GS})^2 \end{cases}$$

求出得两组可能的解：

$$\begin{cases} I_{D1} = 0.46 \text{ mA} \quad U_{GS1} = -0.66 \text{ V} \\ I_{D2} = 0.55 \text{ mA} \quad U_{GS2} = -1.37 \text{ V} \end{cases}$$

因为 $U_{GS2} < U_{GS(off)}$，第二组解与假设场效应管工作状态相悖，舍去。因此

$$U_{GSQ} = -0.66 \text{ V} \quad I_{DQ} = 0.46 \text{ mA}$$

根据式(6-5-2)，有

$$U_{DSQ} = U_{DD} - (R_D + R_S)I_{DQ} = [20 - (10+10) \times 0.46]\text{V} = 10.8 \text{ V}$$

因 $U_{GS} - U_{GS(off)} = -0.66 - (-1) = 0.34$ V，而 $U_{DS} = 10.8$ V > 0.34 V，电路确实处于放大状态。

6.5.2 场效应管放大电路的动态分析

一、场效应管的微变等效电路

与分析晶体管的微变等效电路一样，也把场效应管看成一个双端口网络，栅极与源极之间为输入端口，漏极与源极之间为输出端口。输入端口栅极电流恒定为零，因此，输入端口呈现为开路状态，只有栅极与源极之间的开路电压 u_{GS} 对输出端口起控制作用。而输出端口漏极电流 i_D 是栅源电压 u_{GS} 和漏源电压 u_{DS} 的函数，可表示为 $i_D = f(u_{GS}, u_{DS})$，研究动态信号作用，其实是研究在静态工作点处存在微小变化的情况，因此，用特性曲线在静态工作点处的全微分表示

$$\mathrm{d}i_D = \frac{\partial i_D}{\partial u_{GS}}\bigg|_{U_{DSQ}} \mathrm{d}u_{GS} + \frac{\partial i_D}{\partial u_{DS}}\bigg|_{U_{GSQ}} \mathrm{d}u_{DS}$$

上式中，令

$$\frac{\partial i_D}{\partial u_{GS}}\bigg|_{U_{DSQ}} = g_m \qquad \frac{\partial i_D}{\partial u_{DS}}\bigg|_{U_{GSQ}} = \frac{1}{r_{DS}} \tag{6-5-4}$$

其中 g_m 为场效应管转移特性在静态工作点处的斜率,是场效应管的低频跨导,数值上可由下式确定

$$g_m = 2\frac{\sqrt{I_{DQ}I_{DO}}}{|U_{GS(th)}|} \quad 或 \quad g_m = 2\frac{\sqrt{I_{DQ}I_{DSS}}}{|U_{GS(off)}|}$$

r_{DS} 则是场效应管输出特性在静态工作点处的斜率,称为场效应管漏、源极之间的等效电阻。

当管子的电流、电压在工作点 Q 附近作微小变化时,可以认为在 Q 点附近的特性曲线是线性的,此时 g_m 与 r_{DS} 近似为常数。

如果将场效应管的工作电压电流表示成"直流+小信号交流"的形式,则全微分特性表示的微分线性化特性为

$$i_d = g_m u_{gs} + \frac{u_{ds}}{r_{DS}} \tag{6-5-5}$$

考虑输入正弦信号,采用相量分析,用 $\dot{I}_d$、$\dot{U}_{gs}$ 和 $\dot{U}_{ds}$ 分别代替式(6-5-4)中的微分量,得到

$$\dot{I}_d = g_m\dot{U}_{gs} + \frac{\dot{U}_{ds}}{r_{DS}} \tag{6-5-6}$$

根据式(6-5-5)可画出场效应管的微变等效电路,如图 6-5-4 所示。也可按式(6-5-6)作相量域场效应管的微变等效电路,输入回路栅、源之间虽然有一个电压 u_{gs},但由于栅极电流为零,栅、源之间相当于开路;输出回路与双极型晶体管的微变等效电路相似,也是一个受控电流源和一个电阻并联,所不同的是,晶体管的输出受控电流源受电流 i_b 控制,而场效应管的输出受控电流源受电压 u_{gs} 控制,它体现了 u_{gs} 对 i_d 的控制作用。一般 r_{DS} 为几百千欧,当漏极电阻 R_D 比 r_{DS} 小得多时,可以认为等效电路中的 r_{DS} 开路。

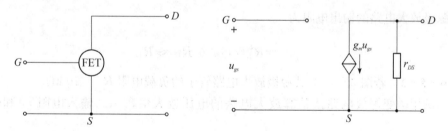

图 6-5-4 场效应管的微变等效电路

二、共源极放大电路的动态分析

图 6-5-5(a)是共源极放大电路。考虑了小信号交流状态以正弦稳态分析,微变等效电路(相量模型)如图 6-5-5(b)所示,图中已经将 r_{DS} 与 R_D 并联合并为 $R'_D = r_{DS} /\!/ R_D$。

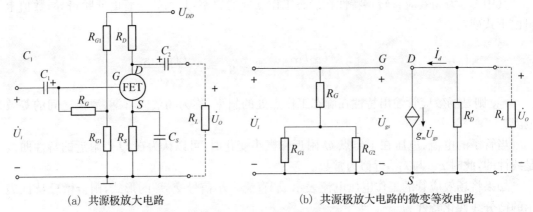

(a) 共源极放大电路　　　　　(b) 共源极放大电路的微变等效电路

图 6-5-5　共源放大电路

由微变等效电路得 $\dot{U}_{gs}=\dot{U}_i$，当放大电路未接负载时 $\dot{U}_o=-R'_D\dot{I}_d=-g_mR'_D\dot{U}_{gs}$，共源极放大电路的开路(空载)电压放大倍数为

$$A_{uo}=\frac{\dot{U}_o}{\dot{U}_i}=-g_mR'_D \qquad (6-5-7)$$

当输出端接有负载电阻 R_L 时，等效负载电阻 $R'_L=R'_D /\!/ R_L$，则有载电压放大倍数：

$$A_u=\frac{\dot{U}_o}{\dot{U}_i}=-g_mR'_L \qquad (6-5-8)$$

共源极放大电路的输入电阻为

$$r_i=R'_G=R_G+R_{G1} /\!/ R_{G2} \qquad (6-5-9)$$

共源极放大电路的输出电阻为

$$r_0=R'_D=r_{DS} /\!/ R_D \approx R_D \qquad (6-5-10)$$

例 6-5-2　若图 6-5-3 共源极放大电路管子的负载电阻 $R_L=10\,\text{k}\Omega$。

(1) 试用微变等效电路法估算放大电路的电压放大倍数 A_u、输入电阻 r_i 和输出电阻 r_o；

(2) 为改善放大电路的工作性能，将图 6-5-3 电路中的源极电阻留出 0.5 kΩ 的电阻 R'_S 不被电容旁路用于引入负反馈，计算电压放大倍数 A_{uf}。

解： 首先根据静态工作点确定低频跨导：

$$g_m=2\frac{\sqrt{I_{DQ}I_{DSS}}}{|U_{GS(off)}|}=2\times\frac{\sqrt{0.46\times4}}{1}\,\text{ms}=2.7\,\text{ms}$$

(1) 图 6-5-3 所示电路的微变等效电路同图 6-5-5(b)。由式(6-5-8)~式(6-5-10)，可得

$$A_u = -g_m R_L' = -g_m(R_D /\!/ R_L) = -2.7 \times \frac{10 \times 10}{10 + 10} = -13.5$$

$$r_i = R_G' = R_G + R_{G1} /\!/ R_{G2} = \left(1 + \frac{0.2 \times 0.051}{0.2 + 0.051}\right) M\Omega = 1.04\ M\Omega$$

$$r_o = R_D = 10\ k\Omega$$

（2）电阻 R_S' 不被电容旁路的微变等效电路如图 6-5-6 所示。

$$A_{uf} = \frac{\dot{U}_o}{\dot{U}_i} = \frac{-R_L' \dot{I}_d}{\dot{U}_{gs} + R_S' \dot{I}_d} = \frac{-g_m R_L' \dot{U}_{gs}}{\dot{U}_{gs} + g_m R_S' \dot{U}_{gs}} = -\frac{g_m R_L'}{1 + g_m R_S'} = -\frac{2.7 \times 5}{1 + 2.7 \times 0.5} \approx -5.74$$

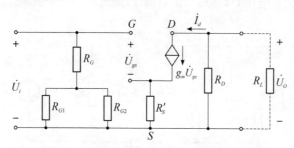

图 6-5-6　R_S' 不被电容旁路时的微变等效电路

三、共漏极放大电路的动态分析

图 6-5-7(a)是共漏极放大电路，又称源极输出器或源极跟随器。图中 FET 未画出具体符号，可以是 N 沟道 FET 的任何一种。图 6-5-7(b)为共漏极放大电路的微变等效电路。

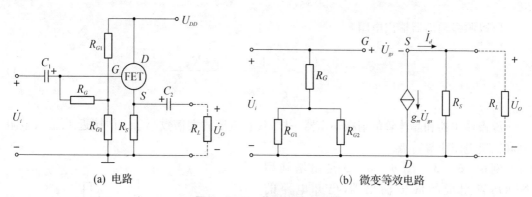

(a) 电路　　　　　　　　　　　(b) 微变等效电路

图 6-5-7　共漏极放大电路

设 $R_L' = R_S /\!/ R_L$，由微变等效电路可得

$$\dot{U}_o = R_L' \dot{I}_d = g_m R_L' U_{gs}$$

$$\dot{U}_i = \dot{U}_{gs} + \dot{U}_o = \dot{U}_{gs} + g_m R_L' \dot{U}_{gs} = (1 + g_m R_L') \dot{U}_{gs}$$

则源极输出器电压放大倍数：

$$A_u = \frac{\dot{U}_o}{\dot{U}_i} = \frac{g_m R_L' \dot{U}_{gs}}{(1+g_m R_L')\dot{U}_{gs}} = \frac{g_m R_L'}{1+g_m R_L'} \qquad (6-5-11)$$

源极输出器输入电阻:

$$r_i = R_G' = R_G + R_{G1} /\!/ R_{G2} \qquad (6-5-12)$$

$$r_i = R_G' = R_G + R_{G1} /\!/ R_{G2} \qquad (6-5-13)$$

用外加激励的方法分析源极输出器的输出电阻。将输入端信号源置零,仅保留信号源内阻 r_s,在输出端加交流电压 $\dot{U}$,然后求出电流 $\dot{I}$,如图 6-5-8 所示。

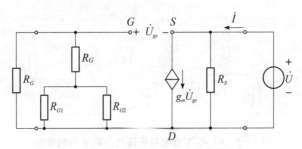

图 6-5-8 用外加激励法求输出电阻

由图可知 $\dot{I} = \dfrac{\dot{U}}{R_S} - g_m \dot{U}_{gs}$,由于栅极电流为零,所以有 $\dot{U}_{gs} = -\dot{U}$,因此

$$\dot{I} = \frac{\dot{U}}{R_S} + g_m \dot{U} = \left(\frac{1}{R_S} + g_m\right)\dot{U}$$

所以源极输出器输出电阻:

$$r_o = \frac{\dot{U}}{\dot{I}} = \frac{1}{\dfrac{1}{R_S} + g_m} = \frac{R_S}{1+g_m R_S} \qquad (6-5-14)$$

源极输出器和晶体管的射极输出器一样,具有电压放大倍数小于 1 但接近 1、输入电阻高和输出电阻小等特点。

例 6-5-3 图 6-5-9 是由增强型 NMOS 管组成的源极输出器,已知电路的 $U_{DD} = 20 \text{ V}, R_S = 10 \text{ k}\Omega, R_{G1} = 100 \text{ k}\Omega, R_{G2} = 300 \text{ k}\Omega, R_G = 10 \text{ M}\Omega$,管子的 $g_m = 15 \text{ mS}$,负载电阻 $R_L = 10 \text{ k}\Omega$。

试估算电路的电压放大倍数 A_u、输入电阻 r_i 和输出电阻 r_o。

解: 由式(6-5-11)~式(6-5-13),可得

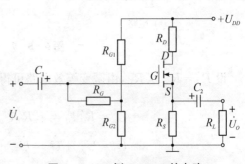

图 6-5-9 例 6-5-3 的电路

$$A_u = \frac{g_m R'_L}{1 + g_m R'_L} = \frac{15 \times 5}{1 + 15 \times 5} = 0.987$$

$$r_i = R_G + R_{G1} \,/\!/\, R_{G2} = 10 \text{ M}\Omega + 75 \text{ k}\Omega = 10.075 \text{ M}\Omega$$

$$r_o = \frac{R_S}{1 + g_m R_S} = \frac{10}{1 + 10 \times 15} \text{ k}\Omega \approx 0.066 \text{ k}\Omega = 66 \ \Omega$$

6.5.3　场效应管放大与晶体管放大的比较

（1）场效应管放大电路的稳定性好。

场效应管是利用导电沟道中多数载流子的受控变化规律工作的,少数载流子不参与导电过程,故温度稳定性和抗射线干扰的能力较好。选择合适的工作点时其温度系数可为零。

（2）场效应管放大电路的输入电阻高。

场效应管是压控器件,容易做成高输入电阻的放大电路。

（3）场效应管放大电路的放大能力较弱。

共源极放大电路的电压放大倍数的数值只有几到十几,而共射极放大电路电压放大倍数的数值可达百倍以上,一般场效应管放大电路的电压放大倍数低于晶体管放大电路。当信号源内阻不太大时,采用晶体管电路可获得较好的放大。

（4）场效应管放大电路高频特性较差,不适合用于超高频电路。

6.6　多级放大电路

单级放大电路的电压放大倍数一般只能做到几十倍,而在实际应用中往往要把一个微弱信号放大几千倍,这是单级放大电路所不能完成的。为了解决这个问题,可把若干单级放大电路级联起来,组成多级放大电路,以达到所需要的放大倍数。图6-6-1为多级电压放大电路的方框图,其中前面几级主要用作电压放大,称为前置级。由前置级将微弱的输入电压放大到足够大的幅度,然后推动功率放大级(末前级及末级)工作,以满足负载所需求的功率。

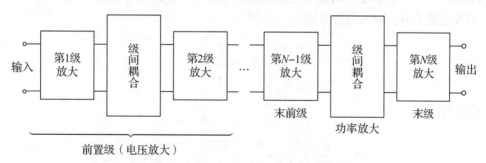

图6-6-1　多级电压放大电路的方框图

多级放大电路引出了级间连接的问题,每两个单级放大电路之间的连接称为级间耦合,实现耦合的电路称为耦合电路,其任务是将前级信号有效地传送到后级。耦合方式主要有阻容耦合、变压器耦合、直接耦合、光电耦合等。前两种只能传送交流信号,后两种既能传送交流信号，又能传送直流信号。变压器耦合由于变压器的笨重，已日渐少用，这里主要介绍阻容耦合和直接耦合两种。

6.6.1 阻容耦合放大电路

图 6-6-2 为两级阻容耦合电压放大电路，两级之间通过电容 C_2 与第二级输入电阻 r_{i2} 构成 RC 耦合电路，故称为阻容耦合。由于电容 C_2 有隔直流作用，可使前、后级放大电路的直流工作状态相互不产生影响，因而阻容耦合多级放大电路中每一级的静态工作点可以单独设置和调试。为了有效地传输信号，耦合电容 C_2 数值一般取得很大（几微法到几十微法），在信号工作频率，耦合电容的容抗与后级输入电阻相比很小，前级的输出信号几乎没有衰减地传递到后级，因此，在分立元件电路中阻容耦合方式得到非常广泛的应用。

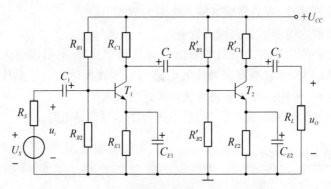

图 6-6-2 两级阻容耦合电压放大电路

下面对多级阻容耦合放大电路的静态工作和动态性能进行分析。

由于前、后级之间通过电容相连，阻容耦合多级放大电路各级的直流电路互不相通，各级静态工作点互不影响，每一级放大电路的静态工作点均可按照前面介绍的方法单独进行设置和分析。

由图 6-6-2 可知，第一级放大电路的输出电压 u_{o1} 是第二级的输入电压 u_{i2}，即 $u_{o1} = u_{i2}$。两级电路的电压放大倍数分别为

$$A_{u1} = \frac{\dot{U}_{o1}}{\dot{U}_i}$$

总放大倍数：

$$A_u = \frac{\dot{U}_o}{\dot{U}_i} = \frac{\dot{U}_{o1}}{\dot{U}_i} \cdot \frac{\dot{U}_o}{\dot{U}_{i2}} = \frac{\dot{U}_{o1}}{\dot{U}_i} \cdot \frac{\dot{U}_o}{\dot{U}_{o1}} = A_{u1} \cdot A_{u2} \qquad (6-6-1)$$

可见，多级放大电路的总电压放大倍数等于各级放大电路电压放大倍数的乘积，一般地，n 级电压放大电路的电压放大倍数：

$$A_u = A_{u1} \cdot A_{u2} \cdot A_{u3} \cdots A_{un} \qquad (6-6-2)$$

应当指出,上式中从第一级到第$(n-1)$级,每一级的放大倍数均是以后级输入电阻作为负载时的有载放大倍数。因此,分析时需要首先将后级放大电路的输入电阻计算出来,作为前级电路的负载,才能计算前级放大电路的放大倍数。

根据放大电路输入电阻和输出电阻的定义,不难发现,多级放大电路的总输入电阻其实就是第一级的输入电阻,而多级放大电路的总输出电阻就是最后一级的输出电阻。

$$r_i = r_{i1} \qquad\qquad (6\text{-}6\text{-}3)$$

$$r_o = r_{on} \qquad\qquad (6\text{-}6\text{-}4)$$

例 6-6-1 在图 6-6-2 所示的两级阻容耦合电压放大电路中,已知:$R_{B1} = 30\text{ k}\Omega$,$R_{B2} = 15\text{ k}\Omega$,$R'_{B1} = 20\text{ k}\Omega$,$R'_{B2} = 10\text{ k}\Omega$,$R_{C1} = 3\text{ k}\Omega$,$R_{C2} = 2.5\text{ k}\Omega$,$R_{E1} = 3\text{ k}\Omega$,$R_{E2} = 2\text{ k}\Omega$,$R_L = 5\text{ k}\Omega$,$C_1 = C_2 = C_3 = 5\ \mu\text{F}$,$C_{E1} = C_{E2} = 100\ \mu\text{F}$,$U_{CC} = 12\text{ V}$。两晶体管的 $\beta = 100$,$r_{bb'} = 10\ \Omega$,$U_{BE} = 0.6\text{ V}$。求放大电路的静态工作点和电压放大倍数、输入电阻、输出电阻。为简化分析,信号源内阻忽略不计。

解:首先分析静态工作点。

两级都为分压式偏置电路,第一级的静态工作点为

$$U_{BB1} = \frac{R_{B2}}{R_{B1} + R_{B2}} U_{CC} = \left(\frac{15}{30 + 15} \times 12\right)\text{V} = 4\text{ V}$$

$$I_{BQ1} = \frac{U_{BB1} - U_{BE1}}{R_{B1}\ /\!/\ R_{B2} + (1 + \beta_1)R_{E1}} = \frac{4 - 0.6}{10 + 303}\text{ mA} \approx 0.010\ 86\text{ mA} = 10.86\ \mu\text{A}$$

$$I_{CQ1} = \beta_1 I_{BQ1} = 1.086\text{ mA}$$

$$I_{EQ1} = (1 + \beta_1)I_{BQ1} = 1.097\text{ mA}$$

$$U_{CEQ1} = U_{CC} - R_{C1}I_{CQ1} - R_{E1}I_{EQ1} = 5.45\text{ V}$$

第二级的静态工作点为

$$U_{BB2} = \frac{R'_{B2}}{R'_{B1} + R'_{B2}} U_{CC} = \left(\frac{10}{20 + 10} \times 12\right)\text{V} = 4\text{ V}$$

$$I_{BQ2} = \frac{U_{BB2} - U_{BE2}}{R'_{B1}\ /\!/\ R'_{B2} + (1 + \beta_2)R_{E2}} = \frac{4 - 0.6}{6.67 + 202}\text{ mA} \approx 0.016\ 3\text{ mA} = 16.3\ \mu\text{A}$$

$$I_{CQ2} = \beta_2 I_{BQ2} = 1.63\text{ mA}$$

$$I_{EQ2} = (1 + \beta_2)I_{BQ2} = 1.646\text{ mA}$$

$$U_{CEQ2} = U_{CC} - R_{C2}I_{CQ2} - R_{E2}I_{EQ2} = 4.63\text{ V}$$

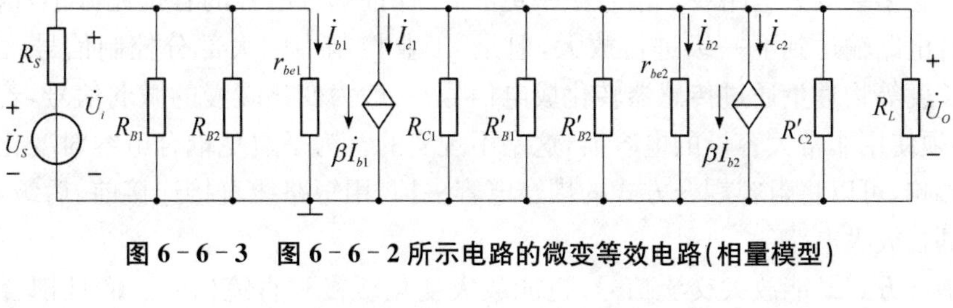

图 6-6-3　图 6-6-2 所示电路的微变等效电路(相量模型)

图 6-6-2 所示放大电路的微变等效电路如图 6-6-3 所示。其中：

$$r_{be1} = r_{bb'} + (1+\beta_1)\frac{V_T}{I_{CQ1}} = \left(10 + 101 \times \frac{25.8}{1.097}\right)\Omega = 2.39\ \text{k}\Omega$$

$$r_{be2} = r_{bb'} + (1+\beta_2)\frac{V_T}{I_{EQ2}} = \left(10 + 101 \times \frac{25.8}{1.646}\right)\Omega = 1.59\ \text{k}\Omega$$

第一级放大电路等效负载电阻：

$$R'_{L1} = R_{C1}\ /\!/\ r_{i2} = R_{C1}\ /\!/\ R'_{B1}\ /\!/\ R''_{B2}\ /\!/\ r_{be2} = 0.9\ \text{k}\Omega$$

第一级电压放大倍数（有载）为

$$A_{u1} = -\beta_1 \frac{R'_{L1}}{r_{be1}} = -100 \times \frac{0.9}{2.38} = -37.8$$

第二级放大电路等效负载电阻：

$$R'_{L2} = R_{C2}\ /\!/\ R_L = \frac{2.5 \times 5}{2.5 + 5}\ \text{k}\Omega = 1.67\ \text{k}\Omega$$

第二级电压放大倍数（有载）为

$$A_{u2} = -\beta_2 \frac{R'_{L2}}{r_{be2}} = -100 \times \frac{1.67}{1.6} = -104$$

总电压放大倍数为

$$A_u = A_{u1} \cdot A_{u2} = (-37.8) \times (-104) \approx 3\,931$$

A_u 为正值，表明输出电压 $\dot{U}_o$ 与输入电压 $\dot{U}_i$ 同相。

由图 6-6-3 可以看出，放大电路总输入电阻为

$$r_i = r_{i1} = R_{B1}\ /\!/\ R_{B2}\ /\!/\ r_{be1} = \left(\frac{1}{\frac{1}{30} + \frac{1}{15} + \frac{1}{2.38}}\right)\text{k}\Omega = 1.92\ \text{k}\Omega$$

输出电阻为

$$r_O = r_{O2} = R_{C2} = 2.5\ \text{k}\Omega$$

6.6.2　直接耦合放大电路

　　阻容耦合多级放大电路要求信号频率足够高，保证耦合电容的容抗充分小，信号才能顺利通过耦合电路输送到下一级进行放大，但是，工业控制中的大部分控制信号（由温度、压力、流量、长度等物理量通过传感器转化成电信号）一般为变化缓慢的微弱信号，若要采用阻容耦合，必须使用非常大容量的电容器，这是不现实的。为了避免耦合电容对变化缓慢信号带来不良影响，可以将阻容耦合方式的耦合电容去掉，用短路线直接连接前、后级，这样便组成了直接耦合放大电路。

　　直接耦合方式既能放大交流信号，也能放大变化缓慢和直流信号。而且耦合元件简单

便于集成化。但是采用直接耦合方式也带来了两个特殊问题。

一、前后级静态工作点相互影响

直接耦合使前后级之间存在直流通路,造成各级工作点相互影响,不能独立分析、设计,如果设置不当将使放大电路不能正常工作。图6-6-4是两个NPN型晶体管组成的直接耦合的两级放大电路。由电路图可知,$U_{CE1}=U_{BE2}=0.7$ V,使得第一级放大电路的静态工作点接近饱和区,动态范围很小。存在问题的关键在于U_{CE1}被U_{BE2}限制在0.7 V左右,两级静态工作点相互牵制,通常采用的解决方法有两个:

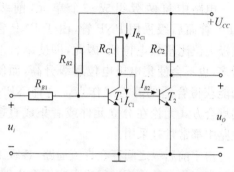

图 6-6-4 直接耦合电压放大电路

1. 提高后级晶体管的发射极电位

(1) 在后级发射极串联电阻,提高射极电位。

如图6-6-5(a)①所示。第二级发射极电位提高了,相应基极电位也提高了,从而保证了第一级集电极有较高的静态电位,不至于工作在饱和区。但是串入电阻R_{E2}后,将使第二级的放大倍数严重下降。

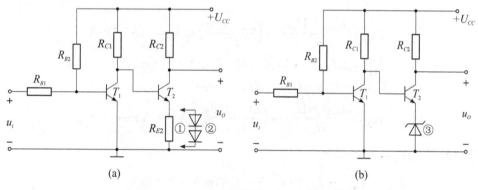

(a)　　　　　　　　　　(b)

如图 6-6-5 改进的直接耦合电压放大电路

(2) 在后级发射极串联二极管。

如图6-6-5(a)②所示。由于二极管的直流电阻大,交流电阻小,用串入二极管代替电阻R_{E2},一方面可以提高第二级射极静态电位U_{E2},另一方面不至于使第二级的放大倍数严重下降。

(3) 在后级发射极串入稳压二极管。

如图6-6-5(b)所示。由于稳压二极管的反向特性很陡,交流电阻几乎为零,串入稳压二极管比串入二极管效果更好,但是为了使稳压二极管正常工作,需要另外设置稳压二极管偏置电阻R。

2. 采用 NPN-PNP 耦合方式

即使采用串入稳压二极管提高后级晶体管的发射极电位,也会使后级集电极的有效电

压变化范围减小；同时，当级数进一步增多时，集
电极电位也逐级上升，电源电压将无法承受。图
6-6-6所示电路给出了另一个解决方法。

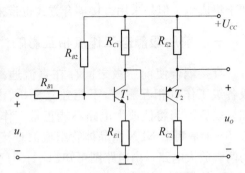

电路中每两级组成一个单元，前级采用
NPN管而后级采用PNP管，由于PNP管的集
电极电位比基极电位低，因此，即使耦合的级数
增多，也不会使集电极电位逐级升高，而使各级
均能获得合适的静态工作点。这种NPN-PNP
的耦合方式无论在分立元件或者集成直接耦合
电路中都常常被采用。

图 6-6-6　NPN-PNP 耦合方式放大电路

由于前后级之间存在直流通路，各级工作点相互影响，不能独立计算，直接耦合放大电
路静态工作点的计算过程比阻容耦合电路要复杂。在分析具体电路时，常常先找出最容易
确定的环节，再计算其余各处的静态值。有时还要通过联立方程来求解。

例 6-6-2　在图 6-6-5(b)所示的直接耦合放大电路中，已知：$R_{B2}=270$ kΩ，$R_{C1}=$
4.3 kΩ，$R_{C2}=500$ Ω，稳压二极管的工作电压 $U_Z=4$ V，$\beta_1=\beta_2=50$，$U_{CC}=24$ V，试计算各级
静态工作点。如果温度升高，I_{C1} 增加 1%，静态输出电压 U_0 将改变多少？

解：假设静态时 $U_{BE1}=U_{BE2}=0.6$ V，则前级静态工作点：

$$I_{BQ1}=\frac{U_{CC}-U_{BE1}}{R_{B2}}=\left(\frac{24-0.6}{270}\right)\text{mA}=0.086\,7\text{ mA}$$

$$I_{C1}=\beta_1 I_{BQ1}=(50\times0.086\,7)\text{mA}=4.3\text{ mA}$$

$$U_{CEQ1}=U_{C1}=U_{BE2}+U_Z=4.6\text{ V}$$

$$I_{R_{C1}}=\frac{U_{CC}-U_{C1}}{R_{C1}}=\left(\frac{24-4.6}{4.3}\right)\text{mA}=4.5\text{ mA}>I_{CQ1}$$

后级静态工作点：

$$I_{BQ2}=I_{R_{C1}}-I_{CQ1}=(4.5-4.3)\text{mA}=0.2\text{ mA}$$

$$I_{CQ2}=\beta_2 I_{BQ2}=(50\times0.2)\text{mA}=10\text{ mA}$$

$$U_{CEQ2}=U_{CC}-R_{C2}I_{CQ2}-U_Z=(24-10\times0.5-4)\text{V}=15\text{ V}$$

静态时的输出电压：

$$U_O=U_{C2}=U_{CC}-R_{C2}I_{CQ2}=19\text{ V}$$

I_{C1} 增加 1%：

$$I_{C1}=4.3\times(1+1\%)\text{mA}=4.343\text{ mA}$$

$$I_{B2}=I_{R_{C1}}-I_{C1}=(4.5-4.343)\text{mA}=0.157\text{ mA}$$

$$I_{C2}=\beta_2 I_{B2}=(50\times0.157)\text{mA}=7.85\text{ mA}$$

$$U_O=U_{CC}-R_{C2}I_{C2}=(24-7.85\times0.5)\text{V}=20.075\text{ V}$$

静态时的输出电压比原来升高了 1.01 V，约升高了 5.3%。

二、零点漂移的影响

从例 6-6-2 可以看到,即使输入电压保持为零,直流输出电压也会因为温度的变化而上下波动,这是直接耦合放大电路的主要缺点。

一个理想的直接耦合电压放大电路,当输入信号为零时,其输出端电压应保持不变。但实际的直接耦合放大电路,将其输入端对地短接(使输入电压为零),测量输出端电压时,输出电压并不保持不变,而在缓慢而无规则地变化着,这种现象称为零点漂移。零点漂移

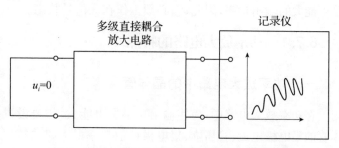

图 6-6-7　直接耦合放大电路的零点漂移现象

使输出端电压偏离其原始值,看上去像一个缓慢变化的输出信号,但它并不是由输入端加入的信号放大后输出的真实信号,如图 6-6-7 所示。

当 $u_i \neq 0$ 时,这种漂移将和被放大的有用信号共存于放大电路中,两者都在缓慢地变化着,一真一假,同时在输出端表现出来。当漂移量大到足以和有用信号量相比,便鱼目混珠,使放大电路失去作用。因此必须分析零点漂移产生的原因并采取相应的抑制零点漂移的措施。

引起零点漂移的本质原因是环境变化,例如,晶体管参数的变化、电源电压的波动、电路元件参数的变化等,其中温度的影响是最严重的。对于多级直接耦合放大电路,前级的漂移将被后级放大,因而前级的漂移对放大电路的影响比后级严重。所以抑制零点漂移着重在前级放大,特别是第一级。

通常将输出端的漂移电压折合到输入端来评价零点漂移:

$$u_{id} = \frac{u_{od}}{|A_u|} \qquad (6-6-5)$$

式中,u_{id} 为输入端等效漂移电压;u_{od} 为输出端漂移电压;$|A_u|$ 为电压放大倍数。

解决零点漂移问题的方法是差分放大电路,将两个结构、参数、工作环境相同的放大电路组合在一起,它们具有相同的漂移,但分别输入大小相同、相位相反的信号(差分信号),两个放大电路输出端分别含有大小相同、相位一致的漂移和大小相同、相位相反的放大信号,因此,只要将两个输出作差分(相减)输出,就能抵消漂移,从而达到抑制漂移的目的。

差分放大电路是集成运算放大器的主要单元电路,下一章将详细介绍差分放大电路的结构和分析。

6.7 功率放大电路

放大电路带动负载时,要向负载提供一定的功率(电压与电流的乘积),以推动负载工作,例如使仪表指针偏转,使扬声器发声,使继电器工作等。这些负载通常都具有比较低的

电阻值(如扬声器典型电阻值为 $4\ \Omega$、$8\ \Omega$、$16\ \Omega$、$32\ \Omega$),前面介绍的电压放大电路直接带动如此低阻值负载时,将使放大倍数严重下降,失去放大能力。所以在多级放大电路中,首先由电压放大电路将微弱信号放大到足够幅度,然后进行功率放大并带动负载,功率放大电路一般只对电流进行放大,基本没有电压放大能力。与电压放大电路不同,功率放大电路要求有尽可能大的输出功率,因此,它必须工作在大信号状态。

6.7.1 功率放大电路的特点

一、功率放大电路中的晶体管

在功率放大电路中,为使输出功率尽可能大,需要设置晶体管工作在极限应用状态,晶体管的集电极电流、管压降、集电极耗散功率最大时均接近晶体管的极限参数。因此,在选择功率放大管时,要特别注意极限参数的选择,以保证安全工作。

一般功率放大管都是大功率管,使用时要特别注意其散热条件,安装合适的散热片,必要时还要采取各种保护措施。

二、功率放大电路的分析方法

由于前置电压放大级已对信号电压幅度进行了充分放大,功率放大电路的输入信号电压幅度一般都很大,功率放大晶体管通常工作在大信号状态,不能采用仅适用于小信号的微变等效电路法,而常常采用图解法来分析功率放大电路的静态和动态工作情况。

由于功率放大电路的输入信号较大,输出波形容易产生非线性失真,电路中应采用适当的方法改善输出波形,如引入交流负反馈等。

三、功率放大电路的主要技术指标

1. 最大输出功率 P_{OM}

功率放大电路的输出功率是指放大电路负载获得的信号功率。在输入信号为正弦波且输出波形基本不失真条件下,输出功率定义为

$$P_O = U_O I_O \tag{6-7-1}$$

其中 U_O 和 I_O 分别为输出电压和输出电流的交流有效值。

最大输出功率 P_{OM} 是在电路参数确定的情况下负载可能获得的最大交流功率。

2. 转换效率 η

功率放大电路的最大输出功率 P_{OM} 和电源所提供的直流功率 P_E 之比称为转换效率。即

$$\eta = \frac{P_{OM}}{P_E} \tag{6-7-2}$$

其中 P_E 为直流电源输出功率,是指放大电路消耗的直流功率。

对功率放大电路的基本要求是:(1) 在不失真的前提下尽可能地输出较大的功率;(2)具有较高的效率。

输出信号的动态范围一般由晶体管的静态工作点决定,在图 6-7-1(a)中,静态工作点 Q 设置在交流负载线的中间,晶体管工作点始终处于放大区,这种状态称为甲类(A 类)工作状态,前面介绍的电压放大电路就工作在这种状态。在甲类工作状态,直流功率 $P_E = U_{CC}I_{CQ}$ 是恒定的。无信号输入时,电源功率全部消耗在管子和电阻上,其中又以管子的集电极损耗为主;有信号输入时,直流功率中的一部分转换为有用的信号输出功率 P_O,信号越大,输出的功率也越大。不论有无输入信号,甲类放大电路晶体管的集电极都有较大的静态电流,晶体管的损耗功率较大,甲类工作状态放大电路的效率很低。在理想情况下,甲类功率放大电路的最高效率也只能达到 50%。

为了提高效率,除可以用增大电路的动态工作范围来增加输出功率外(这对晶体管的要求更高,成本增加),通常用减小直流电源功耗的办法来解决,即在电源电压 U_{CC} 不变的情况下,使静态电流 I_{CQ} 减小,以减小晶体管静态时消耗的功率。这样静态工作点 Q 将沿负载线下移,如图 6-7-1(b)所示,放大电路的这种工作状态称为甲乙类(AB 类)工作状态。若将静态工作点下移到 $I_{CQ} \approx 0$ 处,如图 6-7-1(c)所示,则静态管耗(直流电源提供的功率)更小,效率更高,放大电路此时的工作状态称为乙类(B 类)工作状态。乙类工作状态的特点:晶体管只有半个周期工作在放大区,另外半个周期截止。由图 6-7-1 可见,晶体管工作在甲乙类或乙类状态,节省了电路处于静态时集电结所消耗的功率,可以提高效率,但输出波形却产生了严重的失真。解决的办法是采用互补对称功率放大电路,由两个对称的分别工作在甲乙类或乙类状态放大电路组合构成,既能提高效率,又能减小信号波形的失真,在低频功率放大中得到广泛的应用。

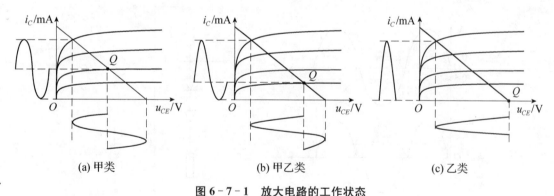

图 6-7-1 放大电路的工作状态

6.7.2 互补对称功率放大电路

一、双电源的互补对称功率放大电路(OCL 电路)

图 6-7-2(a)是双电源的互补对称功率放大电路的原理图,可视为由图 6-7-2(b)和图 6-7-2(c)两个射极输出器组成。T_1、T_2 分别为 NPN 和 PNP 型管,它们导通时的偏置极性正好相反。由于基极回路没有引入偏置电流,两管均工作在乙类状态。当输入信号 u_i 为正半周时,T_1 管的发射结处于正向偏置,T_1 管导通,电流 i_{L1} 经 T_1 管流向负载 R_L,如图 6-7-2(b)所示,在 R_L 上得到一个正半周的输出电压,此时 T_2 管的发射结处于反向偏置,T_2 管截止。当输入信号 u_i 为负半周时,情况与正半周相反,T_1 管截止,T_2 管导通,电流 i_{L2}

经 T_2 管流向负载 R_L,如图 6 - 7 - 2(c)所示,在 R_L 上得到一个负半周的输出电压。于是在输入信号 u_i 的一个周期内,T_1、T_2 管分别在正、负半周轮流导通和截止,使电流 i_{L1} 和 i_{L2} 以正反不同的方向交替流过负载 R_L,在 R_L 上便合成一个既有正半周又有负半周的输出电压。

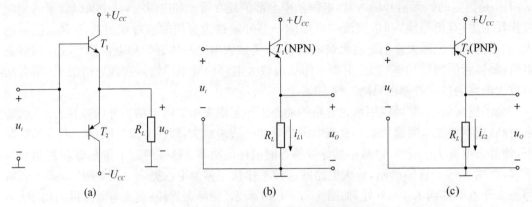

图 6 - 7 - 2　互补对称放大电路原理图

为了使输出电压波形正、负半周完全对称,T_1、T_2 管的参数必须完全对称相等。这种 T_1、T_2 管交替导通、相互补充、参数对称的电路称为互补对称放大电路,图 6 - 7 - 2 所示电路因无输出电容,一般称为 OCL(Output-Capacitor-Less 无输出电容功率放大)电路。因 OCL 电路由两个射极输出器组成,所以,具有输入电阻高和输出电阻低的特点。

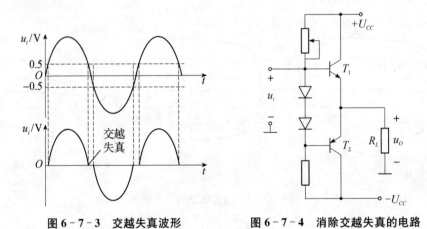

图 6 - 7 - 3　交越失真波形　　　图 6 - 7 - 4　消除交越失真的电路

虽然理论上 OCL 电路可以在负载上得到正、负半周的输出电压,但实际上由于晶体管导通电压的原因,输出电压波形存在着失真。由于设置零静态偏置,当输入信号 u_i 低于晶体管的死区电压时,T_1、T_2 管都截止,R_L 上无电流流过,出现一段零值区($|u_i| \leqslant 0.5\ \mathrm{V}$),如图 6 - 7 - 3 所示。这种现象称为交越失真,即正、负半周交替过渡时出现的失真。为了消除交越失真,可为两个互补对称晶体管建立合适的静态工作点,使两管静态均处于临界导通或微弱导通状态,避开死区段,这种状态称为甲乙类状态。通常在 T_1 和 T_2 管的基极之间串接了两只二极管,如图 6 - 7 - 4 所示,导通的二极管为 T_1、T_2 管的发射结提供了稍大于死区电压的正向偏置电压,处于临界导通状态。由于二极管的动态电阻很小,使得交流状态下两

管基极近似短路,因而当有交流信号输入时,图6-7-4所示电路的工作情况和图6-7-2所示电路是一样的。在图6-7-4所示消除交越失真电路中,R_{B1}与R_{B2}为二极管提供直流通路,要求其中流过的电流在二极管允许的最大整流电流以内,同时又要使得两电阻中的直流电流比晶体管平均基极电流大得多(5倍),一般R_{B1}与R_{B2}取值应大致相等,保证晶体管基极直流电位处于零。

由于每个管只工作半个周期,故其静态工作点可下移至$I_C \approx 0$,T_1、T_2管的静态功耗约为零,因而使效率提高,并使放大电路有较大的动态范围。

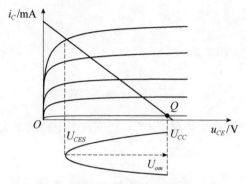

图6-7-5　晶体管输出特性

从图6-7-5所示的晶体管输出特性可以看到,当工作点Q下移至$u_{CE} \approx U_{CC}$时,输出信号电压的最大不失真幅度U_{om}仅受晶体管不进入饱和状态的限制,因此,最大不失真输出幅度为

$$U_{om} = U_{CC} - U_{CES} \qquad (6-7-3)$$

若忽略工作的饱和压降,输出电压的最大幅度为

$$U_{om} \approx U_{CC} \qquad (6-7-4)$$

由式(6-7-1)得输出信号的功率为

$$P_O = U_O I_O = \frac{U_{om}}{\sqrt{2}} \cdot \frac{I_{om}}{\sqrt{2}} = \frac{1}{2} U_{om} I_{om} \qquad (6-7-5)$$

式中U_{om}和I_{om}为输出电压和输出电流的幅度。因为

$$I_{om} = \frac{U_{om}}{R_L} \qquad (6-7-6)$$

故

$$P_O = \frac{1}{2} \cdot \frac{U_{om}^2}{R_L} \qquad (6-7-7)$$

输出功率与输出电压的幅度和负载电阻有关,当负载电阻不变,输出电压的幅值最大时,输出功率最大,为

$$P_{Omax} = \frac{1}{2} \cdot \frac{U_{ommax}^2}{R_L} \approx \frac{1}{2} \cdot \frac{U_{CC}^2}{R_L} \qquad (6-7-8)$$

最大功率输出时,每个晶体管的输出电流平均值(集电极电流平均值)

$$I_C(AV) = \frac{1}{2\pi}\int_0^\pi \frac{U_{CC}}{R_L}\sin(\omega t)\mathrm{d}(\omega t) = \frac{U_{CC}}{\pi R_L} \qquad (6-7-9)$$

则每个电源提供的直流功率为

$$P_{E1} = U_{CC}I_{C(AV)} = \frac{U_{CC}^2}{\pi R_L} \qquad (6-7-10)$$

两个电源提供的总直流功率为

$$P_E = 2P_{E1} = \frac{2U_{CC}^2}{\pi R_L} \qquad (6-7-11)$$

于是由式(6-7-2)得出理想情况下 OCL 功率放大电路的最大效率为

$$\eta_{max} = \frac{P_{Omax}}{P_E} = \frac{\dfrac{U_{CC}^2}{2R_L}}{\dfrac{2U_{CC}^2}{\pi R_L}} = \frac{\pi}{4} = 78.5\% \qquad (6-7-12)$$

在互补对称功率放大电路中,要求配有一对特性对称的 NPN-PNP 型功率管。当输出功率较大时,很难获得不同类型的晶体管的配对,而且大功率管的值 β 均较小。小功率晶体管的配对则比较容易,因此常采用由两个晶体管组成的"复合管"代替单个晶体管,在图 6-7-6 中列举了两种典型的复合管。图 6-7-6(a)中的复合管中各电流的关系如下:

$$i_{C1} = \beta_1 i_{B1} = \beta_1 i_B$$
$$i_{C2} = \beta_2(\beta_1 + 1)i_B$$
$$i_C = i_{C1} + i_{C2} = \beta_1 i_{B1} + \beta_2(\beta_1 + 1)i_B = [\beta_1 + \beta_2(\beta_1 + 1)]i_B$$

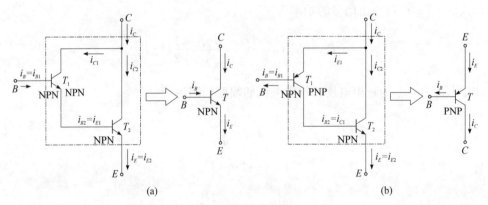

(a)　　　　　　　　　　　(b)

图 6-7-6　复合管

可见,图 6-7-6(a)中的复合管可等效为电流放大系数近似为两管电流放大系数乘积的 NPN 管。同理,图 6-7-6(b)是由一个小功率的 PNP 管和一个大功率的 NPN 管组成的复合管,等效为电流放大系数近似为两管电流放大系数乘积的 PNP 管。

由分析得知,复合管的类型由第一个晶体管(即 T_1)决定,与后接的大功率晶体管(即 T_2)无关,第一个晶体管是 PNP 型管,等效的复合管也是 PNP 型管,复合管的电流放大系数近似为两管电流放大系数乘积,即 $\beta \approx \beta_1 \beta_2$。复合管的大功率特性则由同类型的大功率晶体管决定,这样就解决了不同类型大功率晶体管难以配对的问题。

二、单电源的互补对称功率放大电路(OTL 电路)

构成 OCL 电路需要正、负两个直流电源,有时显得很不方便,在一些信号频率较高的场合,可使用单电源互补对称电路,如图 6-7-7 所示。

电路中,通过电容 C 将负载电阻接至两管的发射极。静态时,通过调整 R_{B1} 的阻值,使 k 点的电位为 $\frac{1}{2}U_{CC}$,则静态时电容 C 被充电到电压 $U_C = \frac{1}{2}U_{CC}$。

当有输入信号 u_i 时,在 u_i 的正半周,T_1 管导通,T_2 管截止,电流由 T_1 管经过电容 C 流向负载。在 u_i 的负半周,T_1 管截止,T_2 管导通,已充电 $U_C = \frac{1}{2}U_{CC}$ 的电容 C 起着电源的作用,通过 T_2 向负

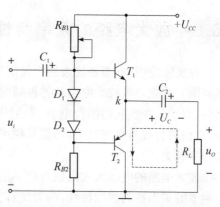

图 6-7-7　单电源互补对称功率放大电路

载 R_L 放电,放电的电流方向如图中虚线所示。只要选择时间常数 $R_L C$ 足够大(远大于信号周期),在信号的两个半周期中电容的充电与放电引起的电压变化可以忽略,即认为电容两端的电压始终保持不变,类似直流电压源。因此可以认为用电容 C 和一个电源(其值为图 6-7-4 所示电路中一个电源的 2 倍),与图 6-7-4 所示 OCL 电路的正、负两个电源的作用相同。这种单电源有输出电容的功率放大电路称为 OTL(Out-put-Transformer-Less,无输出变压器)电路。

OTL 电路每个晶体管的工作电压均为 $U_C = \frac{1}{2}U_{CC}$。在计算 P_{Omax}、P_E、η 时,要以 $U_C = \frac{1}{2}U_{CC}$ 代替上述式(6-7-8)、式(6-7-11) 和式(6-7-12)中的 U_{CC} 值。

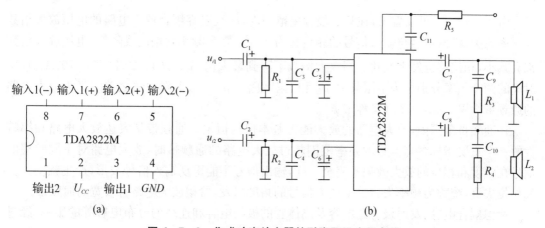

(a)　　　　　　　　　　　　(b)

图 6-7-8　集成功率放大器的引脚图及应用电路

目前,中、小功率的集成功率放大器(将整个放大电路同时制造在一块半导体芯片上,称为集成电路)相继问世,品种繁多,而且应用越来越广泛,图6-7-8(a)是双集成功率放大器TDA2822M 的引脚图,内部电路由输入级、中间放大级和功率输出级组成。输入级采用差分放大电路,有同相和反相两个输入端。输出级采用上述互补对称功率放大电路。图6-7-8(b)是用此芯片接成的立体声双声道电路。在图6-7-8(b)中,C_{11} 和 R_5 组成电源滤波电路;R_3 和 C_9、R_4 和 C_{10} 是相位补偿电路,以消除自激振荡,并改善高频时的负载特性;C_3 和 C_4 是消除输入端高频干扰的滤波电容。

6.8　放大电路的频率特性

在实际应用中,需要放大的交流信号通常不是单一频率的正弦波,信号往往覆盖一定频率范围。这就要求放大电路对各种频率的信号有相同的放大作用。但是在阻容耦合放大电路中,由于存在级间的耦合电容、发射极旁路电容及晶体管的极间电容和连线的分布电容等,它们的容抗与频率有关,当信号频率不同时,放大电路输出电压的幅值和相位也将与信号频率有关。

放大电路的电压放大倍数与频率的关系称为幅频特性,输出电压和输入电压的相位差与频率的关系称为相频特性,两者统称为频率特性。图6-8-1所示是阻容耦合放大电路中一级电压放大电路的频率特性。

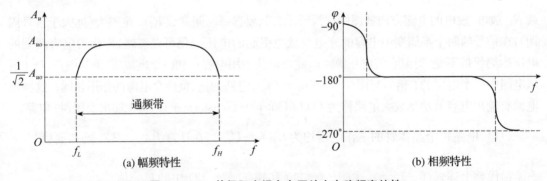

图6-8-1　单级阻容耦合电压放大电路频率特性

由图6-8-1可以看出,在某一段频率范围内,单级阻容耦合放大电路的电压放大倍数与频率无关,输出信号与输入信号的相位移为180°。随着频率的增高或降低,电压放大倍数都会减小,相位移也发生变化。当放大倍数下降到最大值 A_{uo} 的 $1/\sqrt{2}$ 时(即 $0.707A_{uo}$),所对应的两个频率分别称为下限频率 f_L 和上限频率 f_H。上、下限频率之差定义为放大电路的通频带 $BW=f_H-f_L$(又称带宽)。

在通频带范围内,放大电路的放大能力基本保持恒定。通频带是表达放大电路频率特性的一个重要指标。当信号的频率范围超过放大电路的通频带时,放大电路对不同频率的信号在幅度和相位的放大效果不完全一样,输出信号不能重现输入信号波形,产生幅度失真和相位失真,统称为频率失真。从放大信号的角度出发,希望放大电路有较宽的通频带。

考虑耦合电容、发射极旁路电容及晶体管的极间电容和连线的分布电容等的影响,经过等效变换(这里不作具体分析)，图6-8-2(a)所示共发射极晶体管放大电路的全频率微变等效电路如图6-8-2(c)所示。图中，C_π 和 C_μ 分别是发射结和集电结的结电容经过等效后的等效电容。一般 C_π 为十几皮法至几十皮法，C_μ 为几皮法至十几皮法。

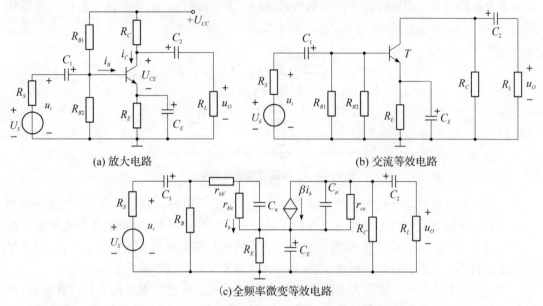

(a) 放大电路　　　　　　　　　　　　(b) 交流等效电路

(c) 全频率微变等效电路

图6-8-2　共发射极放大电路的全频率微变等效电路

在中频段(1 kHz～100 kHz)，由于耦合电容和发射极旁路电容的容量较大(>10 μF)，对中频段信号来说，其容抗很小$\left(X_C < \dfrac{1}{2\pi f_{min}C_{min}} = 32\ \Omega\right)$，而与之相串联的电阻值一般都为 kΩ 级，因此可视为短路。晶体管极间等效电容，C_π 和 C_μ 容量很小(<100 pF)，对中频段信号的容抗很大$\left(X_C > \dfrac{1}{2\pi f_{max}C_{max}} = 32\ \mathrm{k\Omega}\right)$，与之相并联的电阻值多在 kΩ 级，因此可视作开路。综合起来，在中频段可不考虑电容的影响，得到中频段微变等效电路如图6-8-3所示，实际上这就是前面分析放大电路动态性能时的微变等效电路。在本书的例题和习题中计算的电压放大倍数，均指中频段的电压放大倍数。

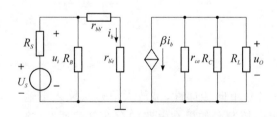

图6-8-3　中频段微变等效电路

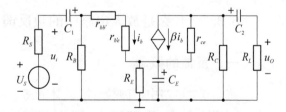

图6-8-4　低频段微变等效电路

在低频段(<100 Hz)，由于信号频率较低，晶体管容抗比中频段更大($X_C > 32$ MΩ)，更可视作开路而忽略。而耦合电容、旁路电容容抗较大($X_C > 320\ \Omega$)，不能忽略。因此，低频段等效电路可只考虑耦合电容和旁路电容的影响，如图6-8-4所示。此时由于耦合电容容抗的分压作用,旁路电容容抗的负反馈作用,均会使电压放大倍数下降。

在高频段($>1\,\mathrm{MHz}$),由于信号频率较高,耦合电容和旁路电容的容抗比中频段时更小($X_C<0.032\,\Omega$),均可视为短路,但是晶体管容抗却减小到不能忽略($X_C<3.2\,\mathrm{k}\Omega$),因此,高频段等效电路可只考虑晶体管容抗的影响,如图 6-8-5 所示。由于晶体管容抗的并联作用,将使输入、输出阻抗减小,也导致电压放大倍数的下降。

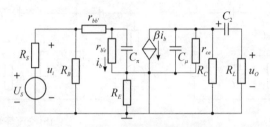

图 6-8-5　高频段微变等效电路

上面以共发射极单管放大电路为例分析了晶体管放大电路的频率特性,对于其他类型的放大电路和场效应管放大电路可以作同样的分析。由分析可知,阻容耦合方式不适合放大频率过高(快速变化)或过低(缓慢变化)的信号,特别是不能放大直流信号。此外,由于集成电路中制造大容量的电容很困难,这种耦合方式也不易在集成电路中使用。

多级放大电路是由各级放大电路级联而成,按照多级放大电路增益的乘积计算方法,多级放大电路总的频率特性是各级放大电路频率特性的乘积,因此,总的通频带一般会比每个单级放大电路都窄。但是,如果合理地错开各级放大电路通频带中心频率,也可在牺牲总增益的前提下,扩展多级放大电路的通频带,有关这方面的内容,超出了本书的范围,有兴趣的读者可参考宽带放大电路设计的相关资料。

6.9　放大电路中的负反馈

反馈的概念并不陌生,在许多科技领域中,反馈技术得到了广泛应用。例如,自动控制系统中引入负反馈,可以增强系统的稳定性。放大电路中引入负反馈,可以提高放大电路的质量,改善其工作性能等。因此在实用放大电路中,几乎都要引入这样或那样的负反馈。下面就放大电路中的负反馈,分几个问题来讨论。

6.9.1　什么是放大电路中的负反馈

一、反馈的概念

基本放大电路中,有源器件(晶体管等)具有信号单向传递性,被放大信号从输入端输入,放大以后输出,存在输入信号对输出信号的单向控制。如果在电路中存在某些通路,将输出信号的一部分反馈送到放大器的输入端,与外部输入信号叠加,产生基本放大电路的净输入信号,实现输出信号对输入的控制,即称构成了反馈。按照反馈对信号的作用,反馈分为正反馈和负反馈两大类。若引回的反馈信号削弱了放大电路的净输入信号,称为负反馈;反之,若反馈信号增强了净输入信号,则称为正反馈。

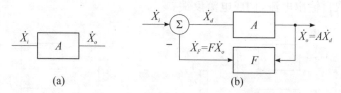

图 6 - 9 - 1　反馈放大电路的方框图

图 6 - 9 - 1(a)、(b)分别为无反馈基本放大电路和有反馈放大电路(相量域)的框图。任何带有反馈的放大电路都包含两个部分：① 无反馈基本放大电路 A，它可以是单级或多级放大电路；② 反馈电路 F，它是联系输出电路和输入电路的环节，多数由电阻、电容元件组成。

图中用 $\dot{X}$ 表示信号，它既可以表示电压，也可以表示电流，假设信号为单频正弦信号，用相量表示。图中箭头代表信号传递方向。$\dot{X}_i$、$\dot{X}_o$ 和 $\dot{X}_f$ 分别为输入、输出和反馈信号。没有反馈时，基本放大电路的净输入信号就是外部输入信号 $\dot{X}_d = \dot{X}_i$。有反馈时，$\dot{X}_f$ 和 $\dot{X}_i$ 在输入端比较($\sum$ 是比较环节的符号)，根据图中"+""−"极性可得净输入信号(或称差值信号)$\dot{X}_d = \dot{X}_i - \dot{X}_f$。

若 $\dot{X}_f$ 和 $\dot{X}_i$ 同相，反馈信号起了削弱净输入信号的作用，为负反馈。

若 $\dot{X}_f$ 和 $\dot{X}_i$ 反相，反馈信号起了增强净输入信号的作用，为正反馈。

二、反馈的作用

两种反馈对放大电路具有不同的作用。负反馈有自动调节的作用，能实现稳定电路的作用。前面介绍的稳定静态工作点电路，就是通过射极电阻 R_E 的负反馈调节作用，使静态电流 I_C 在温度变化时保持基本不变。如温度升高时 R_E 的负反馈自动调节过程为

$$T \uparrow \Longrightarrow I_C \uparrow \Longrightarrow I_E \uparrow \Longrightarrow U_E \uparrow$$

$$\downarrow I_C \Longleftarrow \downarrow I_B \Longleftarrow \downarrow U_{BE} = U_B - U_E$$

使 I_C 基本不变，静态工作点就稳定了。

负反馈还有直流负反馈和交流负反馈之分，上述稳定工作点的负反馈是直流负反馈，放大电路中，两种反馈往往同时存在。

6.9.2　负反馈的类型及判别

一、反馈的类型

1. 电压反馈与电流反馈

按反馈电路在放大电路输出端所采样的信号不同，分为电压反馈和电流反馈。如果反馈信号取自输出电压，称为电压反馈；如果反馈信号取自输出电流，称为电流反馈。如图 6 - 9 - 2 所示，从放大电路的输出端看，图(a)的反馈信号取自输出电压，构成电压反馈；图

(b)的反馈信号取自输出电流,构成电流反馈。

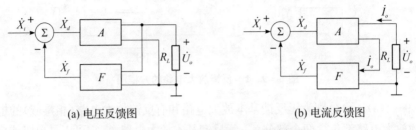

(a) 电压反馈图   (b) 电流反馈图

图 6 - 9 - 2   电压反馈和电流反馈框图

图 6 - 9 - 3 给出了电压反馈采样的两种主要形式。电压反馈采样的主要特征是反馈信号引自于输出端(接负载端),与输出电压成正比。

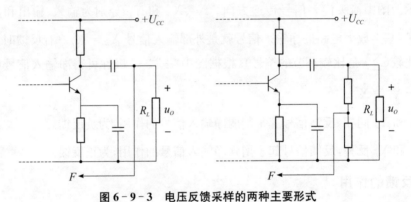

图 6 - 9 - 3   电压反馈采样的两种主要形式

图 6 - 9 - 4 是电流反馈采样的两种主要形式。电流反馈采样的主要特征是反馈信号引自于非输出端(非负载端),与输出电流成正比。

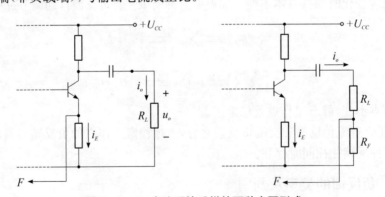

图 6 - 9 - 4   电流反馈采样的两种主要形式

2. 串联反馈与并联反馈

按反馈信号在输入端与输入信号比较形式的不同,分为串联反馈和并联反馈。如果反馈信号与输入信号在输入回路中以电压形式比较求和,即反馈信号与输入信号串联,称为串联反馈。如果两者以电流形式比较求和,即反馈信号与输入信号并联,称为并联反馈,如图 6 - 9 - 5 所示。从放大电路的输入端看,图(a)的净输入电压 $\dot{U}_d = \dot{U}_i - \dot{U}_f$,反馈信号 $\dot{U}_f$ 与

输入信号 $\dot{U}_i$ 以电压形式比较求和，$\dot{U}_i$ 与 $\dot{I}_f$ 串联，属串联反馈；图(b)的净输入电流 $\dot{I}_d = \dot{I}_i - \dot{I}_f$，反馈信号 $\dot{I}_f$ 与输入信号 $\dot{I}_i$ 以电流形式比较求和，$\dot{I}_i$ 与 $\dot{I}_f$ 并联，属并联反馈。

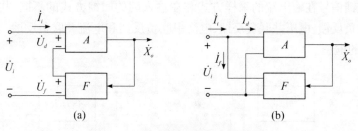

(a)　　　　　　　　　　　　(b)

图 6-9-5　串联反馈与并联反馈

图 6-9-6 是晶体管放大电路中串联反馈回馈输入端的主要形式，其主要特征是反馈信号回馈至输入端的发射极。图 6-9-7 是并联反馈回馈输入端的主要形式，其主要特征是反馈信号回馈至输入端的基极。

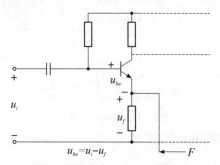

图 6-9-6　串联反馈主要形式

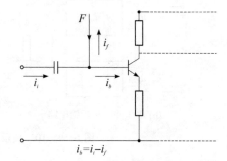

图 6-9-7　并联反馈主要形式

3. 交流反馈与直流反馈

有的反馈只对交流信号起作用，称为交流反馈。有的反馈只对直流信号起作用，称为直流反馈。有的反馈对交直流信号均起作用，即交直流反馈共存。若在反馈网络中串接隔直电容 C_F，如图 6-9-8 所示电路，可以隔断直流，此时反馈只对交流信号起作用，是交流反馈。若在起反馈作用的电阻两端并联旁路电容 C，如图 6-9-9 所示电路，可以使其只对直流信号起作用，是直流反馈。

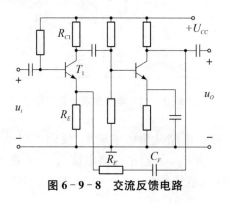

图 6-9-8　交流反馈电路

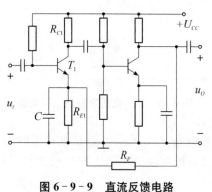

图 6-9-9　直流反馈电路

上面提出了几种常见的反馈分类方法,在实际放大电路中反馈形式是很多的,例如,在多级放大电路中,还可以分为局部反馈和级间反馈等。这一节着重分析交流负反馈。对于负反馈来说,根据反馈信号在输出端的采样方式和在输入端的回馈方式的不同,共有四种组态,它们是:电压串联负反馈、电压并联负反馈、电流串联负反馈和电流并联负反馈。图 6-9-10 给出了四种组态的框图。

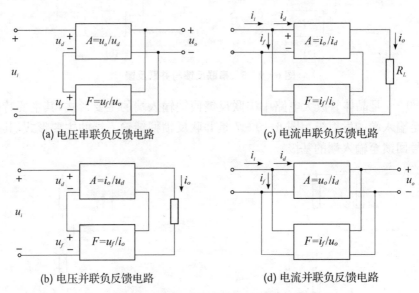

(a) 电压串联负反馈电路

(c) 电流串联负反馈电路

(b) 电压并联负反馈电路

(d) 电流并联负反馈电路

图 6-9-10　负反馈电路四种组态的框图

图 6-9-11 是典型的电压串联负反馈电路。射极电阻 R_E 是反馈电阻,通过 R_E 将输出电压百分之百地反馈到输入回路,反馈电压就是输出电压全部,故是电压反馈。在输入回路,对交流信号而言,净输入电压 $u_{be} = u_i - u_f$,输入信号与反馈信号以电压的形式比较求和,u_i 与 u_f 串联,故为串联反馈。

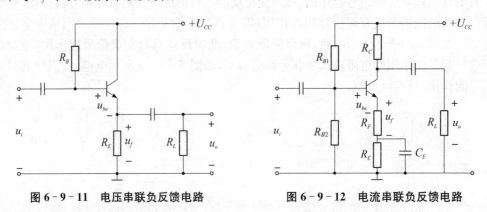

图 6-9-11　电压串联负反馈电路　　　**图 6-9-12　电流串联负反馈电路**

图 6-9-12 所示电路是电流串联负反馈电路。电路从集电极输出,反馈电阻是 R_F,发射极电流在反馈电阻上产生反馈信号电压 $u_f = R_F i_E$,与输出回路电流 i_E 成正比,故为电流反馈。在输入回路,与射极输出器一样,净输入电压 $u_{be} = u_i - u_f$,u_i 与 u_f 串联,故为串联反馈。

二、反馈的判别

对反馈电路的分析判别可以从以下三个方面入手。

1. 判别电路中有无反馈

在放大电路中,除了有源放大器件(晶体管、场效应管)外,若存在将输出回路与输入回路相连接的通路或输入输出回路存在公用支路,即反馈通路,并由此影响了放大电路的净输入,则表明放大电路引入了反馈,否则电路中便没有反馈。

在图 6-9-13(a)所示电路中,电阻 R_F 将电路的输出端与输入回路 T_1 管的发射极相连接,使电路的净输入 $u_{be}=u_i-u_f$ 不仅取决于输入信号,还与输出信号(反馈信号)有关,故电路引入了反馈。而图 6-9-13(b)所示电路中,虽然电阻 R_F 也将电路的输出端与输入回路 T_1 管的发射极相连接,但由于 T_1 管的发射极直接接地,输出电压并不影响净输入信号,故 R_F 的接入没有引入反馈。R_F 实质上是一端接输出端,另一端接地,只起放大电路的负载作用,而不是沟通输出回路与输入回路的通路。通过寻找电路中有无输出回路与输入回路相连接的通路,即可判别电路中有无引入反馈。

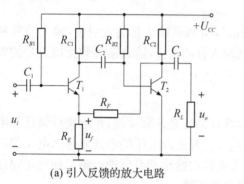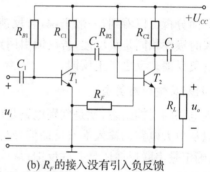

(a) 引入反馈的放大电路　　　　　　(b) R_F 的接入没有引入负反馈

图 6-9-13　有无反馈的判别

2. 判别电路是正反馈还是负反馈

瞬时极性法是判别电路中反馈极性的基本方法。所谓的瞬时极性是指电路中某点的电位在特定瞬时是增大(⊕瞬时极性)或是减小(⊖瞬时极性)。判别的具体做法是:从输入端注入某一瞬时极性的信号,按照放大电路的工作特性,沿反馈环一周,标出各点信号的瞬时极性,直至反馈支路在输入端的连接点,比较注入信号极性和反馈回来的信号极性,是增强还是削弱净输入信号来确定是引入正反馈还是负反馈。

对图 6-9-13(a)所示电路,用瞬时极性法来判别它的反馈极性,如图 6-9-14(a)所示。设输入电压 u_i 的瞬时极性为⊕,通过耦合电容到 T_1 管的基极亦为⊕,晶体管的集电极电位与基极电位相反,则 T_1 管集电极和 T_2 管基极瞬时极性为⊖,T_2 管集电极电位与基极相反为⊕,即输出电压 u_o 对地的瞬时极性也为⊕,u_o 经过 R_F 和 R_E 的分压,在 R_E 上产生反馈电压 u_f 使 T_1 管射极对地极性为⊕,由此导致 T_1 管的净输入电压 $u_{be}=u_i-u_f$ 的数值减少,说明电路引入了负反馈。(注意这里所指的 u_f 不表示 R_E 上的实际电压,只表示输出电压 u_o 作用的结果。)

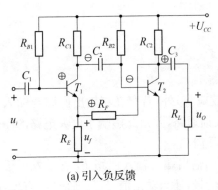 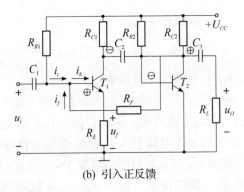

(a) 引入负反馈　　　　　　　　　　　(b) 引入正反馈

图 6 – 9 – 14　瞬时极性法判断正负反馈

若将图 6 – 9 – 14(a)所示电路的反馈电阻 R_F 接入输入回路的一端改接到 T_1 管的基极,如图 6 – 9 – 14(b)所示,电路各点的瞬时极性由图标出。此时 R_F 两端的极性均为⊕,按放大原理,T_2 管集电极电位升高较 T_1 管的基极电位更高,因而反馈电流 i_f 是从 T_2 管集电极流向 T_1 管的基极,导致净输入电流 $i_{b1}(=i_i+i_f)$ 的数值增大,说明这时引入的反馈是正反馈。

从上面分析可以看到,一般来说,若反馈信号引回到输入管的发射极,输入信号和反馈信号的瞬时极性相同是负反馈;若反馈引回到输入管的基极,输入信号和反馈信号的瞬时极性相反是负反馈。反之是正反馈。

3. 判别反馈组态类型

判别电路的反馈组态,就是判别电路是串联反馈还是并联反馈,是电流反馈还是电压反馈。可以从放大电路的输入端看反馈信号与输入信号是以电压的形式还是以电流的形式比较求和,确定是串联反馈还是并联反馈;从放大电路的输出端看反馈电路采样的是输出电压信号还是输出电流信号,确定是电压反馈还是电流反馈。

看图 6 – 9 – 14 所示电路的输入端,图(a)的反馈信号引回到 T_1 管的发射极,以电压 u_f 的形式与输入电压 u_i 比较求和,影响净输入电压 $u_{be}(=u_i-u_f)$,u_f 与 u_i 串联,是串联反馈;图(b)的反馈信号引回到 T_1 管的基极,以电流 i_f 的形式与输入电流 i_i 比较求和,影响净输入电流 $i_{b1}(=i_i+i_f)$,i_f 与 i_i 并联,是并联反馈。

一般地,如果反馈支路反馈回输入级晶体管的发射极,它只能以电压的形式与输入信号比较,是串联反馈;如果反馈支路反馈回输入级晶体管的基极,它只能以电流的形式与输入信号比较,是并联反馈。

看图 6 – 9 – 14 电路的输出端,图(a)的反馈信号从电压输出端(T_2 管的集电极)取出,输出电压 u_o 经过 R_F 和 R_E 的分压,在 R_E 上产生反馈电压 u_f,u_f 正比于输出电压 u_o,当输出端交流短路,u_o 为零,反馈电压 u_f 也为零,属电压反馈;图(b)的反馈信号仍从电压输出端(T_2 管的集电极)取出,反馈电流 i_f 的大小受输出电压 u_o 影响,当输出端交流短路,u_o 为零,反馈电流 i_f 也为零,仍属电压反馈;但若把图(a)所示电路的反馈电阻 R_F 改接到 T_2 管的发射极,如图 6 – 9 – 15 所示,反馈信号不是从电压输出端(T_2 管的集电极)取出,u_f 是经过 R_F 和 R_{E1} 对 R_{E2} 上的电压 u_{RE2} 分压获得,与输出电压 u_o 无关,即使把输出端交流短路,u_o 为零,反馈电压 u_f 仍存在,它的大小受 u_{RE2} 影响,因为 $u_{RE2}=R_{E2}i_{E2}$,所以反馈电压 u_f

正比于输出电流 i_{E2}，属电流反馈。

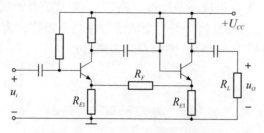

图 6 - 9 - 15 电流反馈电路

综上分析，图 6 - 9 - 14(a)是串联电压负反馈电路，图 6 - 9 - 14(b)是并联电压正反馈电路，图 6 - 9 - 15 是串联电流正反馈电路。

从上面分析还可以看到：一般地，判别电路是电压反馈还是电流反馈可用两种方法。一种方法是短路判别法：如果负载短路（输出电压为零）后反馈信号消失，是电压反馈；否则是电流反馈；另一种方法是连接位置判别法：如果反馈支路由电压输出端（负载端）引出，是电压反馈；否则是电流反馈。但这不是一种很严谨方法，因为有个别电路的反馈信号虽由非输出端引出，但仍是电压反馈。例如图 6 - 9 - 16 所示电路，它们的反馈支路表面上不是由输出端引出，但反馈信号实质上仍是取自输出电压。

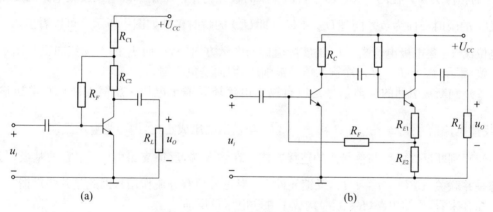

(a)   (b)

图 6 - 9 - 16 并联电压负反馈电路

例 6 - 9 - 1 试分析图 6 - 9 - 17 所示多级电压放大电路中的交流负反馈及其类型。

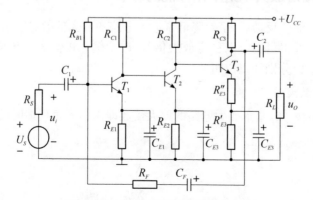

图 6 - 9 - 17 多级交流电压放大电路

解:这是一个三级放大电路,首先看到的是,第三级输出端与第一级输入端之间存在反馈。反馈元件 R_F 与 C_F 串联组成一条反馈电路(另一条是公共地线、构成反馈回路)。C_F 容量大,是隔直电容(避免直流反馈),但对交流信号相当于短路。为判别反馈类型,画出交流通路(相量域),如图 6-9-18 所示(图中 R_{B1} 未画出)。

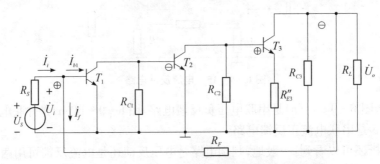

图 6-9-18　图 6-9-17 电路的交流通路相量模型

（1）判断净输入信号是否被削弱。放大电路的净输入信号是第一级的基极电流 $\dot{I}_{b1}$。如果无反馈(R_F 支路不存在),$\dot{I}_{b1}=\dot{I}_i$,而现在 $\dot{I}_{b1}=\dot{I}_i-\dot{I}_f$。下面采用瞬时极性法确定 $\dot{I}_i$ 与 $\dot{I}_f$ 的相位关系。在图 6-9-18 中,设 $\dot{U}_i$ 瞬时极性为正。根据单级电压放大电路的反相作用,$\dot{U}_{o1}$ 的瞬时极性为负。同理 $\dot{U}_{o2}$ 和 $\dot{U}_{o3}$(即 $\dot{U}_o$)的瞬时极性如图中所示。可以看出,T_1 基极电位比 T_3 集电极电位高。$\dot{I}_f$ 的实际流向与图示方向一致,而 $\dot{I}_i$ 的实际流向也与图示方向一致,于是 $I_{b1}=I_i-I_f$,净输入信号被削弱,因而是负反馈。

（2）判断被引回的反馈信号是取自输出电流还是输出电压。反馈支路接在电压输出端,反馈电流信号 $\dot{I}_f=\dfrac{\dot{U}_i-\dot{U}_o}{R_F}\approx-\dfrac{\dot{U}_o}{R_F}$,$\dot{I}_f$ 与输出电压成正比,因而是电压反馈。

（3）判断反馈电路与信号源的连接方式。在输入端,反馈支路引回 T_1 管的基极,与信号源是并联关系($\dot{I}_i=\dot{I}_{b1}+\dot{I}_f$,反馈元件 R_F 对信号源有分流作用),因此是并联反馈。

综合来看,反馈电路(R_F、C_F)构成了并联电压负反馈。

在本例电路中是否还有其他反馈?什么类型?请读者自行分析。

6.9.3　负反馈对放大电路工作性能的影响

放大电路引入交流负反馈后,虽然降低了放大电路的放大倍数(这是代价),但是其工作性能会得到多方面的改善,如:可以稳定放大倍数,改变输入电阻和输出电阻,展宽频带,减少非线性失真等。下面分别加以说明。

1. 负反馈降低放大倍数

由图 6-9-1(b)可知,基本放大电路的放大倍数即未引入负反馈时的放大倍数(亦称为开环放大倍数)为

$$A=\frac{\dot{X}_o}{\dot{X}_d}$$

（6-9-1）

反馈信号与输出信号之比称为反馈系数,即

$$F = \frac{\dot{X}_f}{\dot{X}_o} \qquad (6-9-2)$$

引入负反馈后的净输入信号为

$$\dot{X}_d = \dot{X}_i - \dot{X}_f \qquad (6-9-3)$$

则引入负反馈后的放大倍数(亦称为闭环放大倍数)为

$$A_f = \frac{\dot{X}_o}{\dot{X}_i} = \frac{\dot{X}_o}{\dot{X}_d + \dot{X}_f} = \frac{\frac{\dot{X}_o}{\dot{X}_d}}{1 + \frac{\dot{X}_f}{\dot{X}_d}} = \frac{\frac{\dot{X}_o}{\dot{X}_d}}{1 + \frac{\dot{X}_o}{\dot{X}_d} \cdot \frac{\dot{X}_f}{\dot{X}_o}} = \frac{A}{1 + AF} \qquad (6-9-4)$$

由式(6-9-1)和式(6-9-2)可得

$$AF = \frac{\dot{X}_f}{\dot{X}_d} \qquad (6-9-5)$$

由图 6-9-1 可知,负反馈时,$\dot{X}_f$ 和 $\dot{X}_i$ 同相,则从式(6-9-5)可得此时 AF 为正实数,这样由式(6-9-4)可知,$|A_f| < |A|$,即引入负反馈放大倍数下降了。这是因为负反馈削弱了净输入信号,输出信号也就跟着变小,放大倍数就下降了。把 $|1+AF|$ 称为反馈深度,其值越大,负反馈的作用越强,A_f 也就越小。射极输出器把输出电压百分之百地反馈回输入端,它的反馈系数 $F = \dfrac{\dot{U}_f}{\dot{U}_o} = 1$,反馈极深,故无电压放大作用。

引入负反馈后,虽然放大倍数下降了,却换来了改善放大电路工作性能的许多好处。因而在实用放大电路中,总是根据需要引入各种负反馈。而引入负反馈引起的放大倍数下降,则可以通过增加放大电路的级数来提高。

2. 提高放大倍数的稳定性

当放大电路的工作状况变化时(例如环境温度变化、管子老化、元件参数变化、电源电压波动等),即使输入信号一定,由于放大倍数发生了变化,仍将引起输出信号变化。如果这种变化较小,则说明其稳定性较高。表征放大倍数的稳定性用相对变化量表示,无反馈时用 $\dfrac{\mathrm{d}|A|}{|A|}$,有负反馈时 $\dfrac{\mathrm{d}|A_f|}{|A_f|}$ 用,其值越小就越稳定。

在中频段,A_f、A 和 F 均为实数,式(6-9-4)可写成

$$|A_f| = \frac{|A|}{1 + |AF|}$$

对上式求导数,得

$$\frac{\mathrm{d}\,|\,A_f\,|}{\mathrm{d}\,|\,A\,|} = \frac{\mathrm{d}\left(\dfrac{|\,A\,|}{1+|\,AF\,|}\right)}{\mathrm{d}\,|\,A\,|} = \frac{1}{(1+|\,AF\,|)^2} = \frac{1}{1+|\,AF\,|} \cdot \frac{|\,A_f\,|}{|\,A\,|}$$

即

$$\frac{\mathrm{d}\,|\,A_f\,|}{|\,A_f\,|} = \frac{1}{1+|\,AF\,|} \cdot \frac{\mathrm{d}\,|\,A\,|}{|\,A\,|} \qquad (6-9-6)$$

式(6-9-6)表明,引入负反馈后,闭环放大倍数 A_f 的相对变化量 $\dfrac{\mathrm{d}|A_f|}{|A_f|}$ 仅为未引入反馈时开环放大倍数 A 相对变化量的 $\dfrac{1}{1+|AF|}$,也就是说负反馈放大倍数的稳定性是无反馈的 $(1+|AF|)$ 倍。应该指出,A_f 的稳定是以降低放大电路的放大倍数为代价的,A_f 减小到 A 的 $\dfrac{1}{1+|AF|}$,才使闭环放大倍数 A_f 的稳定性提高到开环放大倍数 A 的 $(1+|AF|)$ 倍。

例 6-9-2 有一负反馈放大电路,$A=10\,000$,$F=0.01$。

(1) 求 A_f;

(2) 当环境温度变化而使管子参数变化时,A 减小了 10%,问 A_f 减小了多少?

解: (1) $A_f = \dfrac{A}{1+AF} = \dfrac{10\,000}{1+10\,000 \times 0.01} = 99$

(2) $\dfrac{\mathrm{d}A_f}{A_f} = \dfrac{1}{1+AF} \times \dfrac{\mathrm{d}A}{A} = \dfrac{1}{1+10\,000 \times 0.01} \times 10\% \approx 0.1\%$

从本例可以看到,当 $|AF| \gg 1$(深度负反馈)时,有

$$A_f = \frac{A}{1+AF} \approx \frac{1}{F} \qquad (6-9-7)$$

此式说明,在深度负反馈的情况下,闭环放大倍数 A_f 仅与反馈电路的参数(如电阻、电容等)有关,它们基本上不受外界因素变化的影响,这时放大电路工作非常稳定。

3. 减小波形非线性失真

前面介绍过,由于工作点选择不合适,或输入信号过大,都将引起输出波形的非线性失真,如图 6-9-19(a)所示。但引入负反馈后,反馈信号把输出波形的失真馈送回输入端,经过和输入信号的比较,使电路的净输入信号也发生某种程度的失真(反方向的),再经过放大之后,将使输出信号的失真得到一定程度的补偿。但这种补偿,是负反馈利用失真了的输出波形来对输入波形作反方向的预失真,从而改善输出结果,所以负反馈只能减小失真,而不能完全消除失真。波形改善的过程如图 6-9-19(b)所示。

图 6-9-19 是以图 6-9-12 所示电流负反馈电路为例的。其中 u_o 与 u_i 反相;$u_f \approx i_c R_F$,$u_o = -i_c R_L'$,故 u_f 与 u_o 也反相。

负反馈减小非线性失真还可以从信号幅度来理解,事实上,产生非线性失真的根源在于放大器件特性的非线性,只有在信号幅度很小时才能具有近似线性的特性(小信号或微变),如果输入信号幅度增大到一定程度,输出幅度在大幅提高的同时,非线性将不可忽略,负反

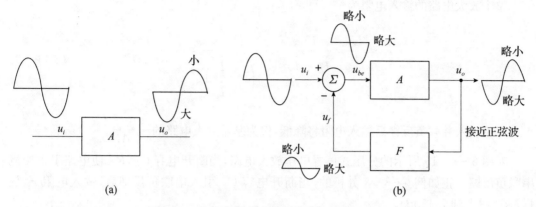

图 6 - 9 - 19　利用负反馈减小波形非线性失真

馈的作用在于将输出信号引回输入端,抵消增大了的输入信号,使得进入放大器件的净输入信号幅度降低,缩小工作点动态范围,重回小信号或微变,达到减小非线性失真的目的,必须注意,这时的输出信号幅度也将大大减小。

4. 对放大电路输入电阻的影响

输入电阻是从放大电路输入端看进去的等效电阻,负反馈对输入电阻的影响取决于基本放大电路与反馈回路在输入端的连接方式,即取决于电路引入的是串联反馈还是并联反馈。

(1) 串联负反馈使放大电路输入电阻提高。

考虑图 6 - 9 - 5(a)所示串联负反馈放大电路的框图,根据输入电阻的定义,基本放大电路的输入电阻为

$$r_i = \frac{\dot{U}_d}{\dot{I}_i}$$

整个放大电路的输入电阻为

$$r_{if} = \frac{\dot{U}_i}{\dot{I}_i} = \frac{\dot{U}_d}{\dot{I}_i} \cdot \frac{\dot{U}_i}{\dot{U}_d} = r_i \cdot \frac{\dot{U}_d + \dot{U}_f}{\dot{U}_d} = r_i \cdot \left(1 + \frac{\dot{U}_o}{\dot{U}_d} \cdot \frac{\dot{U}_f}{\dot{U}_o}\right) = r_i(1 + AF)$$

$$(6 - 9 - 8)$$

由前面介绍的式(6 - 9 - 5)可知,负反馈时 AF 为正实数,这样从上式可看到,引入串联负反馈后可以提高整个放大电路的输入电阻,为基本放大电路的$(1 + AF)$倍。

(2) 并联负反馈使放大电路输入电阻降低。

考虑图 6 - 9 - 5(b)所示并联负反馈放大电路的框图,根据输入电阻的定义,基本放大电路的输入电阻为

$$r_i = \frac{\dot{U}_i}{\dot{I}_d}$$

整个放大电路的输入电阻为

$$r_{if}=\frac{\dot{U}_i}{\dot{I}_i}=\frac{\dot{U}_i}{\dot{I}_d+\dot{I}_f}=\frac{\dot{U}_i}{\dot{I}_d\left(1+\dfrac{\dot{I}_f}{\dot{I}_d}\right)}=r_i\,\frac{1}{1+AF} \qquad (6-9-9)$$

可见引入并联负反馈后输入电阻将降低,仅为基本放大电路的$\dfrac{1}{1+AF}$。

对图 6-3-19 所示的分压式偏置电压放大电路,当断开电容 C_E,R_E 使电路引入交流串联负反馈。正如例 6-3-3 分析的,当断开电容 C_E 引入串联负反馈后,输入电阻 r_i 从 1.7 kΩ 增大到 7.15 kΩ。

5. 对放大电路输出电阻的影响

输出电阻是从放大电路输出端看进去的等效内阻,负反馈对输出电阻的影响取决于电路引入的是电压反馈还是电流反馈。

具有电压负反馈的放大电路具有稳定输出电压的作用,即具有恒压输出的特性,而恒压源的内阻是很小的,所以电压负反馈放大电路的输出电阻也很小。例如射极输出器是典型的电压负反馈电路,它的输出电阻就很小。

具有电流反馈的放大电路具有稳定输出电流的作用,即具有恒流输出的特性,由于恒流源的内阻很大,所以电流负反馈的放大电路(不含 R_C)的输出电阻较高,即末级晶体管的输出电阻很大,但与 R_C 并联后,近似等于 R_C。

 习题

1. 两个晶体管分别接在电路中,工作在放大状态时测得三个管脚的电位(对"地")分别如下表所列,试判别晶体管的三个电极及类型(硅管,锗管,NPN 型管,PNP 型管)。

晶体管 1		晶体管 2	
管脚	电位/V	管脚	电位/V
1	−6	1	3.8
2	−2.3	2	3.2
3	−2	3	9

2. 判断图-题 6-2 中晶体管的工作状态。

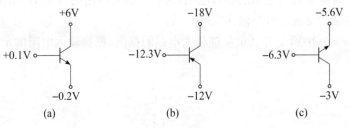

图-题 6-2

3. 试判断图-题 6-3 所示电路能否放大交流信号，为什么？

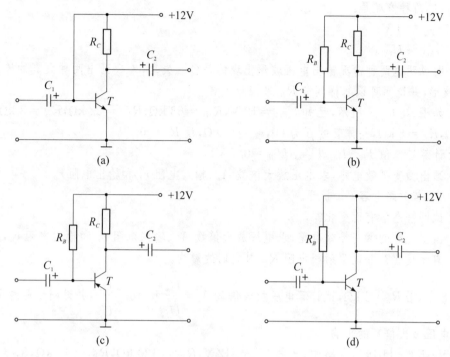

图-题 6-3

4. 晶体管放大电路如图-题 6-4 所示，已知 $U_{CC}=12\ \text{V},R_C=3\ \text{k}\Omega,R_B=240\ \text{k}\Omega$，晶体管的 β 为 60，$U_{BE}=0.7\ \text{V}$。

（1）试用直流通路估算静态值 $I_{BQ}、I_{CQ}、U_{CEQ}$；

（2）静态时 $(u_i=0)$，$C_1、C_2$ 上的电压各为多少？并标出极性。

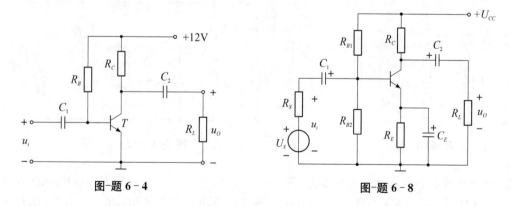

图-题 6-4   图-题 6-8

5. 在题 4 中，改变 R_B 使 $U_{CEQ}=3\ \text{V}$，R_B 应等于多少？改变 R_B 使 $I_{CQ}=1.5\ \text{mA}$，R_B 又应等于多少？

6. 在题 4 中，若 $r_{bb'}=10\ \Omega$，画出微变等效电路，分别求以下两种情况的电压放大倍数 A_u：

（1）负载电阻 R_L 开路；

（2）$R_L=6\ \text{k}\Omega$。

7. 在对题 4 所示电路进行实验时,发现以下两情况,输入正弦信号后,输出电压波形均出现失真,这两种情况是:

(1) $U_{CEQ} < 1\,\text{V}$;

(2) $U_{CEQ} \approx U_{CC}$。

试分别说明这两种情况输出电压波形出现的是什么失真,大致画出两种失真的输出电压 u_o 波形,并说明可以怎样调节 R_B 来消除失真。

8. 电路如图-题 6-8 所示,已知 $U_{CC} = 12\,\text{V}$,$R_{B1} = 68\,\text{k}\Omega$,$R_{B2} = 22\,\text{k}\Omega$,$R_C = 3\,\text{k}\Omega$,$R_E = 2\,\text{k}\Omega$,$R_L = 6\,\text{k}\Omega$,晶体管的 β 为 60,$r_{bb'} = 10\,\Omega$,设 $R_S = 0$。

(1) 计算静态值 I_{BQ},I_{CQ},$U_{CEQ}(U_{BE} = 0.7\,\text{V})$。

(2) 画出微变等效电路,求电压放大倍数 A_u、输入电阻 r_i 和输出电阻 r_o。

9. 题 8 中,若旁路电容 C_E 断开。

(1) 试问静态值有无变化?

(2) 画出此时的微变等效电路,求电压放大倍数 A_u、输入电阻 r_i 和输出电阻 r_o,看它们有无变化? 并说明射极电阻 R_E 对它们的影响。

10. 题 8 中,若 $R_S = 1\,\text{k}\Omega$,试计算电压放大倍数 $A_u = \dfrac{\dot{U}_o}{\dot{U}_i}$ 和 $A_{us} = \dfrac{\dot{U}_o}{\dot{U}_S}$,并说明信号源电阻 R_S 对电压放大倍数的影响。

11. 在图-题 6-11 所示电路中,已知 $U_{CC} = 12\,\text{V}$,$R_{B1} = 120\,\text{k}\Omega$,$R_{B2} = 40\,\text{k}\Omega$,$R_C = 4\,\text{k}\Omega$,$R'_E = 100\,\text{k}\Omega$,$R_E = 2\,\text{k}\Omega$,$R_L = 4\,\text{k}\Omega$,晶体管 $\beta = 100$,$r_{bb'} = 10\,\Omega$,$U_{BE} = 0.6\,\text{V}$。试求该电路的电压放大倍数 A_u、输入电阻 r_i 和输出电阻 r_o。

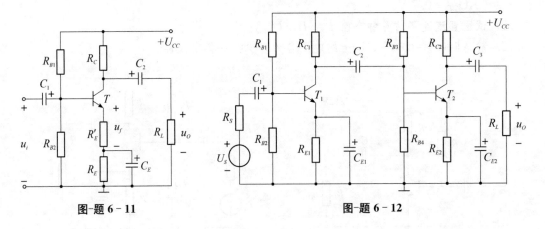

图-题 6-11　　　　　　　　　　　图-题 6-12

12. 两级阻容耦合电压放大电路如图-题 6-12 所示,已知 $U_{CC} = 20\,\text{V}$,$R_{B1} = 100\,\text{k}\Omega$,$R_{B2} = 24\,\text{k}\Omega$,$R_{C1} = 6.8\,\text{k}\Omega$,$R_{E1} = 2\,\text{k}\Omega$,$R_{B3} = 33\,\text{k}\Omega$,$R_{B4} = 6.8\,\text{k}\Omega$,$R_{C2} = 7.5\,\text{k}\Omega$,$R_{E2} = 1.5\,\text{k}\Omega$,$R_L = 5\,\text{k}\Omega$,$r_{bb'1} = 10\,\Omega$,$r_{bb'2} = 5\,\Omega$,$\beta_1 = 100$,$\beta_2 = 150$,$U_{BE1} = U_{BE2} = 0.6\,\text{V}$。

(1) 求放大电路各级的输入电阻和输出电阻,以及总电路的输入、输出电阻。

(2) 求放大电路各级的电压放大倍数和总的电压放大倍数(设 $R_S = 0$)。

(3) 若 $R_S = 600\,\Omega$,当信号源电压有效值 $U_S = 8\,\mu\text{V}$ 时,放大电路的输出电压是多少?

13. 图-题 6-13 是两级阻容耦合电压放大电路,已知 $U_{CC} = 12\,\text{V}$,$R_{B1} = 20\,\text{k}\Omega$,$R_{B2} = 15\,\text{k}\Omega$,

$R_{C1}=3\ \text{k}\Omega,R_{E1}=4\ \text{k}\Omega,R_{B3}=120\ \text{k}\Omega,R_{E2}=3\ \text{k}\Omega,R_L=1.5\ \text{k}\Omega,\beta_1=\beta_1=100,r_{bb'1}=r_{bb'2}=0.6\ \text{V}$。

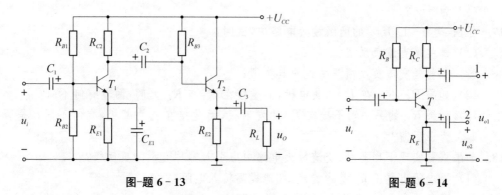

图-题 6-13　　　　　　　　　　　　　　　　图-题 6-14

(1) 计算前后级放大电路的静态值;

(2) 求放大电路各级的电压放大倍数 A_{u1}、A_{u2} 和总的电压放大倍数 A_u;

(3) 电路的输入电阻 r_i 和输出电阻 r_o。

14. 交流放大电路如图-题 6-14 所示,该电路有两个输出端。已知 $U_{CC}=12\ \text{V},R_B=300\ \text{k}\Omega,R_C=R_E=2\ \text{k}\Omega,R_S=100\ \text{k}\Omega,\beta=100,r_{bb'}=10\ \Omega,U_{BE}=0.7\ \text{V}$。

(1) I_{BQ}、I_{CQ}、U_{CEQ};

(2) 画出微变等效电路,求两个输出端的电压放大倍数 $A_{u1}=\dfrac{\dot{U}_{o1}}{\dot{U}_i}$ 和 $A_{u2}=\dfrac{\dot{U}_{o2}}{\dot{U}_i}$;

(3) 求该电路输入电阻 r_i 和两个输出端的输出电阻 r_{o1} 和 r_{o2};

(4) 如果输入信号是正弦信号,试对比输入信号定性画出输出电压 u_{o1} 及 u_{o2} 波形;

(5) 找出电路中的反馈元件,如果从集电极输出电压,属何种类型反馈? 如果从发射极输出电压,属何种类型反馈?

15. 图-题 6-15 是集电极—基极偏置放大电路。已知 $U_{CC}=20\ \text{V},R_B=330\ \text{k}\Omega,R_C=3.9\ \text{k}\Omega,\beta=100,r_{bb'}=20\ \Omega,U_{BE}=0.7\ \text{V}$。

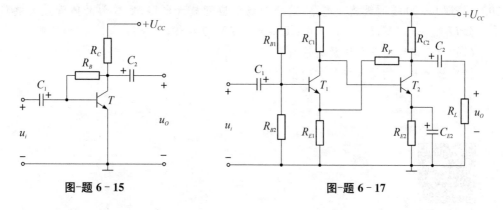

图-题 6-15　　　　　　　　　　　　　　　　图-题 6-17

(1) 求 I_{BQ}、I_{CQ}、U_{CEQ};

(2) 试说明其稳定静态工作点的物理过程。

16. 两个直接耦合放大器,它们的电压放大倍数分别为 10^3 和 10^5。如果两者的输出漂移电压都是 $500\ \text{mV}$,哪个放大器的性能好? 若要放大 $0.1\ \text{mV}$ 的信号,两个放大器都可用吗? 为什么?

17. 在图-题 6-17 所示的两级放大电路中,试问:
    (1) 哪些是直流负反馈?
    (2) 哪些是交流负反馈? 并说明其类型;
    (3) 如果 R_F 不接在 T_2 的集电极,而是接在 C_2 与 R_L 之间,两者有何不同?
    (4) 如果 R_F 的另一端不接在 T_1 的发射极,而是接在它的基极,有何不同? 是否会变为正反馈?

18. 如果需要实现下列要求,交流放大电路中应引入哪种类型的负反馈?
    (1) 要求输出电压 u_o 基本稳定,并能提高输入电阻;
    (2) 要求输出电流 i_o 基本稳定,并能提高输入电阻;
    (3) 要求提高输入电阻,减少输出电阻。

19. 在图-题 6-19 所示的源极输出器中,已知 $U_{GS(off)} = -1.5\ \text{V}$,$I_{DSS} = 5\ \text{mA}$,$U_{DD} = 12\ \text{V}$,$R_S = 12\ \text{k}\Omega$,$R_{G1} = 1\ \text{M}\Omega$,$R_{G1} = 500\ \text{k}\Omega$,$R_G = 1\ \text{M}\Omega$。试求静态值、电压放大倍数 A_u、输入电阻 r_i 和输出电阻 r_o。

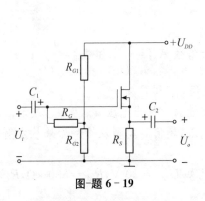

图-题 6-19

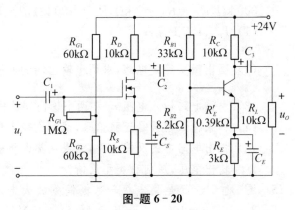

图-题 6-20

20. 图-题 6-20 是两级放大电路,前级为场效应管放大电路,后级为晶体管放大电路。已知 $U_{GS(off)} = 2\ \text{V}$,$I_{D_0} = 100\ \text{mA}$,$U_{BE} = 0.7\ \text{V}$,$\beta = 80$,试求:
    (1) 放大电路的总电压放大倍数;
    (2) 放大电路的输入电阻和输出电阻。

第七章

模拟集成电路及其应用电路

1958 年 9 月第一块集成电路在得克萨斯仪器公司(TI)面世,开创了电子器件与电路(系统)的新篇章,在一小块半导体单晶上,制成多个二极管、晶体管(场效应管)、电阻、电容等元器件,并将它们连接成能够完成一定功能的电子线路。因此,集成电路是元器件和电路融合成一体的集成组件。这一里程碑的成果获得了 2000 年诺贝尔物理学奖。

集成电路按其功能可分为数字集成电路和模拟集成电路两大类。数字集成电路是用来产生和加工各种数字信号的集成电子线路。模拟集成电路是用来产生、放大和处理各种模拟信号或模拟信号和数字信号之间相互转换的集成电子线路。

模拟集成电路种类很多,集成运算放大器是最常用的一类模拟集成电路,它是以差分放大器为主体的线性集成电路,这种线性集成电路最初主要用于模拟计算机中实现运算功能,所以被称为集成运算放大器。其实它还可用来处理各种模拟信号,实现放大、振荡、调制和解调,以及模拟信号的加、减、乘、除和比较等功能,此外集成运算放大器还广泛地应用于脉冲电路。因此,模拟集成运算放大器的意义已远远不止是"运算"了,但其名称一直沿用至今。

本章首先对集成运算放大器的外部特性和主要内部电路进行介绍。然后重点介绍集成运算放大器应用电路的分析方法。在介绍分析方法的同时,给出一些典型的集成运算放大器应用单元电路。本章最后,介绍另一类模拟集成电路——集成功率放大器及其应用电路。

在本章学习中,应重点掌握集成运算放大器在应用电路中所表现的特性,包括理想化的条件和特征;理解运算放大器内部电路工作与其外部特性之间的联系;线性和非线性应用情况下集成运算放大器应用电路的分析方法。

本章学习中的难点是如何判断集成运算放大器在应用电路中的工作状态,并选择合适的分析方法对电路进行分析。

7.1 集成运算放大器概述

运算放大器实质上是一种高增益的直流放大器,最早在 20 世纪 40 年代就诞生了,主要用于模拟计算机中进行线性和非线性的各种计算,故称为运算放大器。那时电子管是运算放大器的核心器件,到 50 年代,晶体管运算放大器制成,不仅缩小了体积,而且降低了功耗和电源电压,形成了比较理想的部件,其功能也远远超过了模拟运算的范围,被广泛地应用于各种电子技术领域中。但这种电路由彼此分开的晶体管、电容、电阻、电感组成,称为分立

(或分离)电路。电路上有许多焊接点,这些焊点,只要有一点虚焊,就可能影响整个电路的性能。随着电路复杂性的增加,元器件越来越多,电路的可靠性成为突出矛盾。

1964 年,世界上第一块单片集成运算放大器(简称集成运放)问世,它把电路中所有的晶体管和电阻以及元件之间的连线一并制作在一小块硅片上,使之由"部件"变成了一个小器件,人们可以直接把它作为一种通用器件灵活使用。与电子管和晶体管运算放大器相比,集成运算放大器具有体积小、重量轻、功耗低、性能好、可靠性高及成本低等优点。此外,集成工艺非常适合制造特性一致的元件,使其差分放大电路中成对的晶体管匹配良好,从而大大提高了运算放大器的性能。

7.1.1 集成运算放大器的组成、特点以及图形符号

集成运算放大器基本上都是由输入级、中间级、输出级、偏置电路和保护电路五部分组成,如图 7-1-1 所示。

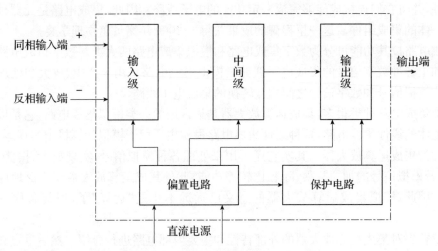

图 7-1-1 集成运算放大器组成框图

输入级采用恒流源偏置的双端输入差分放大电路,以克服零点漂移,提高共模抑制比和输入电阻。中间级的主要作用是放大电压,提供足够大的电压放大倍数,并将双端输入转为单端输出,作为输出的驱动源,采用恒流源负载的共发射极或共源极放大电路,输出级要求有较大的功率输出和较强的带负载能力,一般采用互补对称电路,以减小输出电阻。偏置电路的作用是为晶体管提供合适的直流偏置。此外,集成运算放大器中还有一定的保护电路,例如过流保护和过压保护。

集成运算放大器的特点与其制造工艺有关,主要有以下几点:

(1) 在集成电路的制造工艺中,难以制造电感元件、容量大的电容元件以及阻值大的电阻元件,因此在集成运算放大器中基本无电感、无大容量电容和大阻值电阻。放大电路中的级间耦合都采用直接耦合。必须使用电感、电容元件时,一般采用外接的方法。

(2) 在集成电路中,比较合适的电阻值一般为几十欧到几十千欧之间。因此在需要较低和较高阻值的电阻时,就要在电路上另想办法或也采用外接的方法,例如采用工作在可变电阻区的场效应管作电阻元件使用。

（3）集成运算放大器的输入级采用差分放大电路，它要求两个晶体管（或场效应管）的性能相同。而集成电路中的各个晶体管是通过同一工艺过程制作在同一硅片上的，因此，容易获得特性一致的差分对管，同时各个管子的温度性能基本保持一致，所以，集成运算放大器的输入阻抗很高、零点漂移很小，对共模干扰信号有很强的抑制能力。

（4）集成运算放大器的开环增益非常高。这样，在应用时可以加上深度负反馈，使之具有增益稳定、非线性失真小等特性。更重要的是能在它的深度负反馈中接入各种线性或非线性的元件，以构成具有各种各样特性的电路。目前除了高频大功率电路以外，凡是晶体管（或场效应管）分立元件组成的电子电路都能用以集成运算放大器为基础的电路来代替，而且还能用集成运算放大器组成性能非常独特、用分立元件不能做到的电子电路。

（5）集成运算放大器还具有可靠性高、寿命长、体积小、重量轻和耗电少等特点，这些特点与其结构有关。集成运算放大器和分立元件的直接耦合放大电路虽然在工作原理上基本相同，但在电路的结构形式上二者有较大的区别。因此在学习使用集成电路时，应该重点了解其外部特性，而对其内部结构一般没有必要也不可能详细分析。

根据国家标准，集成运算放大器的图形符号如图 7-1-2(a)所示，图 7-1-2(b)为可使用符号，在国外资料中使用较多，图中的电压 u_+、u_- 和 u_o 均指对参考点（接地端）电压。长方形框的左边引线为信号输入端，其中"−"端为反相输入端，"＋"端为同相输入端，框内三角形表示放大器，A_{uo} 为放大器未接反馈电路时的电压放大倍数，称为开环放大倍数，即

$$u_o = A_{uo}(u_+ - u_-) = A_{uo} u_i \qquad (7-1-1)$$

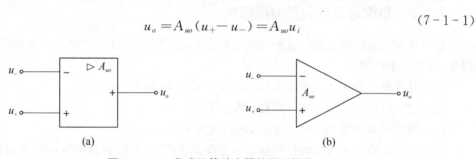

图 7-1-2　集成运算放大器的图形符号

7.1.2　集成运算放大器的电压传输特性和等效电路模型

一、集成运算放大器的电压传输特性

在电路系统中，将系统的输出信号和输入信号之间的关系曲线称为传输特性，集成运算放大器的电压传输特性如图 7-1-3 所示。由于集成运算放大器的输出电压是有限的，而开环电压放大倍数 A_{uo} 非常大，因此，只有在输入信号很小范围内，输出信号与输入信号保持线性，上述 $u_o = A_{uo}(u_+ - u_-)$ 关系只存在于坐标原点附近传输特性的线性工作区。

由于开环放大倍数 A_{uo} 很高，线性区很窄，同相输入电压 u_+ 只要略高于反相输入电压 u_-，输出电压 u_o 就达到正饱和值 $+U_{om}$（接近正电源电压）；反之，同相输入电压 u_+ 只要略低于反相输入电压 u_-，输出电压 u_o 就达到负饱和值 $-U_{om}$（接近负电源电压）。通常集成运算放大器的正、负电源电压相等，电压传输特性基本上对称于原点。

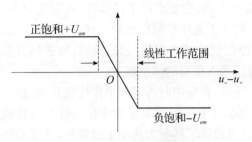

图 7-1-3　电压传输特性

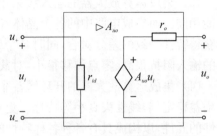

图 7-1-4　线性区等效电路模型

二、集成运算放大器线性区的等效电路模型

按照集成运算放大器的电压传输特性,可以建立集成运算放大器在线性区的等效电路模型,如图 7-1-4 所示。其中 r_{id} 是集成运算放大器的输入电阻,r_o 是集成运算放大器的输出电阻。

集成运算放大器的开环电压放大倍数 A_{uo} 很高($> 10^4$),由于采用高质量差分放大电路,集成运算放大器输入电阻的阻值很高,达到兆欧量级,由于采用互补对称式功率放大电路。集成运算放大器输出电阻的阻值较低,一般只有几十欧。

7.1.3　集成运算放大器的理想化

在分析集成运算放大器的各种应用电路时,为简化分析,通常将集成运算放大器加以理想化,理想化条件如下:

(1) 开环电压放大倍数很大($A_{uo} > 10^4$),理想化为 $A_{uo} = \infty$。

(2) 输入电阻很高($r_{id} > 10^6\ \Omega$),理想化为 $r_{id} = \infty$。

(3) 输出电阻很低($r_o < 100\ \Omega$),理想化为 $r_o = 0$。

实际集成运算放大器的特性很接近理想化的条件。因此,将饱和区特性考虑在内,理想集成运算放大器的电路模型如图 7-1-5 所示,分三段线性化。

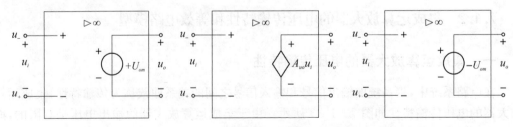

图 7-1-5　理想运算放大器的电路模型

理想化后,工作在线性区的运算放大器具有以下特征:

(1) 两个输入端之间的电压非常接近于零,但又不是短路,称为虚短,即

$$u_+ \approx u_- \tag{7-1-2}$$

(2) 若一个输入端接地,另一输入端不接地但等于地电位,称为虚地,即

$$u_- \approx 0 \qquad\qquad (7-1-3)$$

（3）两输入端间呈开路,输入端虽不断开但无电流,称为虚断,即

$$i_+ \approx 0, i_- \approx 0 \qquad\qquad (7-1-4)$$

（4）输出端呈现为受控电压源特性,输出电压不受输出电流影响。

"虚短""虚断"是理想运算放大器工作在线性区的重要特征,是线性应用电路分析的主要依据。

理想化后,工作在饱和区的运算放大器具有以下特征:

（1）两输入端电位不相等,不再具有虚短特征。若同相输入端电压高于反相输入端电压,表明运算放大器工作在正饱和区,若反相输入端电压高于同相输入端电压,表明运算放大器工作在负饱和区。

（2）两输入端间呈开路,输入端虽不断开但无电流,仍具有虚断特征。

$$i_+ \approx 0, i_- \approx 0$$

（3）输出端呈现为理想电压源特性,根据运算放大器工作在正饱和区或负饱和区,输出电压分别为正饱和电压或负饱和电压。

$$u_o = +U_{om} \text{ 或 } u_o = -U_{om}$$

7.1.4　常用的集成运算放大器及其主要参数

集成运算放大器种类很多,一般多按用途分类,可分为通用型运算放大器和专用型运算放大器。

通用型运算放大器具有一般的电气性能指标,价格便宜,用途很广。根据指标又可细分为:低增益运算放大器、中增益运算放大器和高增益运算放大器。

专用型运算放大器根据应用场合的要求可分为:低功耗运算放大器、低漂移高精度运算放大器、低噪声运算放大器和高输入阻抗运算放大器等。

世界上第一块集成运算放大器是 1964 年研制成功的 μA702,目前集成运算放大器已经发展到第四代产品。

第一代产品具备中等精度的技术指标。以 μA709 为代表,其开环增益约为 45 000 倍。与 μA702 相比,其主要性能有很大改善。电源电压、动态输入范围以及输入共模电压等特性已经标准化,因而得到了广泛的应用。但还存在不少缺点。例如,输出端短路时会导致运算放大器损坏,使用时需要外接很多元件等。

1968 年,制造出了高增益运算放大器 μA741,这是一块非常经典的产品,采用有源负载来提高单级电压增益,仅使用两级电压放大,就使得整个放大器的开环增益达到 150 000 倍以上,扩大了输入共模电压范围和输入差模电压范围,输出级设置了短路保护电路,采取了内补偿措施无须外接补偿元器件,全面改善了运算放大器的性能。这是第二代标准通用型运算放大器,目前仍然被广泛使用。

第二代集成运算放大器虽然有较高的增益,但是输入误差参数和共模抑制比等方面仍未超过第一代。

第三代集成运算放大器的主要特征是输入级采用超 β 管（$\beta=1\,000\sim5\,000$）。由于超 β 管在很低的工作电流下仍有很高的 β 值，因此可以把输入偏流设计得很小，从而使输入失调电流及温漂大小减小，输入电阻大大提高，并且仍具有高增益的特征。典型产品有 AD508、国产 4E325 等。

前三代集成运算放大器在抑制漂移上都是以电路参数的相互补偿来实现的。第四代产品在抑制漂移的机理上，突破了前三代的框框，将场效应管、双极性管和斩波自稳零放大电路兼容在一块硅片上，采用动态稳零的方式来抑制漂移。其产品有 HA2900、国产 5G7650 等。它们属于高阻、高精度、低漂移型运算放大器。性能指标十分接近于理想的运算放大器，被广泛应用于精密仪表中微弱信号测量以及自动控制系统。

为了正确地应用集成运算放大器、客观地评价各集成运算放大器的性能，充分地利用集成运算放大器的特点来获得良好的电路性能，必须对集成运算放大器的特性和参数有一个正确的理解，否则，即使是好的集成运算放大器，应用起来也不可能得到好的效果，制作不出满意的电路。集成运算放大器的参数很多，这里仅介绍其主要参数。

1. 开环电压放大倍数 A_{uo}

在标称电源电压和规定的负载电阻条件下，运算放大器不加反馈时，输出电压 u_o 与差分输入电压 $u_i = u_+ - u_-$ 之比定义为开环电压放大倍数，用 A_{uo} 表示：

$$A_{uo} = \frac{u_o}{u_+ - u_-}$$

其中，u_+ 为同相输入端所加电压，u_- 为反相输入端所加电压。开环电压放大倍数反映了集成运算放大器对有用信号的放大能力，当然希望这个参数越大越好。

对于一般通用运算放大器，A_{uo} 在 10^3 量级的称为低增益运算放大器，在 10^4 量级的称为中增益运算放大器，在 10^5 量级的称为高增益运算放大器。通常，A_{uo} 对温度、老化及电源等因素是十分敏感的。因此测量 A_{uo} 的确切数值是没有意义的，通常感兴趣的是它的数量级。

需要注意的是，尽管希望集成运算放大器的 A_{uo} 越高越好，但在实际的电路设计中，还应兼顾其他因素，不可一味地追求高的 A_{uo}。一方面高增益运算放大器的价格比较高，另一方面增益高的集成运算放大器，频带比较窄，所以在选用集成运算放大器时应从电路的实际要求考虑，A_{uo} 只是选用条件之一。

2. 最大输出电压 U_{opp}（输出峰—峰值电压）

这个参数有时也称为输出电压摆幅。一般定义为运算放大器在额定电源电压和额定负载下，不出现明显失真时所得到的最大的峰—峰值输出电压。通常运算放大器的 U_{opp} 约比正、负电源电压差低 $2\sim3\,\text{V}$。

3. 输入失调电压 U_{IO}

对于理想的运算放大器，当输入电压为零时，其静态输出电压也应为零。但由于制造工艺上的原因，运算放大器组件的参数很难达到完全对称，因此当输入电压为零时，输出电压并不为零。为使输出电压为零，必须在输入端加上一个补偿电压，定义这个补偿电压为输入失调电压，记为 U_{IO}。U_{IO} 一般为毫伏数量级，其值越小越好。

4. 输入失调电流 U_{IO}

如果运算放大器的输入级电路参数是完全对称的,则差分对管的偏置电流应当相等,即 $I_{B1} = I_{B2}$。但实际上输入差分对管是不可能完全一致的,因此,它们的输入偏置电流必然会有差异。为了衡量集成运算放大器两个偏置电流不对称程度,定义了输入失调电流参数 I_{IO},具体定义为:在标称电源电压及室温下,输入信号为零时,运算放大器两输入端偏置电流的差值,$I_{IO} = | I_{B1} - I_{B2} |$。$I_{IO}$ 一般在微安数量级,其值越小越好。

5. 输入偏置电流 I_{IB}

集成运算放大器的输入偏置电流的一般定义为:在标称电源电压及温度 25 ℃下,使运算放大器静态输出电压为零时流入(或流出)运算放大器输入端的电流平均值 $I_{IB} = \frac{1}{2}(I_{B1} + I_{B2})$。对 I_{IB} 这个指标,希望越小越好,只有当运算放大器具有极高的输入电阻和极小的输入偏置电流时,才能近似地认为输入端不吸收电流,实际运算结果才接近理想。此外,偏置电流越小其随温度的漂移也就越小,这对设计高精度的运算电路是非常重要的。从这个意义上讲,由场效应管设计集成运算放大器比晶体管更具有优势。

6. 最大差模输入电压 U_{IDM}

差模输入电压是指在差分放大电路两个输入端所加的大小相同、相位相反的输入电压,最大差模输入电压定义为集成运算放大器输入端之间所能承受的最大电压,超过这个允许值,集成运算放大器输入差分放大电路一侧的管子将出现击穿,使运算放大器的输入特性显著恶化,甚至可能发生永久性损坏。

7. 最大共模输入电压 U_{ICM}

共模输入电压是指在差分放大电路两个输入端所加的大小和相位均相同的输入电压。集成运算放大器对共模信号具有很强的抑制能力,因此,一般加在运算放大器输入端的共模电压不会影响放大器的正常工作,但是集成运算放大器所能承受的共模电压不是没有限度的,当所加的共模电压过大时,共模抑制比 CMRR 将显著下降,甚至造成器件的永久性损坏。最大共模输入电压是指运算放大器输入端所能承受的最大共模电压,通常定义 U_{ICM} 为共模抑制比 CMRR 下降到正常情况的一半时对应的共模输入电压值。在使用集成运算放大器时应避免出现共模输入电压超过 U_{ICM} 的情况。

7.2　集成运算放大器中的内部单元电路

从集成运算放大器的内部组成图 7 - 1 - 1 可见,其中的中间级电压放大和输出级功率放大已经在上一章介绍,其他核心的组成电路是直接耦合的差分放大电路和镜像电流源偏置电路。这一节对这两种电路进行分析,所得出的性能指标直接影响集成运算放大器的性能指标。

7.2.1　差分放大电路

差分放大电路在集成运算放大器中充当前面几级(尤其是第一级)电压放大,差分放大电路采用直接耦合,由于其对称的结构,抑制零点漂移效果显著。

一、经典差分放大器

图 7-2-1 是一个经典差分放大电路——长尾电路。由两个特性相同的晶体管 T_1 和 T_2 组成对称电路。图中,正、负电源及射极电阻 R_E(也称长尾电阻)为两管公用,通常 R_E 取值较大,静态电流在其上产生较大的压降,为了使静态工作时输入端处于零电位,引进辅助负电源 $-U_{EE}$ 以抵消 R_E 上的直流压降,设置发射极电位 U_E 为 $-0.6 \sim -0.7\,\text{V}$。信号由两管的基极输入,集电极输出。因此,可以认为该电路是由两个性能相同的单管共射放大电路组合(发射极耦合)而成的一个单元电路。

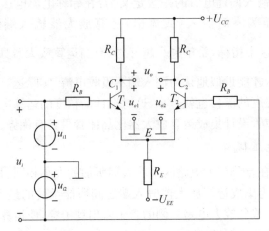

图 7-2-1 长尾差分放大电路

二、差分放大电路工作原理

1. 对零点漂移的抑制作用

在没有输入信号电压($u_i = 0$)时,u_{i1} 和 u_{i2} 均为零。由于电路完全对称,两管的静态集电极电流和电压彼此相等,因此,输出电压 u_o 为零,即 $u_o = u_{o1} - u_{o2} = 0$。当温度变化或电源电压波动时,两管的集电极电流和电压的变化仍然相等,即 $\Delta I_{C1} = \Delta I_{C2}$,$\Delta u_{O1} = \Delta u_{O2}$。因此,其中相等的变化量也相互抵消,使输出电压仍为零,从而抑制了零点漂移。

抑制零点漂移的关键在于电路的对称性,也在于输出电压取自两管的集电极之间(称为双端输出),但对每个管子来说,似乎零漂还是较大的。实际上,由于电路中接入较大的射极电阻 R_E,具有强烈的电流串联负反馈作用。当环境影响使得两个晶体管电流均产生增量电流 ΔI_C,叠加流过 R_E 将使得发射极电位提高 $R_E(2\Delta I_C)$,从而强烈地减小两管的发射结电压,迅速减小偏置电流以抵消环境导致的静态电流增大。因此,由于长尾电阻的负反馈作用,每个管子的漂移都大大地抑制了,因此,即使是电路稍不对称或采用单端输出方式,均能有效地抑制零漂。

2. 对差模、共模和差分信号的放大作用

(1) 差模输入

当差分放大电路的两个输入端,分别输入大小相等、相位相反的电压信号时,即 $u_{i1} = -u_{i2}$,称为差模输入方式,这种输入信号称为差模输入信号,记作 u_{id},$u_{i1} = u_{id}$,$u_{i2} =$

$-u_{id}$。

在差模信号作用下，T_1 管集电极电流增大，而 T_2 管集电极电流等量减小，从而使 T_1 集电极电位下降，T_2 集电极电位等量升高。如果两管集电极对地的电压变化量分别用 u_{O1} 和 u_{O2} 表示，则两管集电极之间存在电压信号 $u_{od} = u_{o1} - u_{o2}$ 输出。

由于两管电流的变化量大小相等、方向相反，流过射极电阻 R_E 的电流变化量为零，因此，差模信号在 R_E 上产生的电压为 0，可等效为短路，射极电阻 R_E 对差模信号不存在负反馈，两管耦合的射极对差模信号相当于接地。这时，电路两边均相当于普通的单管放大电路，整个放大电路的电压放大倍数为

$$A_{d(2)} = \frac{u_{od}}{u_i} = \frac{u_{o1} - u_{o2}}{u_{i1} - u_{i2}} = \frac{2u_{o1}}{2u_{i1}} = A_{d1} = -\beta \frac{R_C}{R_B + r_{be}} \qquad (7-2-1)$$

式中，A_{d1} 为单管共射放大电路的电压放大倍数。可见，双端输出时，差分放大电路的电压放大倍数与单管放大电路的电压放大倍数相同。从这一点来说，差分放大电路实际上就是通过双倍的元件来实现一个单管放大电路的放大倍数，换取对零点漂移的抑制。

有时负载一端接地，输出电压需从一管的集电极与地之间取出（称为单端输出）。由于输出电压只是一管集电极电压的变化量，所以，单端输出时电压放大倍数只有双端输出时的一半，即

$$A_{d(1)} = \frac{u_{od}}{u_{id}} = \frac{u_{o1}}{2u_{i1}} = \frac{1}{2}A_{d1} = -\beta \frac{R_C}{2(R_B + r_{be})} \qquad (7-2-2)$$

（2）共模输入

当差分放大电路两输入端分别输入大小相等、相位相同的电压信号时，即 $u_{i1} = u_{i2}$，称为共模输入方式，这种输入信号称为共模信号，记作 $u_{ic} = u_{i1} = u_{i2}$。由于两管所加信号完全一样，两管集电极电流和集电极电位变化也相同，因此，输出电压 $u_{oc} = u_{o1} - u_{o2} = 0$，说明双端输出的差分放大电路对共模信号没有放大作用，共模电压放大倍数 $A_c = \frac{u_{oc}}{u_{ic}} = 0$。

实质上，差分放大电路对零漂的抑制作用是抑制共模信号的一个特例，由于两个晶体管处于一致的工作环境，零点漂移等由于环境引起的干扰（噪声）都表现为共模形式，因此，理想情况下 $A_c = 0$，输出电压中没有共模成分（包括漂移）。

实际电路中，由于元件不可能完全对称，两管特性也不可能完全相同，$A_c \neq 0$，一般地，在集成运算放大器中，$A_c < 10^{-4}$。显然，共模放大倍数越小，对零漂和共模信号的抑制能力就越强。

（3）差分输入

如果差分放大电路两个输入信号 u_{i1}、u_{i2} 大小和相位任意，分别加在两个输入端和地之间，则称为差分输入方式，这样的信号称为差分信号。

实际上，任何差分信号均可分解为差模分量 u_{id} 和共模分量 u_{ic} 的组合：

$$u_{i1} = u_{ic} + u_{id}$$
$$u_{i2} = u_{ic} - u_{id}$$
$$u_{ic} = 1/2(u_{i1} + u_{i2})$$
$$u_{id} = 1/2(u_{i1} - u_{i2})$$

理想的差分放大电路只对差模分量放大,没有共模输出。两个输入电压差为 $u_{i1} - u_{i2} = 2u_{id}$,放大后输出的只是这个差模电压,即

$$u_o = A_d(u_{i1} - u_{i2}) \tag{7-2-3}$$

电路只放大了两个输入信号的差值,因此,称为差分放大电路。

例7-2-1 差分放大电路如图7-2-2所示。已知,晶体管 $\beta = 100$, $U_{BE} = 0.7\text{ V}$, $r_{bb'} = 10\ \Omega$, $R_C = 6.2\text{ k}\Omega$, $R_B = 3\text{ k}\Omega$, $R_P = 200\ \Omega$, $R_E = 5.6\text{ k}\Omega$, $U_{CC} = U_{EE} = 12\text{ V}$,负载电阻 $R_L = 6.2\text{ k}\Omega$。试计算:

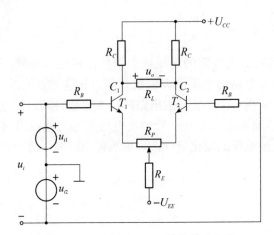

图7-2-2 例7-2-1差分放大电路

(1) 静态工作点参数。

(2) 差模放大性能指标 A_d、r_{id}、r_o。

解:(1) 静态分析

首先将 r_o 中输入信号 u_i 转化为差模输入信号

$$u_{i1} = \frac{1}{2}u_i \quad u_{i2} = -\frac{1}{2}u_i \quad u_i = u_{i1} - u_{i2}$$

若电路不完全对称,为保证输入信号为零时,输出电压为零,在两管发射极之间串入一阻值较小的调零电位器 R_P,滑动点两边的电阻分别构成 T_1 和 T_2 管射极的电流串联负反馈电阻。改变滑动点的位置,可使两管负反馈深度有所不同,从而达到调整零点的目的。计算时,设其滑动点处于中间位置,那么,每管射极就接入 $\frac{1}{2}R_P$ 电阻。静态($u_i = 0$)时,令管子的基极直流电位 $U_B = 0$,可得两管的静态发射极电流:

$$I_{EQ1} = I_{EQ2} = \frac{-U_{BE} - (-U_{EE})}{\frac{1}{2}R_P + 2R_E} = \left(\frac{-0.7 + 12}{0.1 + 2 \times 5.6}\right)\text{ mA} = 1\text{ mA}$$

集电极电流:

$$I_{CQ1} = I_{CQ2} \approx I_{EQ1} = 1\text{ mA}$$

基极电流：

$$I_{BQ1} = I_{BQ2} = \frac{I_{CQ1}}{\beta} = 0.1 \text{ mA} = 10 \text{ }\mu\text{A}$$

集电极对地电压：

$$U_{CQ1} = U_{CQ2} = U_{CC} - R_C I_{CQ1} = (12 - 1 \times 6.2)\text{V} = 5.8 \text{ V}$$

计算晶体管发射结电阻：

$$r_{be1} = r_{be2} = r_{bb'} + (1+\beta)\frac{V_T}{I_{EQ}} = \left(10 + 101 \times \frac{25.8}{1}\right)\Omega \approx 2.6 \text{ k}\Omega$$

（2）差模电压放大性能指标

本例为双端输入、双端输出。当加入差模输入信号时，两管的 u_{o1} 和 u_{o2} 将出现大小相等、方向相反的变化，使 R_L 的一端电位升高，另一端电位降低，负载电阻 R_L 的中点电位不变，因此，R_L 的中点相当于对地短路，所以每管的负载为 $\frac{1}{2}R_L$。差模放大倍数与单管共发射极电压放大倍数相同，为

$$A_d = -\beta\frac{R_L'}{R_B + r_{be} + (1+\beta)\frac{R_P}{2}} = -100 \times \frac{2.06}{3 + 2.6 + 101 \times \frac{0.2}{2}} = -13$$

式中，$R_L' = R_C \mathbin{/\mkern-5mu/} \frac{1}{2}R_L = 2.06 \text{ k}\Omega$，差分放大电路的双端输入电阻：

$$r_{id} = 2\left[R_B + r_{be} + (1+\beta)\frac{R_P}{2}\right] = 2 \times \left[3 + 2.6 + 101 \times \frac{0.2}{2}\right]\text{k}\Omega = 31.4 \text{ k}\Omega$$

差分放大电路的双端输出电阻：

$$r_o = 2R_C = 12.4 \text{ k}\Omega$$

3. 共模抑制比 K_{CMR}

为了综合衡量差分放大电路对差模信号的放大作用和对共模信号的抑制能力，引入共模抑制比 $K_{CMR} = \left|\dfrac{A_d}{A_c}\right|$，用分贝表示为 $K_{CMRR} = 20\lg K_{CMR} \text{ dB}$。共模抑制比越大，说明差分放大电路放大差模信号的能力越强，而受共模信号干扰的影响越小。一般要求 K_{CMR} 应在 $10^3 \sim 10^6 (K_{CMRR} = 60 \sim 120 \text{ dB})$ 以上。

三、采用恒流源偏置的差分放大电路

从负反馈的角度看，射极电阻 R_E 越大，差分放大电路共模抑制能力越强，但是，R_E 越大，要获得合适的静态工作点所需的负电源 $|U_{EE}|$ 越高。为了既能用较小的负电源 $|U_{EE}|$，又能提高共模抑制比，可以用恒流源来代替 R_E。

为了使运算放大器在有限级数的前提下获得尽可能大的开环电压放大倍数，根据上面

差分放大电路放大倍数的计算公式可知,应使用尽可能大的集电极偏置电阻 R_C。但是,R_C 越大,要获得合适的静态工作点所需的正电源 U_{CC} 也越高,这对电路设计也是不利的。同样地,可以利用恒流源的高输出电阻特性,用恒流源替代 R_C,这样既可以保障静态工作点的设置,又能在信号通路中呈现极大的电阻值,从而获得很高的电压放大倍数。

图 7-2-3 所示是用恒流源电路来(下一节介绍)代替 R_E 和 R_C 的差分放大电路。恒流源 I_E 和恒流源 I_C 保持 $I_E \approx 2I_C$ 的关系。这样,由于恒流源的恒流作用,T_1 和 T_2 的集电极电压 u_{o1} 和 u_{o2} 不随温度变化,达到抑制零点漂移的目的,同时恒流源 I_C 的高输出电阻 R_o(一般可以达到 10^5 Ω 以上)又为获得高电压放大倍数提供了保障。

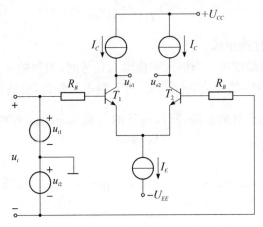

图 7-2-3 恒流源偏置的差分放大电路

四、差分放大电路的输入、输出方式

差分放大电路除了前面已经介绍过的双端输入、双端输出的方式外,根据输入端和输出端接地的不同情况,还有以下几种输入、输出方式,

当输出端(负载)需要有一端接地时,可采用图 7-2-4 所示的双端输入、单端输出方式。

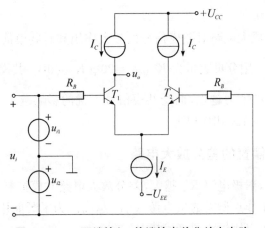

图 7-2-4 双端输入,单端输出差分放大电路

当输入端(信号源)和输出端(负载)需要有一公共接地端时,可采用图 7－2－5 所示的单端输入、单端输出方式。

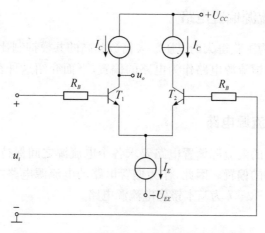

图 7－2－5　单端输入、单端输出差分放大电路

当只要求输入端(信号源)有一端接地,输出端无需接地端时,可采用图 7－2－6 所示的单端输入、双端输出方式。

由于差分放大电路两边完全对称,因此信号从任意一边输入(另一边输入端接地)时,作用在两个管子 T_1 和 T_2 的发射结上的电压都是一个差模信号,即 $u_{BE1}＝-u_{BE2}$,所以与双端输入时一样,具有电压放大作用。

当单端输出时,由于输出只与一个管子的集电极电压变化有关,因此它的输出电压变化量只有双端输出的一半。所以,单端输出的差模电压放大倍数只有双端输出的一半,即

$$A_{d(1)} = (\pm) \cdot \frac{1}{2} \times \frac{\beta R_C}{R_B + r_{be}} \qquad (7－2－4)$$

式中,(±)取负号为从 T_1 集电极输出,此时 u_o 与 u_1 的极性相反;取正号为从 T_2 集电极输出,此时 u_o 与 u_1 的极性相同。

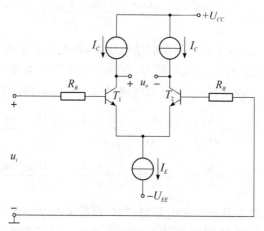

图 7－2－6　单端输入、双端输出差分放大电路

上面主要介绍由双极型晶体管构成的差分放大电路,由场效应管构成的差分放大电路可以类似地分析,这里不再赘述。

7.2.2 镜像电流源偏置电路

从上面分析可见,为了获得大的电压放大倍数和高的共模抑制比,需要在差分放大电路中使用具有数值关联的恒流源电路作为电路的偏置,下面介绍这种在集成电路中广泛应用的镜像电流源偏置电路。

一、基本镜像电流源电路

集成运算放大器中的电流源偏置电路要求各个电流源之间保持一定的数值关系,以便保障各级电路获得正确的偏置。因此,作为偏置电路的电流源电路需要在同一参考电流的基础上进行配置。图 7-2-7 为基本镜像电流源电路。

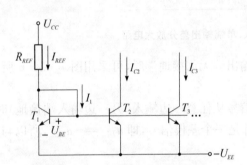

图 7-2-7 基本镜像电流源电路

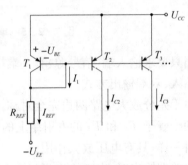

图 7-2-8 集电极偏置镜像电流源电路

电路中各个晶体管的发射结并联连接,具有相同的 U_{BE},工艺上,将各个晶体管的电流放大系数做得很大,$\beta \gg 1$,那么

$$I_1 = I_{B1} + I_{B2} + I_{B3} + \cdots = \frac{I_{C1}}{\beta_1} + \frac{I_{C2}}{\beta_2} + \frac{I_{C3}}{\beta_3} + \cdots \ll I_{C1}$$

$$I_{ref} = I_{C1} + I_1 = \frac{U_{CC} - U_{EE} - U_{BE}}{R_{ref}} \approx I_{C1} \qquad (7-2-5)$$

根据晶体管的制造工艺,在相同的发射结电压下,各晶体管集电极电流大小与晶体管发射结的相对面积 A 成正比(可以直观理解为,大面积晶体管是由多个晶体管并联而构成,所以电流比单个晶体管大),因此,各个电流源电流可以通过控制晶体管发射结相对面积得到

$$I_{C2} = \frac{A_2}{A_1} I_{C1} \approx \frac{A_2}{A_1} I_{ref} = \frac{A_2}{A_1} \frac{U_{CC} - U_{EE} - U_{BE}}{R_{ref}} \qquad (7-2-6)$$

$$I_{C3} = \frac{A_3}{A_1} I_{C1} \approx \frac{A_3}{A_1} I_{ref} = \frac{A_3}{A_1} \frac{U_{CC} - U_{EE} - U_{BE}}{R_{ref}} \qquad (7-2-7)$$

这一组电流源的电流是从所连接电路"拉"出,简称为拉电流源,可以作为差分放大电路的射极偏置电流源。如果采用 PNP 晶体管可以构成另一组用于集电极偏置的电流源,如图 7-2-8 所示。这组电流源的电流是向所连接电路"灌"入,简称灌电流源,电路的分析与拉

电流源完全类似,读者可自行完成。

把上面两类电流源电路组合在一起,可以构成完整的镜像电流源偏置电路,如图 7-2-9 所示。电路中,满足 $I_1 \ll I_{TC1}$, $I_2 \ll I_{TE1}$。

$$I_{ref} = \frac{U_{CC} - U_{EE} - 2 \mid U_{BE} \mid}{R_{ref}} \approx I_{TC1} \approx I_{TE1} \qquad (7-2-8)$$

$$I_{TCk} = \frac{A_{Ck}}{A_{C1}} I_{TC1} \approx \frac{A_{Ck}}{A_{C1}} I_{ref} = \frac{A_{Ck}}{A_{C1}} \frac{U_{CC} - U_{EE} - 2 \mid U_{BE} \mid}{R_{ref}} \qquad (7-2-9)$$

$$I_{TEk} = \frac{A_{Ek}}{A_{E1}} I_{TE1} \approx \frac{A_{Ek}}{A_{E1}} I_{ref} = \frac{A_{Ek}}{A_{E1}} \frac{U_{CC} - U_{EE} - 2 \mid U_{BE} \mid}{R_{ref}} \qquad (7-2-10)$$

其中,I_{TCk} 和 I_{TEk} 分别表示晶体管 T_{Ck} 和 T_{Ek} 的集电极电流,A_{Ck} 和 A_{Ek} 分别表示晶体管 T_{Ck} 和 T_{Ek} 的发射结相对面积($k=1,2,3,\cdots$)。

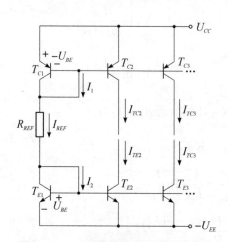

图 7-2-9 组合镜像电流源偏置电路

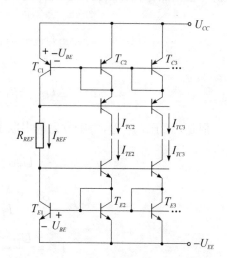

图 7-2-10 威尔逊(Wilson)电流源电路

二、威尔逊(Wilson)电流源电路

基本镜像电流源电路虽然保证了各个晶体管的发射结具有相同的偏置,但是,由于每个晶体管集电极的连接并不相同,晶体管内部反馈将影响各个晶体管的工作,使得偏置电流源产生误差。图 7-2-10 所示威尔逊电流源电路是一种改进的方法,通过增加一个晶体管,使各个并联管基本工作在相同的条件下。

图中,参考电流为

$$I_{ref} = \frac{U_{CC} - U_{EE} - 4 \mid U_{BE} \mid}{R_{ref}} \approx I_{TC1} \approx I_{TE1} \qquad (7-2-11)$$

从电路结构上看,威尔逊(Wilson)电流源电路的每一路输出电流源都是两个晶体管输出端串联,因此,这种电流源电路将具有更高的输出电阻,电流源特性更趋于理想。

三、韦德拉(Widlar)电流源电路

基本镜像电流源电路通过控制晶体管发射结面积来获得不同的电流源数值，当若干电流源数值相差悬殊时，需要制作很大面积的晶体管，甚至要采用多管并联才能满足设计要求，这对于节省芯片面积非常不利。图 7-2-11 所示韦德拉电流源电路是一种改进的方法，通过在晶体管发射极串联一个精确电阻，调整晶体管发射结的偏置电压，从而控制各个电流源数值。

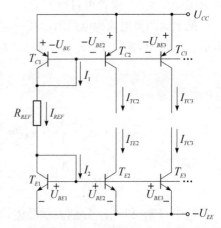

图 7-2-11　韦德拉(Widlar)电流源电路

下面针对发射极拉电流源(电路下半部分)进行分析。根据晶体管在放大状态的特性，有

$$I_{TE1} = \beta_{E1} I_{EB1} = \beta_{E1} I_{ES1} e^{\frac{U_{EBE1}}{V_T}} \qquad U_{EBE1} = V_T \ln \frac{I_{TE1}}{\beta_{E1} I_{ES1}} \qquad (7-2-12)$$

$$I_{TE2} = \beta_{E2} I_{EB2} = \beta_{E2} I_{ES2} e^{\frac{U_{EBE2}}{V_T}} \qquad U_{EBE2} = V_T \ln \frac{I_{TE2}}{\beta_{E2} I_{ES2}} \qquad (7-2-13)$$

但是，对于 T_{E2} 管，由于发射极串联了电阻 R_{E2}，因此，若 $\beta \gg 1$，有

$$U_{EBE1} = U_{EBE2} + R_{E2} I_{TE2} \qquad (7-2-14)$$

$$R_{E2} = \frac{V_T}{I_{TE2}} \ln \frac{I_{TE1}}{I_{TE2}} = \frac{V_T}{I_{TE2}} \ln \frac{I_{ref}}{I_{TE2}} \qquad (7-2-15)$$

$$I_{ref} = \frac{U_{CC} - U_{EE} - U_{EBE1} - |U_{CBE1}|}{R_{ref}} \qquad (7-2-16)$$

这样，每个晶体管完全按照同一尺寸制造，各管 β 和 I_S 完全一致，电流源的不同数值仅通过相应地调整射极串联电阻来实现，可以大大提高集成度，也可使电流源电路性能的一致性得到提高。

上面对集成电路内部单元电路的介绍只涉及晶体管，实际上，随着 CMOS 工艺的改进，目前，CMOS 集成电路工艺已经占据集成电路的主要地位，90% 以上的集成电路都采用 CMOS 工艺。根据上一章关于场效应管放大电路的分析，可以方便地将双极型电路分析推广到 MOS 管电路。

7.3 ▶ 集成运算放大器的线性应用

如果在电路中集成运算放大器工作在线性区，称为集成运算放大器的线性应用。由于集成运算放大器具有很高的开环电压增益，因此，电路结构上必须存在从输出端到输入端的负反馈支路，使净输入信号幅度足够小，集成运算放大器的输出处于最大输出电压的范围内（如图 7-1-3 所示），才能保证运算放大器工作在线性区。因此，电路中存在负反馈是集成

运算放大器线性工作的必要条件。

工作在线性区的集成运算放大器主要用于实现各种模拟信号的比例、求和、积分、微分等数学运算，以及有源滤波、信号检测、采样保护等功能。

7.3.1　比例运算电路

比例运算指的是集成运算放大器的输出电压和输入电压有着比例的关系（放大）。由于运算放大器有两个输入端，反相输入端和同相输入端，所以比例运算也分为反相比例运算和同相比例运算。

一、反相比例运算电路

图 7-3-1 所示电路中，输入信号 u_1，经过电阻 R_1 加在反相输入端与"地"之间。同相输入端经电阻 R_2 接地，电阻 R_F 跨接于反相输入端与输出端之间构成电压并联负反馈，该电路有可能工作在线性区。

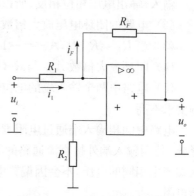

根据负反馈的存在，初步判断运算放大器工作在线性区，然后按照线性应用的电路进行分析。分析运算放大器的线性应用电路，一般可分六步进行：

第一步，利用同相端虚断特性 $i_+ = 0$，求出同相输入端电压 u_+。从电路可知：

$$i_+ = 0 \Rightarrow u_+ = 0$$

图 7-3-1　反相比例运算电路

第二步，利用虚短特性 $u_- = u_+$，确定反相输入端电压 u_-：

$$u_- = u_+ = 0$$

第三步，利用 u_- 和欧姆定律，求出电流 i_1：

$$i_1 = \frac{u_1 - u_-}{R_1} = \frac{u_1}{R_1}$$

第四步，利用反相端虚断特性 $i_- = 0$，求出反馈电流 i_F：

$$i_F = i_1 = \frac{u_1}{R_1}$$

第五步，利用 KVL，由反馈电路的特性和 u_- 确定输出电压 u_o：

$$u_o = u_- - R_F i_F = -\frac{R_F}{R_1} u_1 \tag{7-3-1}$$

第六步，分析前仅仅根据必要条件初步判断运算放大器工作在线性区，这是不严谨的，必须对线性假设进行检验。

检验运算放大器是否工作在线性区的方法是检查输出电压是否在正、负最大输出电压之间。如果分析的结果输出电压落在区间 $(-U_{om}, +U_{om})$，说明线性的判断正确，上述分析有效。

如果分析的结果输出电压 $u_o \leqslant -U_{om}$，说明运算放大器实际上是工作在负饱和区，上述分析结果无效，需要用运算放大器负饱和区等效电路重新分析。

如果分析的结果输出电压 $u_o \geqslant +U_{om}$，说明运算放大器实际上是工作在正饱和区。上述分析结果也无效，需要用运算放大器正饱和区等效电路重新分析。

反相比例运算电路的特点：

（1）输出电压与输入电压的比值是一个负常数，由式（7-3-1）可见，整个电路闭环电压放大倍数为

$$A_{uf} = \frac{u_o}{u_1} = -\frac{R_F}{R_1} \tag{7-3-2}$$

输入、输出电压相位相反，所以称为反相比例运算器。

（2）电路的闭环电压放大倍数只与 R_1 和 R_F 有关，与开环放大倍数无关。

（3）当 $R_F = R_1$ 时，$A_{uf} = -1$，此时的运算电路称为反相器。

（4）闭环放大倍数 A_{uf} 与 R_2（平衡电阻）无关。

（5）电路中两个输入端的电位均是 0，输入端共模成分少，因此，对运算放大器的共模抑制要求不高。

电路中同相输入端通过电阻 R_2 接地，是为了消除静态基极电流对输出电压的影响，选择 R_2 使两输入端外接直流通路的等效电阻值相等（$R_2 = R_1 /\!/ R_F$），这样偏置电流在两个输入端产生相同的电压，不会因偏置电流非零而在两个输入端形成差模电压，所以 R_2 称为平衡电阻。

二、同相比例运算电路

同相比例运算电路如图 7-3-2 所示，输入信号 u_1，经过电阻 R_2 加在同相输入端与"地"之间，反相输入端经电阻 R_1 接地，电阻 R_F 接于反相输入端与输出端之间构成电压串联负反馈。

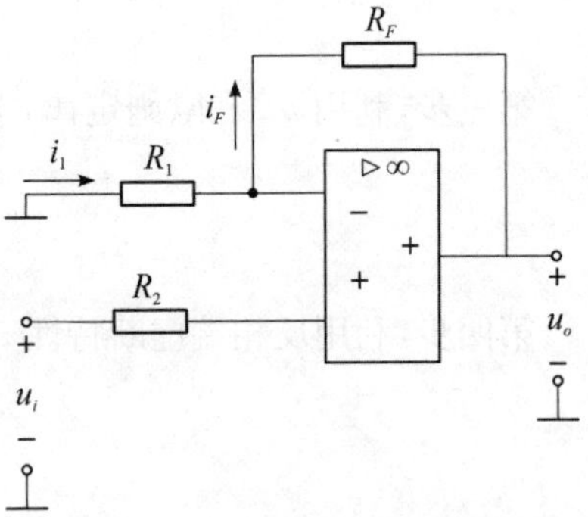

根据负反馈的存在，初步判断运算放大器工作在线性区，按照线性应用电路的六步分析法进行分析。

第一步，利用同相端虚断特性 $i_+ = 0$，求出同相输入端电压 u_+，$i_+ = 0 \Rightarrow u_+ = u_1$；

第二步，利用虚短特性 $u_- = u_+$，确定反相输入端电压 u_+，$i_+ = 0 \Rightarrow u_+ = u_1$；

图 7-3-2 同相比例运算电路

第三步，利用 u_- 和欧姆定律，求出电流 i_1：

$$i_1 = \frac{0 - u_-}{R_1} = -\frac{u_1}{R_1}$$

第四步，利用反相端虚断特性 $i_- = 0$，求出反馈电流 i_F：

$$i_F = i_1 = -\frac{u_1}{R_1}$$

第五步,利用 KVL,由反馈电路的特性和 u_- 确定输出电压 u_o:

$$u_o = u_- - R_F i_F = \left(1 + \frac{R_F}{R_1}\right) u_1 \tag{7-3-3}$$

第六步,检验输出电压是否在线性范围内。

同相比例运算电路的特点:

(1) 输出电压与输入电压的比值为正常数,由式(7-3-3)可见电路的闭环电压放大倍数为

$$A_{uf} = \frac{u_o}{u_1} = \left(1 + \frac{R_F}{R_1}\right) \tag{7-3-4}$$

输入、输出同相位,所以称为同相比例运算器。

(2) 闭环电压放大倍数仅与 R_1 和 R_F 有关,与开环放大倍数无关。

(3) 若 $R_F=0$[如图7-3-3(a)所示],或 $R_1=\infty$[如图7-3-3(b)所示],或两者同时出现[如图7-3-3(c)所示]时,$A_{uf}=1$,输出电压等于输入电压,称为电压跟随器,此时反馈最深。

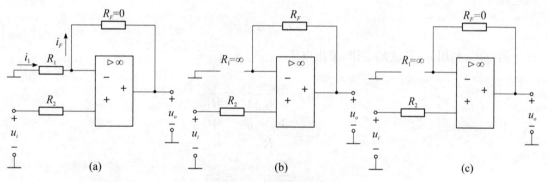

图 7-3-3　电压跟随电路

(4) 平衡电阻要求 $R_2 = R_1 \ /\!/ \ R_F$。

(5) 电路中两个输入端的电位均不是 0,输入端存在共模成分,因此,对运算放大器的共模抑制要求高。

如果输入信号 u_I 经过电阻 R_2、R_3 分压后加在同相输入端与"地"之间,反相输入端仍然经电阻 R_1 接地,如图7-3-4所示,输入输出电压之间的关系为

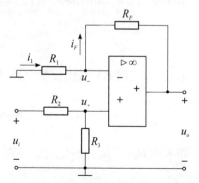

图 7-3-4　同相比例运算电路的另一种接法

$$u_O = \left(1 + \frac{R_F}{R_1}\right) u_+ = \left(1 + \frac{R_F}{R_1}\right) \frac{R_3}{R_2 + R_3} u_1 \tag{7-3-5}$$

7.3.2 加法、减法运算电路

一、反相加法运算

实现反相加法运算的电路如图 7-3-5 所示，多个输入信号同时加在反相输入端（图示电路含有三个输入信号），输出电压和输入信号之间的关系构成反相加法运算。

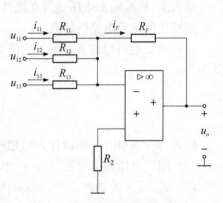

电路中电阻 R_F 构成负反馈，假设运算放大器线性应用，仍采用六步法分析。

第一步，利用同相端虚断特性 $i_+ = 0$，求出同相输入端电压 u_+：

$$i_+ = 0 \Rightarrow u_+ = 0$$

图 7-3-5 反相加法运算电路

第二步，利用虚短特性 $u_- = u_+$，确定反相输入端电压 u_-：

$$u_- = u_+ = 0$$

第三步，利用 u_- 和欧姆定律，求出电流 i_{11}、i_{12}、i_{13}：

$$i_{11} = \frac{u_{11} - u_-}{R_{11}} = \frac{u_{11}}{R_{11}}$$

$$i_{12} = \frac{u_{12} - u_-}{R_{12}} = \frac{u_{12}}{R_{12}}$$

$$i_{13} = \frac{u_{13} - u_-}{R_{13}} = \frac{u_{13}}{R_{13}}$$

第四步，利用反相端虚断特性 $i_- = 0$ 和 KCL，求出反馈电流 i_F：

$$i_F = i_{11} + i_{12} + i_{13} = \frac{u_{11}}{R_{11}} + \frac{u_{12}}{R_{12}} + \frac{u_{13}}{R_{13}}$$

第五步，利用 KVL，由反馈电路的特性和 u_- 确定输出电压 u_o：

$$u_o = u_- - R_F i_F = -\left(\frac{R_F}{R_{11}} u_{11} + \frac{R_F}{R_{12}} u_{12} + \frac{R_F}{R_{13}} u_{13} \right) \tag{7-3-6}$$

如果取 $R_{11} = R_{12} = R_{13} = R_1$，则

$$u_O = -\frac{R_F}{R_1}(u_{11} + u_{12} + u_{13})$$

第六步，检验输出电压是否在线性范围内。

式（7-3-6）表明，输出信号与输入信号的关系是一种反相加权求和的关系。实用中电路的输入信号可以扩充至更多。

为了保证运算放大器的差分输入电路的对称,要求静态时外接等效电阻相等($R_+ = R_-$),应选择平衡电阻 $R_2 = R_{11} /\!/ R_{12} /\!/ R_{13} /\!/ R_F$。

反相加法运算电路中运算放大器两个输入端的电位均为 0,因此输入端共模成分少,对运算放大器的共模抑制要求不高。

实际上,反相加法电路还可以利用叠加定理进行分析,每个输入信号单独激励时的电路都是一个反相比例运算器,利用反相运算器的结论也能得到上面分析的结果。但是,对于线性应用的检验,只能在所有信号都加入的情况下进行,每个输入单独激励都满足线性并不能保证输入信号全部加入时仍然线性,反之,所有输入共同激励时满足线性条件,也并不能保证每个输入单独激励满足线性条件。

二、同相加法运算

同相加法运算电路如图 7-3-6 所示,多个输入信号同时加在运算放大器的同相输入端(图示电路含三个输入信号),反相输入端通过电阻 R_1 接地。输出电压和各输入电压之间的关系就构成同相加法运算。

电阻 R_F 构成负反馈,可假设运算放大器工作在线性区,仍采用六步法进行分析。

第一步,利用同相输入端虚断特性 $i_+ = 0$ 和 KCL,可得 $i_{21} + i_{22} + i_{23} = 0$,即

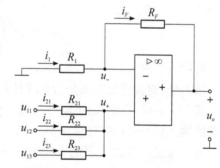

图 7-3-6　同相加法运算电路

$$\frac{u_{11} - u_+}{R_{21}} + \frac{u_{12} - u_+}{R_{22}} + \frac{u_{13} - u_+}{R_{23}} = 0$$

从而确定同相输入端电压 u_+:

$$u_+ = \frac{\dfrac{u_{11}}{R_{21}} + \dfrac{u_{12}}{R_{22}} + \dfrac{u_{13}}{R_{23}}}{\left(\dfrac{1}{R_{21}} + \dfrac{1}{R_{22}} + \dfrac{1}{R_{23}} \right)}$$

第二步,利用虚短特性确定反相输入端电压 u_-:

$$u_- = u_+ = \frac{\dfrac{u_{11}}{R_{21}} + \dfrac{u_{12}}{R_{22}} + \dfrac{u_{13}}{R_{23}}}{\left(\dfrac{1}{R_{21}} + \dfrac{1}{R_{22}} + \dfrac{1}{R_{23}} \right)}$$

第三步,利用反相输入端电压和欧姆定律求出电流 i_1:

$$i_1 = -\frac{u_-}{R_1} = -\frac{1}{R_1} \frac{\dfrac{u_{11}}{R_{21}} + \dfrac{u_{12}}{R_{22}} + \dfrac{u_{13}}{R_{23}}}{\left(\dfrac{1}{R_{21}} + \dfrac{1}{R_{22}} + \dfrac{1}{R_{23}} \right)}$$

第四步,利用反相输入端虚断特性 $i_-=0$ 和 KCL,求出反馈电流 i_F:

$$i_F=i_1=-\frac{1}{R_1}\frac{\dfrac{u_{11}}{R_{21}}+\dfrac{u_{12}}{R_{22}}+\dfrac{u_{13}}{R_{23}}}{\left(\dfrac{1}{R_{21}}+\dfrac{1}{R_{22}}+\dfrac{1}{R_{23}}\right)}$$

第五步,由反馈电路的特性和 KVL 确定输出电压 u_o:

$$u_o=u_--R_Fi_F=\left(1+\frac{R_F}{R_1}\right)\frac{\dfrac{u_{11}}{R_{21}}+\dfrac{u_{12}}{R_{22}}+\dfrac{u_{13}}{R_{23}}}{\left(\dfrac{1}{R_{21}}+\dfrac{1}{R_{22}}+\dfrac{1}{R_{23}}\right)} \qquad (7-3-7)$$

若使 $R_{21}=R_{22}=R_{23}=R_2$,则

$$u_O=\frac{1}{3}\left(1+\frac{R_F}{R_1}\right)(u_{11}+u_{12}+u_{13})$$

若进一步取 $R_F=2R_1$,则有 $u_o=u_{11}+u_{12}+u_{13}$。

第六步,检验输出电压是否在线性范围内。

式(7-3-7)表明,输出信号与输入信号的关系是一种同相加权求和的关系。实用中,电路的输入信号可以扩充到四个、五个甚至更多。

为了保证运算放大器的差分输入电路的对称,要求静态时外接等效电阻相等($R_+=R_-$),即 $R_{21} /\!/ R_{22} /\!/ R_{23}=R_1 /\!/ R_F$。

同相加法电路中,运算放大器的两个输入端都具有非零电压,因此电路中包含共模输入成分,对运算放大器的共模抑制要求高。

与反相加法电路一样,也可以使用叠加定理分析同相加法运算电路。

三、减法运算电路

若在运算放大器的两个输入端分别输入两个对地信号为 u_{11} 和 u_{12},如图 7-3-7 所示,可实现减法运算。

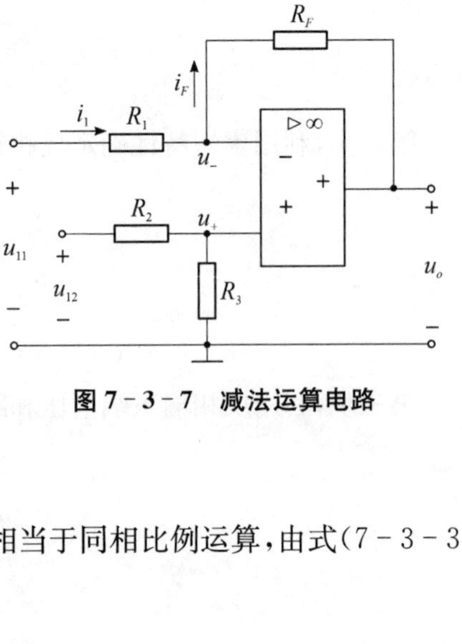

电路输出与输入关系同样可以用前面介绍的六步法进行分析(读者自己试着分析)。也可以用叠加定理求解,具体步骤如下:

第一步,u_{11} 单独作用时,u_{12} 短接置零。此时电路相当于反相比例运算,这时 $R_2 /\!/ R_3$ 相当于平衡电阻,由式(7-3-1)可得

图 7-3-7 减法运算电路

$$u'_O=-\frac{R_F}{R_1}u_{11}$$

第二步,u_{12} 单独作用时,u_{11} 短接置零。此时电路相当于同相比例运算,式(7-3-3)可得

$$u''_O = \left(1 + \frac{R_F}{R_1}\right)\frac{R_3}{R_2 + R_3}u_{12}$$

应用叠加定理得

$$u_O = u'_O + u''_O = \left(1 + \frac{R_F}{R_1}\right)\frac{R_3}{R_2 + R_3}u_{12} - \frac{R_F}{R_1}u_{11} \tag{7-3-8}$$

第三步,检验叠加后的输出电压是否在线性范围内。如果在线性范围内,则电路实现了加权减法运算。当 $R_1 = R_2$ 且 $R_3 = R_F$ 时,有

$$u_O = \frac{R_F}{R_1}(u_{12} - u_{11})$$

若取 $R_1 = R_2 = R_3 = R_F$ 时,则

$$u_O = u_{12} - u_{11}$$

例7-3-1　某理想运算放大电路及其参数如图7-3-8所示,求输出电压 u_O。

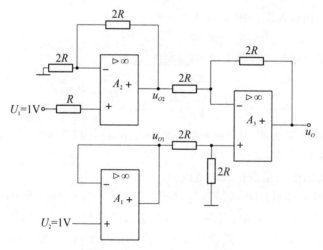

图7-3-8　例7-3-1电路

解:运算放大器 A_1 构成电压跟随器,所以

$$u_{O1} = U_2 = 1\ \text{V}$$

运算放大器 A_2 构成同相比例运算,由式(7-3-3)可得

$$u_{O2} = \left(1 + \frac{2R}{2R}\right)U_1 = 2\ \text{V}$$

运算放大器 A_3 构成减法运算,由式(7-3-8)可得

$$u_O = \left(1 + \frac{2R}{2R}\right)\frac{2R}{2R + 2R}u_{O1} - \frac{2R}{2R}U_{O2} = u_{O1} - U_{O2} = -1\ \text{V}$$

所有运算放大器的输出电压都在线性范围内。

7.3.3 微分、积分运算电路

一、微分电路

将反相比例运算电路中的电阻 R_1 换成电容 C，可构成微分运算电路，如图 7-3-9 所示。

电路的分析仍然可以采用六步法进行。

第一步，利用同相输入端的虚断特性 $i_+ = 0$，求出同相输入端电压 $u_+ = 0$ V。

第二步，利用虚短特性 $u_+ = u_-$，确定反相输入端电压 $u_- = u_+ = 0$ V。

第三步，利用电容的特性求出电流 i_C：

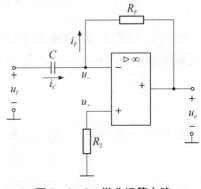

图 7-3-9 微分运算电路

$$i_C = C\frac{\mathrm{d}u_C}{\mathrm{d}t} = C\frac{\mathrm{d}(u_1 - u_-)}{\mathrm{d}t} = C\frac{\mathrm{d}u_1}{\mathrm{d}t}$$

第四步，利用反相输入端的虚断特性 $i_- = 0$，求出电流 $i_F = i_C$。

第五步，由反馈电路的特性和 KCL 确定输出电压：

$$u_O = u_- - R_F i_F = -R_F C\frac{\mathrm{d}u_1}{\mathrm{d}t} \tag{7-3-9}$$

式中，$R_F C$ 为微分常数，输出电压正比于输入电压对时间的微分，负号表示电路实现反相功能，故称反相微分运算电路。

第六步，检验输出电压是否在线性范围内。

当输入信号为快速变化的阶跃电压时，如图 7-3-10(a) 所示，输出电压将得到一个尖脉冲电压，如图 7-3-10(b) 所示，实现了信号状态改变时刻的提取（输出一个尖脉冲），用于系统的定时触发。但是，由于该电路容易受外来高频信号干扰，一般不能直接使用。实用中为了防止电容对干扰的直接耦合，常常与电容串联一个小阻值的电阻元件，相应电路的分析留给读者自行完成。

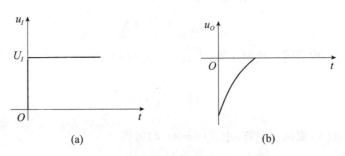

(a)　　　　　　　　　　　(b)

图 7-3-10 微分运算电路的阶跃响应

二、积分运算电路

将反相比例运算电路中的反馈电阻 R_F 换成电容 C_F，可构成积分运算电路，如图 7-3-11 所示。用六步分析法分析电路的输出与输入的关系如下。

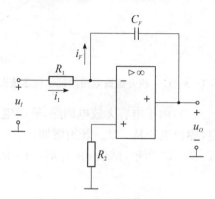

图 7-3-11　积分运算电路

第一步，利用同相输入端的虚断特性 $i_+=0$，求出同相输入端电压 $u_+=0$。

第二步，利用虚短特性 $u_+=u_-$，确定反相输入端电压 $u_-=u_+=0$。

第三步，利用欧姆定律求出电流 $i_1=\dfrac{u_1-u_-}{R_1}=\dfrac{u_1}{R_1}$。

第四步，利用反相输入端虚断特性 $i_-=0$，求出反馈电容的电流 $i_F=i_1=\dfrac{u_1}{R_1}$。

第五步，根据反馈电路特性和 KVL 确定输出电压：

$$u_O=u_--\frac{1}{C_F}\int i_F\,\mathrm{d}t=-\frac{1}{R_1C_F}\int u_1\,\mathrm{d}t \qquad (7-3-10)$$

第六步，检验输出电压是否在线性范围内。

上式说明，输出电压与输入电压的积分成正比。式中 $\dfrac{1}{R_1C_F}$ 是积分常数，负号表示反相，故称为反相积分电路。若输入信号为直流电压 U_1，则

$$u_O=-\frac{U_1}{R_1C_F}t$$

此时，输出电压与时间 t 具有线性关系，输出电压将随时间的增加而线性变化。图 7-3-12 给出了 u_1 为正向阶跃电压时积分运算电路的输出电压波形。由图 7-3-12(b) 可知，u_O 开始阶段线性下降，但当积分时间足够长时，u_O 达到集成运算放大器输出负饱和值（$-U_{om}$），此时电容 C 不会再充电，相当于断开，运算放大器负反馈不复存在，这时运算放大器已离开线性区而进入非线性区工作。所以电路的积分关系是只在运算放大器线性工作区内有效。

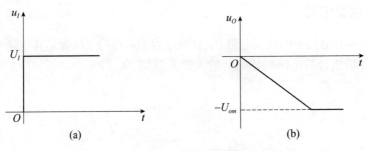

图 7-3-12 积分运算电路的输出电压波形

若此时去掉输入信号($u_1=0$),由于电容无放电回路,输出电压 u_O 维持在 $-U_{om}$。当 u_1 变为负值时,电容将反向放电,输出电压从 $-U_{om}$ 开始增加。

例 7-3-2 电路如图 7-3-13 所示,试求 u_O 与 u_{I1}、u_{I2} 的关系式。

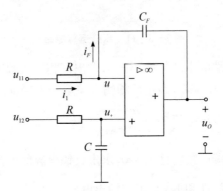

图 7-3-13 例 7-3-2 电路

解: 第一步,利用同相端虚断特性求出同相输入端电压:

$$\frac{u_{I2}-u_+}{R}=C\frac{\mathrm{d}u_+}{\mathrm{d}t}$$

$$u_+=u_{I2}-RC\frac{\mathrm{d}u_+}{\mathrm{d}t}$$

第二步,利用虚短特性确定反相输入端电压:

$$u_-=u_+=u_{I2}-RC\frac{\mathrm{d}u_+}{\mathrm{d}t}$$

第三步,利用欧姆定律求电流 i_1:

$$i_1=\frac{u_{I1}-u_-}{R}=\frac{u_{I1}-u_{I2}}{R}+C\frac{\mathrm{d}u_+}{\mathrm{d}t}$$

第四步,根据反相端虚断特性和 KCL 求反馈电流:

$$i_F=i_1=\frac{u_{I1}-u_{I2}}{R}+C\frac{\mathrm{d}u_+}{\mathrm{d}t}$$

第五步，根据反馈电路特性和 KVL 确定输出电压：

$$u_O = u_- - \frac{1}{C}\int i_F \, \mathrm{d}t = u_- - \frac{1}{RC}\int (u_{11} - u_{12}) \, \mathrm{d}t - u_+ = \frac{1}{RC}\int (u_{12} - u_{11}) \, \mathrm{d}t$$

第六步，检验输出电压是否在线性范围内。

例 7-3-3 分析图 7-3-14 所示运算放大器应用电路中，输出电压与输入电压的关系。

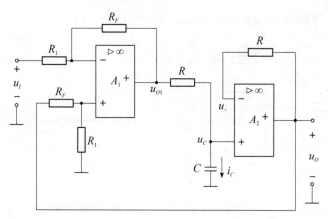

图 7-3-14 例 7-3-3 电路

解：这个电路中存在两级反馈，将输出电压 u_O 当作运算放大器 A_1 的一个输入，实现减法运算，由式（7-3-8）可得

$$u_{O1} = \left(1 + \frac{R_F}{R_1}\right)\frac{R_1}{R_1 + R_F}u_O - \frac{R_F}{R_1}u_1 = u_O - \frac{R_F}{R_1}u_1$$

而运算放大器 A_2 构成同相积分电路，其中 $u_O = u_+ = u_- = u_C$。

$$i_C = C\frac{\mathrm{d}u_C}{\mathrm{d}t} = C\frac{\mathrm{d}u_O}{\mathrm{d}t} = \frac{u_{O1} - u_C}{R} = \frac{u_{O1} - u_O}{R}$$

$$RC\frac{\mathrm{d}u_O}{\mathrm{d}t} + u_O = u_{O1} = u_O - \frac{R_F}{R_1}u_1$$

$$\frac{\mathrm{d}u_O}{\mathrm{d}t} = -\frac{R_F}{RR_1C}u_1$$

$$u_O = -\frac{R_F}{RR_1C}\int u_1 \, \mathrm{d}t$$

7.3.4 有源滤波器

滤波器实质是一种选频电路，当有用频率的信号通过滤波器时，衰减很小，信号能顺利通过；而当无用频率的信号通过滤波器时，衰减很大，信号不能通过。通常称允许通过的信号频率范围为通频带，不能通过的信号频率范围为阻频带。通频带和阻频带的界限频率称为截止频率。构成滤波器的电路多种多样，用集成运算放大器可以构成各种滤波器，由于运算放大器是一种有源元件,所以将由运算放大器构成的滤波器称为有源滤波器。

有源滤波器按功能可以分为低通滤波器、高通滤波器和带通滤波器。低通滤波器允许通过低频信号,抑制频率高于截止频率 f_0 的高频信号。高通滤波器允许通过高频信号,抑制频率低于截止频率 f_0 的低频信号。带通滤波器允许通过某一段频带内的信号,而比通频带下限频率 f_L 低和比通频带上限频率 f_H 高的信号都被衰减。

一、低通滤波器

低通滤波器电路如图 7-3-15(a)所示。由 RC 网络可得

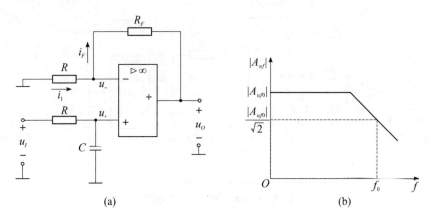

(a)   (b)

图 7-3-15 低通滤波器

$$\dot{U}_C = \dot{U}_+ = \frac{\dot{U}_i}{R + \frac{1}{\mathrm{j}2\pi f C}} \cdot \frac{1}{\mathrm{j}2\pi f C} = \frac{\dot{U}_i}{1 + \mathrm{j}2\pi f RC}$$

由同相比例运算电路知

$$\dot{U}_O = \left(1 + \frac{R_F}{R_1}\right)\dot{U}_+ = \left(1 + \frac{R_F}{R_1}\right) \cdot \frac{\dot{U}_i}{1 + \mathrm{j}2\pi f RC}$$

故

$$A_{uf} = \frac{\dot{U}_o}{\dot{U}_i} = \frac{1 + \frac{R_F}{R_1}}{1 + \mathrm{j}2\pi f RC} = \frac{1 + \frac{R_F}{R_1}}{1 + \mathrm{j}\frac{f}{f_0}} \qquad (7-3-11)$$

式中, $f_0 = \frac{1}{2\pi RC}$ 称为截止频率,有时也用截止角频率 $\omega_0 = \frac{1}{RC}$ 表示。幅频特性

$$|A_{uf}| = \left|\frac{\dot{U}_o}{\dot{U}_i}\right| = \left(1 + \frac{R_F}{R_1}\right)\frac{1}{\sqrt{1 + \left(\frac{f}{f_0}\right)^2}} \qquad (7-3-12)$$

当信号频率 $f=0$(即直流电路)时,$|A_{uf0}|=1+\dfrac{R_F}{R_1}$,滤波器相当于一个同相输入比例运算,输出电压最大。当 $f=f_0$ 时,$|A_{uf}|=\dfrac{1}{\sqrt{2}}|A_{uf0}|$,此时输出电压为最大值的 0.707 倍。当 $f>f_0$ 时,电容容抗随频率的增加越来越小,输出电压也越来越小,其幅频特性如图 7-3-15(b) 所示,实现低通滤波功能。

二、高通滤波器

高通滤波器如图 7-3-16(a)所示,其电压放大倍数为

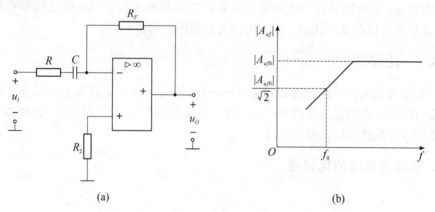

(a)   (b)

图 7-3-16 高通滤波器

$$A_{uf}=\frac{\dot{U}_o}{\dot{U}_i}=-\frac{R_F}{R+\dfrac{1}{\mathrm{j}2\pi fC}}=-\frac{\dfrac{R_F}{R}}{1-\mathrm{j}\dfrac{f}{f_0}} \tag{7-3-13}$$

式中,$f_0=\dfrac{1}{2\pi RC}$ 称为截止频率,有时也用截止角频率 $\omega_0=\dfrac{1}{RC}$ 表示。电路的幅频特性为

$$|A_{uf}|=\left|\frac{\dot{U}_o}{\dot{U}_i}\right|=\frac{\dfrac{R_F}{R}}{\sqrt{1+\left(\dfrac{f_0}{f}\right)^2}} \tag{7-3-14}$$

当信号频率 $f=\infty$ 时,$|A_{uf0}|=\dfrac{R_F}{R_1}$,输出电压最大。当 $f=f_0$ 时,$|A_{uf}|=\dfrac{|A_{uf0}|}{\sqrt{2}}$,此时输出电压为最大值的 0.707 倍。当 $f<f_0$ 时,输出电压也越来越小,其幅频特性如图 7-3-16(b) 所示,实现高通滤波功能。

利用运算放大器和高阶 RLC 电路组合,可以构成各种高阶有源滤波电路。必须注意的是,由于运算放大器自身的频率范围有限,所以构造高通滤波或宽带带通滤波电路时,滤波器的性能受到运算放大器最高工作频率的限制。

7.4 集成运算放大器的非线性应用

当集成运算放大器处于开环或加有正反馈时,由于集成运算放大器的开环放大倍数 A_{uo} 很高,只要输入很小电压,输出电压 u_O 就会达到饱和值(接近集成运算放大器的正、负电源电压值),例如,若开环放大倍数 A_{uo} 为 10^5,电源电压为 $\pm 15\,\text{V}$,那么输入信号电压只要达到 $\frac{15\,\text{V}}{10^5} = 0.15\,\text{mV}$,运算放大器就进入饱和。

当净输入电压 $(u_+ - u_-) > 0$ 时,输出电压 u_O 为正饱和值;当净输入电压 $(u_+ - u_-) < 0$ 时,输出电压 u_O 为负饱和值。此时集成运算放大器的输入和输出电压之间不存在线性关系,集成运算放大器在这种状态下的应用称为非线性应用。

7.4.1 比较器

比较器是对输入信号进行鉴别和比较的电路,视输入信号是否大于给定参考值来决定输出状态,在测量、控制以及各种非正弦波发生器等电路中得到广泛应用。比较器也是运算放大器工作在非线性区的最基本电路。

一、带参考电压的比较器

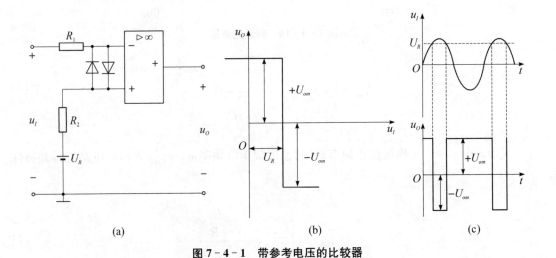

(a)   (b)   (c)

图 7-4-1　带参考电压的比较器

电路如图 7-4-1(a)所示的比较器的作用是将输入信号电压 u_1 与参考电压 U_R 的大小进行比较,比较结果用输出电压的正、负极性来分辨。信号 u_1 加在开环运算放大器的反相端,参考电压 U_R 加在同相端。由于运算放大器开环放大倍数 A_{uo} 很高,只要 u_1 稍大于 U_R,即输出负饱和电压 $-U_{om}$;相反,只要 u_1 稍小于 U_R,则输出正饱和电压 $+U_{om}$,比较的灵敏度很高。图 7-4-1(b)是比较器的电压传输特性,u_1 和 u_O 的坐标均以伏特为单位时,理想运算放大器开环放大倍数为无穷大,比较器电压传输特性是跃变的。

运算放大器作比较器用时,要在两输入端间接入两个互为反向的并联二极管作限幅保护,以防止 u_1 与 U_R 差值太大超过运算放大器的最大差模输入电压。为配合二极管工作,还需同时串入两个限流电阻 R_1 和 R_2。由于比较器灵敏度是微伏数量级,硅二极管死区电压为 0.5 V,故正常工作时二极管无电流,R_1 和 R_2 亦无电流,不影响电压的传递。当 u_1 与 U_R 差值超过 0.5 V 时,运算放大器两输入端间的电压限制在 0.5 V 以内。为简化电路图,以后出现的比较器电路均省略保护环节。图 7-4-1(a)中,信号加在反相端,称反相比较器。若信号加在同相端,参考电压加在反相端,则称同相比较器。

当输入信号 u_1 是正弦波时,比较器输出波形如图 7-4-1(c)所示,实现了信号的波形转换,由于存在参考电压,输出正、负脉冲的宽度不相等,调节参考电压可以改变输出脉冲的占空比(即正脉冲占一周期比例)。

二、过零比较器

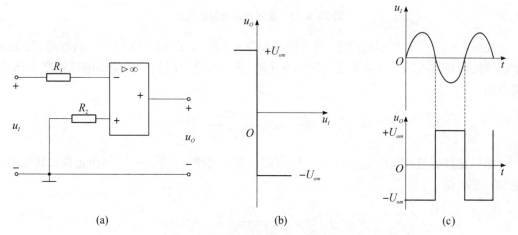

图 7-4-2 过零比较器电路及其电压传输特性和输出电压波形

参考电压 $U_R = 0$ 时的比较器称为过零比较器,图 7-4-2 是反相过零比较器,信号 u_1 接在运算放大器反相端。图 7-4-2(b)是其电压传输特性,图 7-4-2(c)是输入信号为正弦波时输出电压 u_O 的波形。每当输入信号穿过零值,过零比较器输出状态改变一次,因此过零比较器常用于信号的正、负值检测。过零比较器也可以在同相端输入信号,这样图 7-4-2(b)中的电压传输特性曲线将左右翻转。

三、滞回比较器(施密特 Schmidt 触发器)

上述两种比较器在电压传输特性的转折处,如果输入信号受到干扰使得 u_1 在参考电压数值附近反复波动,由于比较器的灵敏度很高,比较器输出值将出现反复跳转现象,电路不能正常工作。

为了防止这种现象的发生,需要对比较器的电压传输特性进行修正,使其具有一定的容差能力,将比较器输出状态的两个跳转处设置在不同的参考电压。图 7-4-3(a)所示电路利用正反馈实现这一转变,将输出电压通过电阻 R_F 反馈到同相输入端,这时比较器的输入—输出特性曲线具有滞迟回线形状,如图 7-4-3(b)所示,这种比较器称为滞回比较器(又称施密特 Schmidt 触发器)。

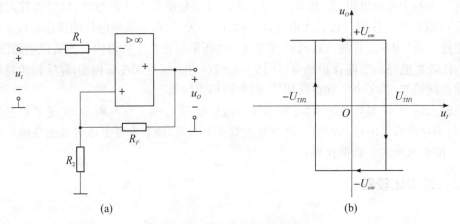

图 7 - 4 - 3　反相输入滞回比较器

在图 7 - 4 - 3(a)所示电路中,输入信号加在反相输入端,输出电压经反馈电阻 R_F 送到比较器的同相输入端。当输出电压发生变化时,正反馈迫使同相输入端的电位随之变化,反馈电压

$$u_F = u_+ = \frac{R_2}{R_F + R_2} u_O$$

如果比较器当前输出电压 $u_O = +U_{om}$(正饱和),要使 u_O 变为 $-U_{om}$(由正饱和转变为负饱和),必须使

$$u_I > u_+ = \frac{R_2}{R_F + R_2} U_{om} = U_{TH1} \qquad (7 - 4 - 1)$$

如果比较器当前输出电压 $u_O = -U_{om}$(负饱和),要使 u_O 变为 $+U_{om}$(由负饱和转变为正饱和),必须使

$$u_I < u_+ = \frac{R_2}{R_F + R_2} (-U_{om}) = U_{TH2} \qquad (7 - 4 - 2)$$

在图 7 - 4 - 3(b)中,U_{TH1} 称为上阈值电压(或上门限电压),即 $u_1 > U_{TH1}$ 后,u_O 从 $+U_{om}$ 变为 $-U_{om}$;U_{TH2} 称为下阈值电压(或下门限电压),即 $u_1 < U_{TH2}$ 后,u_O 从 $-U_{om}$ 变为 $+U_{om}$;两者之差($U_{TH1} - U_{TH2}$) 称为回差。

当输入信号超过上门限电平时,滞回比较器就会翻转到输出低电平,这时,即使由于干扰而出现波动使输入信号小于上门限电平,但只要不低于下门限电平,则输出信号仍然会保持而不发生错误的翻转。同理,在下门限附近也是如此。由此可见,滞回比较器有较强的抗干扰能力。

滞回比较器也可以设计成信号接在同相输入端的形式,读者可作为练习完成相应电路的构造和分析。

四、限幅比较器

比较器的后接电路,有时并不希望比较器输出值高达 U_{om},或者希望比较器输出电压稳定在某一个数值,这时可以用稳压二极管限幅,如图 7 - 4 - 4(a)、(b)所示。

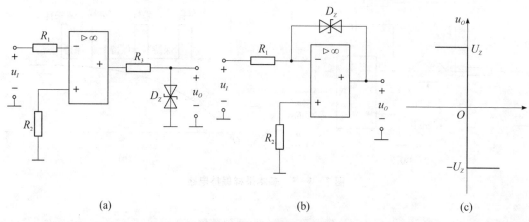

图 7 - 4 - 4 限幅比较器

图 7 - 4 - 4(a)所示电路中,D_Z 是双向稳压二极管(相当于两个稳压二极管反极性串联),R_3 为限流电阻,当输入电压不等于零时,运算放大器的输出总能使双向稳压二极管中的其中一个处于稳压状态(稳压值为 U_Z),另一个处于正向导通状态(导通电压为 U_D),输出电压 u_O 被限制在 $\pm(U_D+U_Z)$ 上,其传输特性如图 7 - 4 - 4(c)所示(图中忽略了导通电压 U_D)。

图 7 - 4 - 4(b)所示电路中,双向稳压二极管跨接于输出与反相输入端之间,R_1 为限流电阻,当输入电压不等于零时,由于运算放大器的反相输入端是虚地点,运算放大器的输出电压总是大于双向稳压二极管中的其中一个的稳压值 U_Z,而使之处于稳压状态,该电路具有负反馈,使运算放大器不能进入饱和区而停留在线性区边界工作。此时,输出电压被稳压二极管限制在 $\pm U_Z$ 上,其传输特性如图 7 - 4 - 4(c)所示。

7.4.2 采样保持电路

根据抽样定理,只要对连续的模拟量在足够多的离散时间点上获取样本(并量化成数字量),就能完全保持信息,也就是说,由这些离散点的样本值就能完全恢复原信号。随着数字技术的发展,在计算机实时控制和非电量的测量系统中,通常将模拟量转换为数字量来处理。为将随时间连续变化的模拟量转换为数字量,首先需要对连续变化的模拟量进行跟踪采样,并将采集到的量值保持一定的时间,以便在此时间内完成模拟量到数字量的转换,这就是采样保持电路的功能。

基本的采样保持电路如图 7 - 4 - 5(a)所示。场效应管在此作电子开关用。

当控制端为低电平时,场效应管处于导通状态,u_I 通过 R_1 和场效应管向电容 C 充电,如果忽略场效应管的漏源电压,则输出电压 u_O 等于电容两端的电压(该电路中运算放大器的反相输入端为虚地点),它跟随输入模拟信号电压 u_I 的变化而变化,此阶段称为采样阶段。

当控制端为高电平时,场效应管截止,电容 C 上的电压因为没有放电回路而得以保持,该阶段称为保持阶段。采样保持电路的工作波形如图 7 - 4 - 5(b)所示。

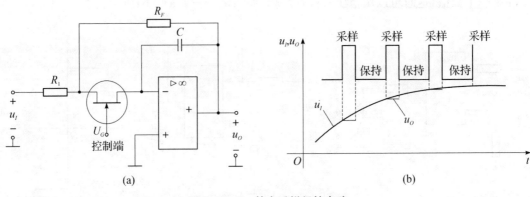

图 7 - 4 - 5　基本采样保持电路

7.5　模拟集成功率放大器及其应用

集成功率放大器是把功率放大电路的主要元件集成在一块半导体芯片上的器件,具有体积小、外围元件少、性能稳定、易于安装和调试等优点,广泛应用于现代音频电路、视频电路和自动控制电路中。自 1967 年第一块音频功率放大器集成电路问世以来,在短短的几十年的时间内,其发展速度和应用是惊人的。目前约 95％以上的音响设备上的音频功率放大器都采用了集成电路。据统计,音频功率放大器集成电路的产品品种已超过 300 种。从输出功率容量来看,已从不到 1 W 的小功率放大器,发展到 10 W 以上的中功率放大器,直到 25 W 以上的厚膜集成功率放大器。从电路的结构来看,已从单声道的单路输出集成功率放大器发展到双声道立体声的二重双路输出集成功率放大器。从电路的功能来看,已从一般的 OTL 功率放大器集成电路发展到具有过压保护电路、过热保护电路、负载短路保护电路、电源浪涌过冲电压保护电路、静噪声抑制电路、电子滤波电路等功能更强的集成功率放大器。

本节以 LM386 集成音频功率放大器为例,简要介绍其内部电路结构和外部引脚功能,并给出几种典型应用电路。

7.5.1　LM386 集成功率放大器

LM386 是美国国家半导体公司出品的一款音频集成功率放大器,具有自身功耗低、电压增益可调整、电源电压范围大、外接元件少和总谐波失真小等优点,广泛应用于录音机和收音机之中。

一、LM386 的内部电路

LM386 的内部电路如图 7 - 5 - 1 所示,它是一个三级放大电路,如点画线部分。第一级为差分放大电路,T_1 和 T_2,T_3 和 T_4 分别构成复合管,作为差分放大电路的放大管,T_5 和 T_6 组成镜像电流源作为 T_1 和 T_3 的有源负载。信号从 T_2 和 T_4 管的基极输入,从 T_3 管的集电极输出,为双端输入单端输出差分放大电路。

第二级为共射放大电路,T_7 为放大管,恒流源作有源负载,以增大放大倍数。

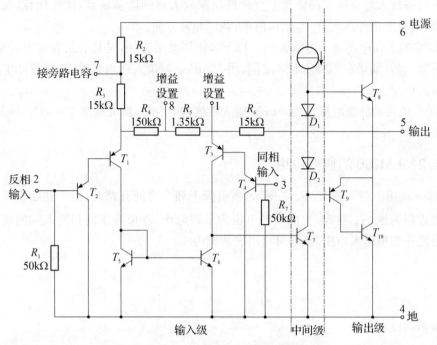

图 7 - 5 - 1　LM386 内部电路原理图

第三级中的 T_9 和 T_{10} 管复合成 PNP 型管,与 T_8 构成准互补输出级。二极管 D_1 和 D_2 为输出级提供合适的偏置电压,消除交越失真。利用瞬时极性法可以判断出,引脚 2 为反相输入端,引脚 3 为同相输入端。电路由单电源供电,故为 OTL 电路。输出端(引脚 5)应外接输出电容后再接负载。电阻 R_6 从输出端连接到 T_3 的发射极,形成反馈通路,并与 R_4 和 R_5 构成反馈网络,从而引入了深度电压串联负反馈,使整个电路具有稳定的电压增益。

二、LM386 的外部引脚及特点

LM386 采用 8 脚 DIP(Dual In-line Package 双列直插式)封装,引脚的排列如图 7 - 5 - 2 所示,引脚 2 为反相输入端,引脚 3 为同相输入端,引脚 5 为输出端,引脚 6 和 4 分别为电源和地,引脚 1 和 8 为电压增益设定端,使用时在引脚 7 和地之间接一个旁路电容,该电容通常取 $10~\mu\mathrm{F}$。

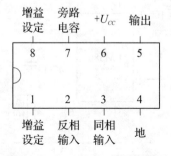

图 7 - 5 - 2　LM386 的引脚排列

集成功率放大器克服了晶体管分立元件功率放大器的诸多缺点,性能优良,保真度高,稳定可靠,而且所用外围元件少,结构简单,调试非常方便。

LM386 的工作电源电压范围大(4~12 V),使用灵活方便,是具有足够输出功率的通用集成功率放大器,如果在引脚 1 和 8 之间,用 10 μF 电容串入适当电阻,其增益可在 20~200 倍之间自由设定。

LM386 消耗的静态电流约为 4 mA,输入阻抗为 50 kΩ,频带宽度 300 kHz,内部设有过载保护电路。

7.5.2 LM386 的典型应用

LM386 应用电路如图 7 - 5 - 3 所示,当引脚 1 和 8 之间开路时,由于在交流通路中 T_1 管发射极近似为地,R_4 和 R_5 上的动态电压为反馈电压,近似等于同相输入端的输入电压,即为二分之一差模输入电压,于是可写出表达式为

$$\dot{U}_f \approx \dot{U}_4 + \dot{U}_5 \approx \frac{\dot{U}_i}{2}$$

反馈系数:

$$F = \frac{\dot{U}_f}{\dot{U}_o} = \frac{R_4 + R_5}{R_4 + R_5 + R_6} \approx \frac{\dot{U}_i}{2\dot{U}_o}$$

$$A_u = \frac{\dot{U}_o}{\dot{U}_i} = 2\left(1 + \frac{R_6}{R_4 + R_5}\right)$$

因为 $R_6 \gg R_4 + R_5$,所以 $A_u = \frac{\dot{U}_o}{\dot{U}_i} \approx \frac{2R_6}{R_4 + R_5}$,图 7 - 5 - 3 是由 LM386 组成的最小增益功率放大器,总的电压增益为

$$A_u = \frac{2R_6}{R_5 + R_4} = \frac{2 \times 15}{0.15 + 1.35} = 20$$

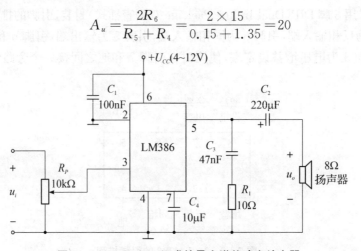

图 7 - 5 - 3 LM386 组成的最小增益功率放大器

C_2 是输出电容,将功率放大器的输出交流送到负载上,输入信号通过 R_P 接到 LM386 的同相输入端。C_1 电容是退耦电容,R_1-C_3 网络起到消除高频自激振荡作用。

静态时输出电容上的电压为 $\frac{1}{2}U_{CC}$,LM386 的最大不失真输出电压的峰—峰值约为电源电压 U_{CC}。设负载电阻为 R_L,最大输出功率表达式为

$$P_{om} = \frac{\left(\dfrac{U_{CC}}{2\sqrt{2}}\right)^2}{R_L} = \frac{U_{CC}^2}{8R_L}$$

若要得到最大增益的功率放大器电路,可采用图 7-5-4 所示电路。在该电路中,LM386 的 1 脚和 8 脚之间接入一个电解电容器,则该电路的电压增益将变得最大:

$$A_u = \frac{2R_6}{R_4} = \frac{2 \times 15}{0.15} = 200$$

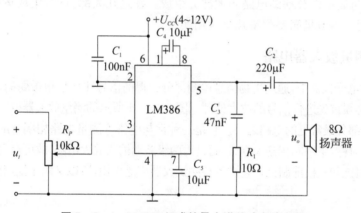

图 7-5-4 LM386 组成的最大增益功率放大器

电路其他元件的作用与图 7-5-3 作用一样。若要得到任意增益的功率放大器,可采用图 7-5-5 所示电路。该电路的电压增益为

$$A_u = \frac{2R_6}{R_4 + R_5 /\!/ R_2}$$

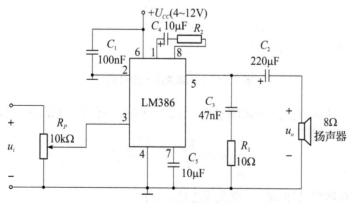

图 7-5-5 LM386 组成的任意增益功率放大

改变 R_2 的值,就可以使电路的电压增益在 $200\sim300$ 之间变化。

实际上,在引脚 1 和 5(即输出端)之间外接电阻也可改变电路的电压放大倍数,设引脚 1 和 5 之间外接电阻为 R',则

$$A_u = \frac{2(R_6 \,/\!/\, R')}{R_4 + R_5}$$

应当指出,在引脚 1 和 8(或者 1 和 5)外接电阻时,应只改变交流通路,所以必须在外接电阻回路中串联一个大容量电容,如图 $7-5-5$ 所示电路中 C_4 和 R_2。

7.6 集成运算放大器的医学应用

随着生物医学工程技术的不断发展,特别是医学电子仪器的不断发展,使集成运放在医学基础研究和临床实践中得到了越来越广泛的应用。医学电子仪器主要由生物信息检测、信息处理、记录与显示以及辅助电路四大部分组成。在这几大部分中,集成运算放大器都得到了广泛的应用。本节只简要列举几个应用实例。

7.6.1 测量放大器电路

由于在医学电子仪器中,通过生物信息检测部分获得的信号往往是很微弱的,无法直接进行记录与显示,故必须首先进行信号的放大处理。图 $7-6-1$ 所示的测量放大器电路就是医学电子仪器中信号放大部分最常见的电路之一。它是一种常与电桥等测量电路相耦合的放大电路。由于它的电路元件对称,采用同相输入方式,而且为两级差动输入放大电路,故可获得相当高的电压放大倍数、输入阻抗和共模抑制比。它被各种测试仪器广泛采用,所以又叫作仪用放大器。

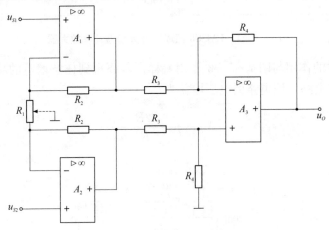

图 $7-6-1$ 测量放大器电路

由图 $7-6-1$ 可知,它是由同相放大器 A_1、A_2 和减法器 A_3 组成,A_3 的输出电压为

$$u_O = \frac{R_4}{R_3}(u_{O1} - u_{O2}) \tag{7-6-1}$$

根据电路的对称性可知,R_1 中点交流通地。因此,

$$u_{O1} = \left(1 + \frac{R_2}{R_1/2}\right) u_{S1} = \left(1 + 2\frac{R_2}{R_1}\right) u_{S1}$$

同理，

$$u_{O1} = \left(1 + \frac{R_2}{R_1/2}\right) u_{S2} = \left(1 + 2\frac{R_2}{R_1}\right) u_{S2}$$

将上述 u_{O1} 和 u_{O2} 的表达式代入式(7-6-1)，并化简得

$$u_O = \frac{R_4}{R_3}\left(1 + 2\frac{R_2}{R_1}\right) \cdot (u_{S2} - u_{S1}) \tag{7-6-2}$$

$$A_{uf} = \frac{u_O}{u_{s2} - u_{s1}} = \frac{R_4}{R_3}\left(1 + \frac{2R_2}{R_1}\right) \tag{7-6-3}$$

　　由于测量放大器电路具有极高的输入阻抗和优良的抑制共模信号的能力，所以在医学电子仪器中使用很广泛。而且目前已有集成化的通用型仪用放大器芯片(如 LH0084)面市。

7.6.2　心电示波器的前置放大电路

　　心电示波器是一种与心电图机类似的仪器。它把体表电极所检测到的心电信号进行放大，然后在示波管的荧光屏上显示出实时的心电信号波形。它的特点是利用光点来描绘实时心电的波形，从而可长时间地对心电信号进行监测，特别适用于心电普查和危重病人长时间的连续监测。

　　图 7-6-2 为常见的 BYS—BD 型心电示波器的前置放大电路。它是由结型场效应管 BG_3 和 BG_4 组成的单端输入、双端输出的差动放大器与集成运放相结合而构成的。该前置放大电路具有输入阻抗高、输出阻抗低以及性能稳定等优点。其闭环电压放大倍数为 $A_{uf} = 1 + \frac{R_{W3} + R_{32} + R_{27}}{R_{27}}$。调节图 7-6-2 中的可变电阻 W_3，可以很方便地改变闭环电压放大倍数。

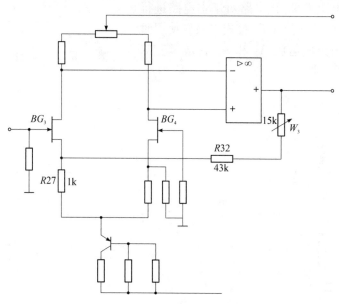

图 7-6-2　心电示波器的前置放大电路

7.6.3 B超仪的灰阶显示和勾边电路

B超仪在现代化医院中具有很重要的地位,它显示图形真实、直观,而且可以实现实时动态成像显示,具有很高的诊断价值。目前,B超成像、X-CT、放射性核素扫描以及核磁共振成像已经成为国际上公认的现代医学四大影像技术。应用于临床的B超仪型号繁多,用途各异,但它们的基本结构都是由探头、发射电路、接收电路和显示系统四大部分组成。在现代B超仪中几乎处处可见集成运放。下面只列举其在灰阶显示和勾边电路中的运用。

1. 灰阶显示

由于B超仪中超声回波幅度的动态范围很大,通常可达$100\sim110$ dB,然而,作为B超仪终端设备的调辉型显像管的视觉可辨亮度变化范围仅有20 dB左右。若简单地将所接收到的回波信号经放大后直接加入显像管进行显示,则不仅不能获得对应幅度的不同辉度显示,而且还将使有诊断价值的信息丢失。为此,必须通过对数压缩处理技术来均衡这种差异。这种幅度压缩处理技术被称为灰阶显示。灰阶显示的B超图像虽然其动态范围远小于原图信息的动态范围,但仍保留了原图像信息的差异,因而最终得到的超声图像中包含了各种幅度的信息,使其图像层次分明,表现力大为提高。

实现灰阶显示的理论基础是对B超回波信息实施对数压缩处理,它是模拟图像处理中的一项重要手段。它将通过对数放大器来实现。因此,对数放大器性能的好坏将直接影响到B超仪灰阶显示的效果。

对数运算放大器的基本电路见图$7-6-3$,但该电路仅适用于单极性输入。对于工作频率为几十兆赫兹的高频B超回波而言,则需要具有双极性的对数放大器。

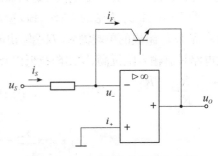

图$7-6-3$ 对数运算器放大电路

图$7-6-4$为一个具有60 dB动态范围的双极性对数放大器。由图可见,该电路对基本电路进行了改进,它利用晶体管T_1和T_2接成二极管使用时电流的对数特性与集成运放A_1和A_2构成具有双极性的对数运算放大器。

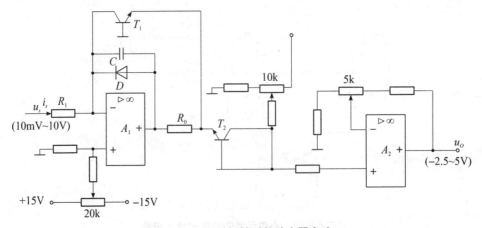

图$7-6-4$ 双极性对数放大器电路

该电路的对数特性和稳定度主要取决于 T_1 和 T_2 的特性。在运放 A_1 电路中加入电容 C 和电阻 R_0 是为了保证电路的闭环稳定性,而二极管 D 则是用于实现反极性电压箝位,以保护 T_1 免受负极性输入的损害。该电路的输出电压 $u_O = -2.5\left(\ln\dfrac{u_S}{R_1} + 2\right)$。

然而,若直接采用上述对数放大器来构成宽动态范围的对数放大器,则其电路将十分复杂且很难调整。因此,现代 B 超仪大多数都采用集成化对数放大器来完成对信号的动态压缩。其中集成对数放大器 TL441CN 是常见的型号之一。日立、东芝以及国外很多大公司所产的 B 超仪都常选用它。图 7-6-5 为 TL441CN 应用于 B 超仪灰阶显示的实用电路。日立 EUB-240 和 EUB-40 型 B 超仪均采用这一电路。由于日立公司所产的 B 超仪通常将对数放大器设计在 TGC(时间增益)电路之后,所以它所覆盖的动态范围将大大减小。因此,该电路只应用了 TL441CN 的一半电路便可完成 B 超仪的灰阶显示功能。

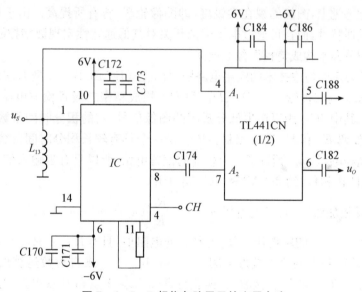

图 7-6-5 B 超仪灰阶显示的实用电路

2. 勾边技术

勾边技术又叫图像边缘增强技术。其目的是加重模拟图像中的高频成分,从而加强图像景物的轮廓,使模拟图像的轮廓变得容易识别,最终达到提高图像测量精度的目的。实验证明:经过勾边技术处理后的相片或电视图像等,由于其高频信息的加强,它往往比精确的复制品更易于识别。因此,勾边技术在现代 B 超仪中得到广泛的应用。在电子电路技术中有多种方法可对模拟图像信号进行勾边处理,其中最主要的有微分法、滤波法和钝掩模法。

(1) 微分法。微分法是对超声信号进行微分处理,并使其输出与未经微分处理的原信号相加,从而使所获得的合成信号比原信号的高频成分有所加重。这种方法的原理电路如图 7-6-6 所示。

(2) 滤波法。滤波法是使用带通滤波器(主要是利用高通滤波)来获得勾边效果。显然相对微分法而言,滤波法将影响整个系统图像的增益。

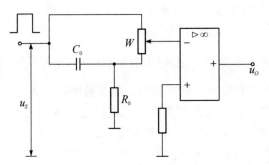

图 7 - 6 - 6　微分勾边法原理

（3）钝掩模法。这种方法的原理是先将图像信号通过一个具有低通特性的电路进行处理，然后与原有信号相减，从而形成钝掩模图像。其掩模信号与原信号相比，加重其高频信息。因而在视觉感觉上，图像的视在尖锐度（即图像轮廓）将有所提高。由于积分运算放大器具有可调的低通特性，而且可通过电子模拟开关对其低通特性实现数字控制。因此，在 B 超仪中常选用积分器来构成掩模图像的电路。

图 7 - 6 - 7 为掩模勾边技术的应用电路图（日立公司产 EUB - 40 型 B 超仪勾边电路），图（a）中 IC_{37}、IC_{38} 与二极管 D_{34}、D_{35}、D_{42} 和 D_{43} 构成精密二极管检波电路，IC_{20} 和 IC_{35} 均为积分电路。其中 IC_{20} 用以产生低分辨率的图像信号，它的积分时间常数较短，且分三段可变，并由控制码 E_0 和 E_1 进行控制。IC_{35} 是一个具有较长积分时间常数的积分电路，因其反相输入端经电阻 R_{146} 预置了一个较高的偏置电路，所以只有当输入信号高于临界值（约 $1.2\,V$）且低于限幅值（约 $2.2\,V$）时，IC_{35} 才工作。

IC_{19} 为一反相加法器，其输出电压 $u_O = -\dfrac{R_{39}}{R_f}(u_a + u_b + u_c + u_d + u_e + u_f)$。其中 $u_a \sim u_f$ 分别为 $a \sim f$ 点的端电压。R_f 为 R_{118} 的电阻值，且有 $R_{118} = R_{212} = R_{117} = R_{244} = R_{115} = R_f$。电路中各点的输出波形见图 7 - 6 - 7(b ～ f)。来自对数运算放大器（灰阶显示）的超声回波经 IC_{37} 和 IC_{38} 检波，在两积分器输入端 A 点和 B 点得到一连续的等幅信号，如图（b）所示。积分器 IC_{20} 的输出接至加法器的输入端 f 点，其波形如图（c）所示。如图（d）所示，当 IC_{35} 工作时，其输出 u_a 虽然有类似 u_f 的波形，但其幅度却远小于 u_f，且随着时间的增加，u_a 的幅度几乎是按线性增加；当 IC_{35} 进入限幅状态时，其边缘增强（勾边处理）的效果消失；由 IC_{35} 和 IC_{20} 输出的电压 u_a 和 u_f 在加法器 IC_{19} 与检波输出 u_{bc} 相加，其合成信号波形如图（e）所示。图（f）为加法器对输入端各信号求和后的反相输出波形。由于 u_b、u_f 与原输入信号 u_A、u_B 反相，所以 IC_{19} 的输出（掩模法的输出波形）为：

$$u_O = -\frac{R_{39}}{R_f}(u_{bc} - u_a - u_f)。$$ 由图（f）可见，勾边技术使图像的视在尖锐度得到了明显的改善。若改变增强控制码 E_0 和 E_1 的值，则可改变积分器 IC_3 的值从而可实现图像边缘增强效果的连续变化。

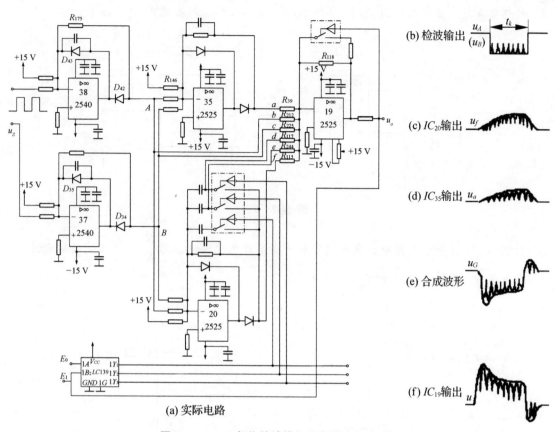

(b) 检波输出

(c) IC_{20}输出

(d) IC_{35}输出

(e) 合成波形

(f) IC_{19}输出

(a) 实际电路

图 7-6-7　B 超仪的掩模勾边电路及各级波形

 习题

1. 理想运算放大器组成如图-题 7-1(a)、(b)所示,分别写出各自的输入输出关系式,并画出其电压传输特性曲线。

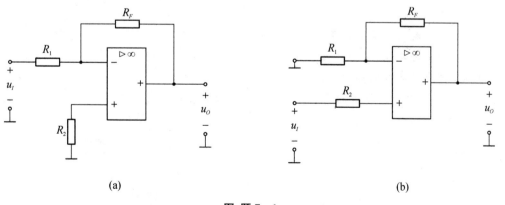

(a)

(b)

图-题 7-1

2. 理想运算放大器组成如图-题 7-2 所示,试写出 $u_O - u_I$ 的表达式。

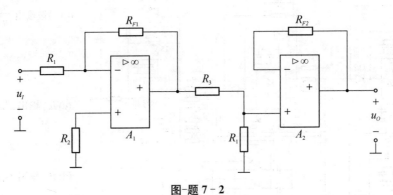

图-题 7-2

3. 如图-题 7-3 所示电路中的集成运算放大满足理想化条件。若 $\dfrac{R_2}{R_1} = \dfrac{R_4}{R_3}$,试证明流过负载电阻 R_L 的电流 I_L 与值的大小无关。

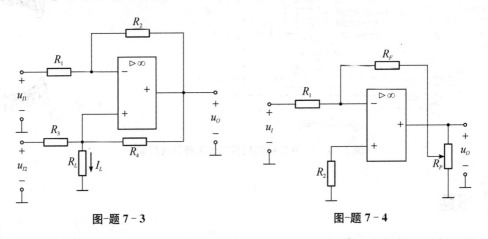

图-题 7-3   图-题 7-4

4. 由理想运算放大器组成增益可以调节的反相比例运算电路如图-题 7-4 所示。已知电路最大输出为 $\pm U_{om} = \pm 15\,\text{V}, R_1 = 100\,\text{k}\Omega, R_P = 5\,\text{k}\Omega, u_I = 2\,\text{V}$,求在下述三种情况下,$u_O$ 各为多少伏。

(1) R_P 滑动触头在顶部位置。

(2) R_P 滑动触头在正中位置。

(3) R_P 滑动触头在底部位置。

5. 理想集成运算放大器构成如图-题 7-5 所示电路。试写出输出电压 $u_O = f(u_1, u_2, u_3)$ 的表达式。

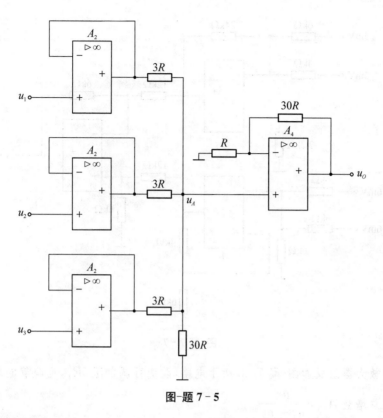

图-题 7-5

6. 理想集成运算放大器构成如图-题 7-6 所示电路。试写出 $u_O = f(u_1, u_2, u_3, u_4)$ 的表达式。

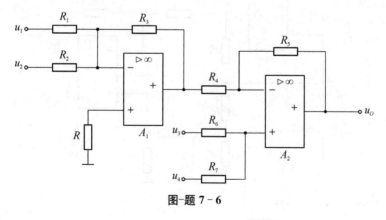

图-题 7-6

7. 理想运算放大器组成如图-题 7-7 所示电路,求输出电压 u_O。

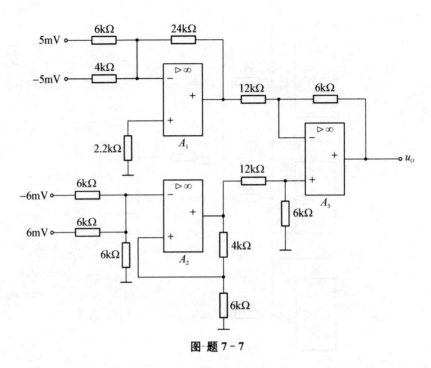

图-题 7 - 7

8. 理想运算放大器组成如图-题 7 - 8 所示电路,改变可调电阻 bR_1,可调节电路增益。试计算该电路总增益 $A_u = \dfrac{u_O}{u_1 - u_2}$。

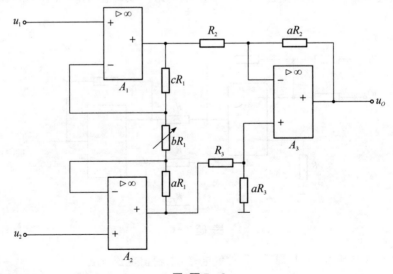

图-题 7 - 8

9. 理想运算放大器组成如图-题 7 - 9(a)所示电路,(b)为输入电压 $u_1(t)$ 的波形。试写出输入与输出的关系式。如果 T_1、$T_2 \gg RC$,定性画出输出电压波形 $u_O(t)$。

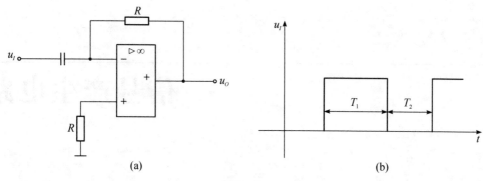

图-题 7-9

10. 理想运算放大器组成如图-题 7-10(a)所示电路。

(1) 已知 $R_1=20\,\text{k}\Omega$，$R_2=50\,\text{k}\Omega$，$\pm U_Z=\pm10\,\text{V}$，试写出输入输出的关系式并画出输入输出关系曲线。

(2) 若要实现(b)所示电压传输特性，电路应如何发动，画出相应的电路图，并标明元件参数。

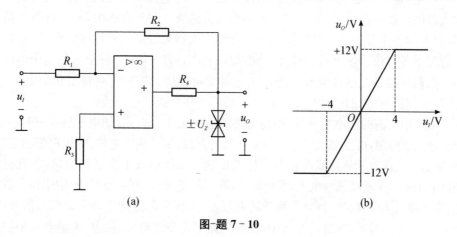

图-题 7-10

11. 理想运算放大器组成如图-题 7-11 所示的监控报警装置，u_1 是监控信号，U_R 是参考电压。当监控信号 u_1 超过正常值时，报警灯亮，试说明其工作原理。二极管 D 和电阻 R_3 在此起何作用？

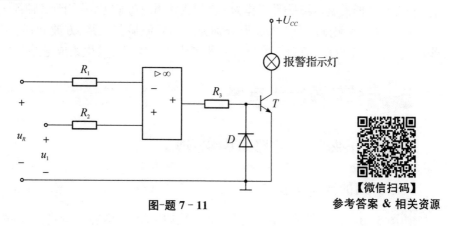

图-题 7-11

第八章

信号产生电路

在自动化设备和系统中,经常需要进行性能的测试和信息的传送,这些都离不开一定的波形作为测试和传送的依据。通信领域中,也必须产生特定波形的信号,作为系统的载波、触发、扫描或时钟等。模拟电子系统中,常用的波形有正弦波、矩形波(方波)和锯齿波。这些波形的产生,常常要使用反馈电路。第六章已经介绍了负反馈放大电路,引入负反馈可以改善放大器的性能指标,但如果反馈引入不当也会造成一些不良影响,甚至可能产生自激振荡,破坏放大器的正常工作。自激振荡对于反馈放大器来说是一件坏事。但是,它在无输入信号的情况下却有信号输出,这种特性若能加以利用,可以构成一种全新的电子电路——振荡电路。振荡电路是通过自激方式把直流电源能量转换为按一定规律变化的电压(如正弦波、矩形波和锯齿波等)的一种电子线路——信号产生电路。

日常生活中振荡的现象很常见,振荡电路的应用也十分普遍,如电子钟,一般使用 1.5 V 直流干电池提供能源,由振荡电路产生频率精确的方波,驱动步进电机,电机再带动指针转动。事实上,振荡电路在电子学领域内有着广泛的用途。无线电技术发展的初期,它就在发射机(如电台)中用来产生高频载波电压,发射信号;在超外差接收机(如收音机)中用作本机振荡电路,以接收无线电信号;在教学实验、科学研究仪器中,振荡电路产生各种频率的信号(如正弦信号发生器)作为信号源;在自动控制中,振荡电路用来完成监控、报警、无触点开关控制以及定时控制;在遥控技术中,振荡电路产生各种频率的振荡电压,接收后经过识别,达到遥控的目的;在医学领域内,振荡电路可以产生脉冲电压用于消除疼痛,疏通经络;在机械加工中可用振荡电路产生的超声波进行材料探伤;在热处理中振荡电路产生大功率高频电能对负载加热等。随着电子学的不断发展,振荡电路已作为一个极为实用的功能电路应用到各种各样的仪器设备中。

本章首先按照振荡产生的波形分别介绍正弦波振荡电路、方波和锯齿波振荡电路的工作原理以及典型电路,最后简单介绍一种多功能函数信号发生集成电路及其应用电路。

8.1 正弦信号产生电路

8.1.1 正弦波振荡电路的基本原理

一、振荡的基本概念

如图 8-1-1(a)所示电路,将开关 S 先拨向 1 端,待电容 C 充电后,再拨向 2 端,根据第四章的介绍,若线圈的损耗电阻 r 足够小,便会在电路中产生如图 8-1-1(b) 所示的衰减的振荡。形成振荡的原因是电容 C 在充电期间所储存的能量向电感线圈 L 转移,然后又从电感线圈往电容器中转移,不断来回交换能量,形成振荡。在振荡过程中,电流流过电阻 r,能量逐渐消耗,因而振荡幅度逐渐减小。此时如果设法给这个 LC 振荡回路补充能量,振荡就可以维持下去。补充的能量要能加强原有振荡,这可通过放大器加正反馈来实现。

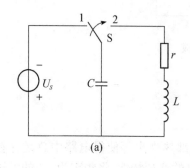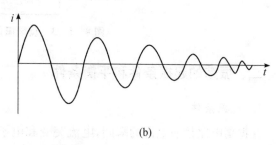

图 8-1-1 振荡原理

如图 8-1-2 所示框图,利用正反馈网络 F,将放大电路输出信号反馈到输入端,与输入信号叠加(加强),如果反馈回来的信号恰好与原输入信号大小相同,那么,这时即使撤除输入信号(开关 S 切换到 2),也能在输出端维持输出。

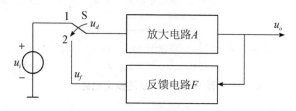

图 8-1-2 反馈振荡原理框图

但要维持输出,必须反馈信号与原输入信号不仅幅度相同,而且相位也相同。如果反馈信号幅度小于输入信号,则切换后输出将越来越小;如果反馈信号滞后输入信号,则输出信号的相位将越来越滞后,输出频率将不稳定。因此,反馈振荡需要两个条件:幅度条件和相位条件。

事实上,自激振荡器并不需要先由外加激励信号 u_i 产生输出,然后再将激励信号移去。而是靠反馈环路自身建立振荡,振荡电压从无到有逐步增大,最后达到一个稳定振幅输出,进入平衡状态后,即使外界条件发生变化,也会自动恢复平衡。这就是下面要讨论的起振条件、平衡条件和平衡状态下的稳定条件。

在正弦波振荡电路中,由于导电的粒子性,各种电子器件内部都存在噪声,而且由于电路供电直流电源的突然接入等原因,电路中整个频率域(从直流到极高频率)都分布着扰动或噪声。虽然每个频率分量幅度都极小,但是,如果选取某一频率的噪声或扰动进行强正反馈,其他频率的噪声或扰动则具有较小的反馈(或负反馈),那么这个选定频率分量的噪声或扰动将逐步得到放大而变得越来越大,其他频率的噪声或扰动不能得到逐步放大,仍维持很小的幅度,最终在输出端将得到具有一定幅度和确定频率的信号输出。

为了确定对特定频率噪声的强正反馈,在构成振荡电路时,结构上需要使用选频网络。

一般地,反馈式正弦波振荡器由以下环节构成:(1) 放大电路;(2) 选频网络;(3) 正反馈电路,如图 8-1-3 所示。

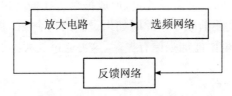

图 8-1-3 反馈振荡电路组成

二、振荡的起振条件和平衡条件

1. 起振条件

在振荡电路接通电源的瞬间,电流突变和电子器件内部热噪声等使得电路中总是存在着宽频带的噪声,其中包含 f_0 的频率成分。由于选频网络的选频特性,将频率为 f_0 的电压成分"挑选"出来,而抑制其他频率的电压成分,也就是说,只有频率为 f_0 的电压才能顺利地通过反馈环路送到输入端,成为最初的输入信号 u_i,如图 8-1-4 所示。

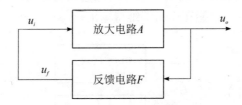

图 8-1-4 反馈振荡电路

输入信号通过放大和反馈后得到反馈电压 u_f,如果 u_f 与 u_i 同相位,即为正反馈,并且环路增益 AF 大于 1,反馈电压大于输入电压($|u_f| > |u_i|$),这时放大电路的输入信号变为 u_i',它比最初的输入信号 u_i 的幅度大,u_i' 再经过放大和反馈后送入输入端,再放大、再反馈,反复循环,频率为 f_0 的电压幅度将会迅速增大起来,自激振荡也就建立起来了。

由于 $A = \dfrac{u_O}{u_i}$,$F = \dfrac{u_f}{u_O}$,所以环路增益 $AF = \dfrac{u_f}{u_i}$,起振的条件可归结为:

(1) 相位条件

必须保证电路的反馈电压 u_f 与原输入电压 u_i 同相位,即环路增益的总相移为零或是 2π 的整数倍,具体来说,就是包含选频网络在内的基本放大电路 A 的相移 φ_A 与反馈网络 F 的相移 φ_F 之和应等于 2π 的整数倍:

$$\varphi_A + \varphi_F = \pm 2n\pi \quad n = 0,1,2,3,\cdots \tag{8-1-1}$$

(2) 幅度条件

必须保证电路的反馈电压幅度大于原输入电压幅度,即环路增益模值大于 1,则

$$|AF| = \left| \frac{u_f}{u_i} \right| > 1 \tag{8-1-2}$$

振荡电路只有在同时满足相位条件和幅度条件时才能起振。

2. 平衡条件

振荡建立起来后,随着信号幅度的不断增大,放大电路将逐步进入非线性工作状态(晶体管进入饱和或截止),放大器的电压放大倍数下降,致使环路增益$|AF|$下降,振荡的幅度增长变慢,振荡幅度越大,晶体管进入非线性状态越深,放大器的电压放大倍数下降越多,振荡幅度增长越慢。当振荡幅度增加到一定值时,使$|AF|=1$,这时反馈电压幅度等于输入电压幅度,振荡幅度将不再增大,达到了平衡状态。振荡器的平衡条件是

$$\begin{cases} |AF| = \left| \dfrac{u_f}{u_i} \right| = 1 \\ \varphi_A + \varphi_F = \pm 2n\pi \end{cases} \quad n = 0,1,2,3,\cdots \quad (8-1-3)$$

这种通过振荡电路中器件本身的非线性实现稳幅的方法称为内稳幅,也可以在振荡电路中加入专门的稳幅电路实现稳幅,称为外稳幅。

3. 稳定条件

振荡电路达到平衡状态后,外部环境的变化常常会破坏这种平衡,使振荡电路输出偏离稳定输出,这时,如果电路不能通过自身调节重新返回平衡状态,那么,这样的电路将是不稳定的。

输出偏离稳定输出的情况分为两种,即频率偏移和幅度偏移。对于频率偏移,当输出频率产生正偏移时,说明反馈信号的相位出现了超前现象,必须通过环路相移调节,让反馈信号相位的超前得到抑制;当输出频率产生负偏移时,说明反馈信号的相位出现了滞后现象,必须通过环路相移调节,让反馈信号相位的滞后得到抑制。因此,振荡电路频率稳定条件是,振荡电路环路总相移在振荡平衡点频率对频率具有负斜率:

$$\frac{\partial}{\partial f}(\varphi_A + \varphi_F)\Big|_{f=f_0} < 0 \quad (8-1-4)$$

对于幅度偏移,当输出幅度产生正偏移时,说明反馈信号的幅度出现了增大现象,必须通过环路增益调节,让反馈信号幅度的增大得到抑制;当输出幅度产生负偏移时,说明反馈信号的幅度出现了减小现象,必须通过环路增益调节,让反馈信号幅度的减小得到抑制。因此,振荡电路幅度稳定条件是,振荡电路环路增益在振荡平衡点处对输出幅度具有负斜率:

$$\frac{\partial}{\partial U_{om}}|AF|\Big|_{U_{om}=U_{OM}} < 0 \quad (8-1-5)$$

正弦波振荡器根据选频网络的不同,可分为LC振荡电路和RC振荡电路。下面我们分别对这两种电路加以介绍。

8.1.2 *LC* 振荡电路

LC振荡电路采用LC回路作为选频网络,在电路中一般按反馈耦合的方式分为三种:变压器反馈式、电感反馈式、电容反馈式。

一、变压器反馈式 *LC* 振荡电路

振荡电路由放大电路、选频网络、正反馈电路组成。放大电路一般采用单级晶体管放大电路。图 8‑1‑5(a)所示是一分压式偏置放大电路,如果在放大电路中用担任选频网络的 *LC* 并联回路来代替分压偏置式放大电路中的集电极电阻 R_C,如图 8‑1‑5(b)所示,则放大电路的放大倍数将与 *LC* 并联回路的阻抗成比例。由于 *LC* 并联谐振回路具有选频特性,如果其谐振频率为 f_0,那么只有当频率为 f_0 的正弦交流电输入时,*LC* 并联谐振回路发生谐振,此时 *LC* 回路阻抗最大,放大倍数最大,因此输出也就最大。当频率偏离 f_0 的正弦交流电输入时,*LC* 并联谐振回路不会发生谐振,*LC* 并联回路阻抗降低,放大倍数减小,输出也就较小,从而抑制了偏离 f_0 的正弦交流电压输出。频率偏离越大,抑制作用越强。这样就将频率为 f_0 的正弦交流电压选了出来。

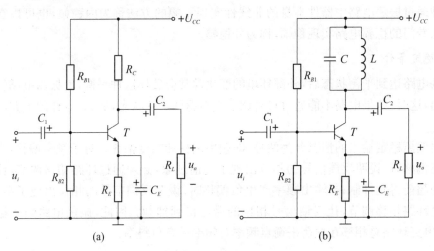

图 8‑1‑5 用于振荡器的分压偏置单级放大电路

振荡器的特点是没有输入信号就能有输出信号的产生。图 8‑1‑5(b)所示电路虽具有选频的特性但还不具备振荡的条件,必须加入正反馈环路。

图 8‑1‑6 所示电路利用变压器来构成正反馈,称为变压器耦合反馈式正弦波振荡器。变压器的一次绕组 L_1 与 C 构成选频网络,二次绕组 L_2 取出反馈信号送到放大器的输入端。下面分析该电路的工作过程。

电源接通后,集电极电流中含有各种频率分量正弦波(噪声或电源突然接入引起),集电极电流流过 L_1C 并联电路时,频率为 $f_0 = \dfrac{1}{2\pi\sqrt{L_1C}}$ 的分量因谐振产生最大电压。经变压器的二次绕组 L_2 反馈到放大器的输入端,再经放大器使频率为 f_0 的正弦波得到进一步的放大,从而形成了振荡,最终输出稳定

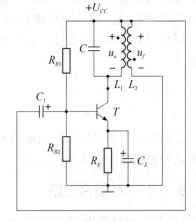

图 8‑1‑6 变压器耦合反馈式 *LC* 振荡电路

的频率为 f_0 电压。

通过调节变压器的一次、二次绕组匝数比,反馈系数可以做得较大,通常能够满足振荡的幅度条件,所以,电路能否振荡主要是看电路是否满足振荡的相位条件。下面分析图 8-1-6 所示的电路是否满足相位平衡条件,首先画出电路的交流通路如图 8-1-7(a)所示(省略了基极电阻)。

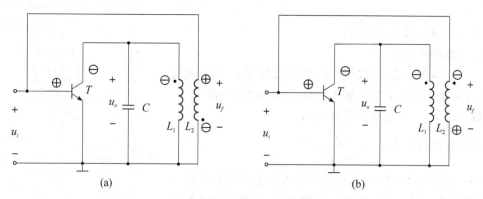

(a)   (b)

图 8-1-7 变压器耦合反馈式 LC 振荡交流通路

根据共发射极晶体管放大电路的反相放大特点,晶体管集电极输出电压 u_o 与基极输入电压 u_i 相位相反,也就是说 $\varphi_A = \pi$。根据变压器同名端的连接方式不同,反馈电路的相移(即 u_f 与 u_o 之间的相位差)有 0 和 π 两种可能性。图 8-1-7(a)中,u_f 与 u_o 的相位差 $\varphi_F = \pi$,因此 $\varphi_A + \varphi_F = 2\pi$,变压器输出电压 u_f 与放大器输入电压 u_i 同相,电路是正反馈,符合自激振荡的相位平衡条件,能够产生振荡。而图 8-1-7(b)中变压器同名端连接不正确,$\varphi_F = 0$,$\varphi_A + \varphi_F = \pi$,变压器输出电压 u_f 与放大器输入电压 u_i 反相,电路是负反馈,故不能产生振荡。

实际制作振荡器时,变压器引出线的同名端有时并不知道,这时可把变压器二次绕组(或一次绕组)的两个接头任意连接,若发现不振荡,再把接头对调一下就行了。

例 8-1-1 试用自激振荡的相位条件判断图 8-1-8(a)所示电路能否产生正弦波振荡,并指出反馈电压取自哪一段。

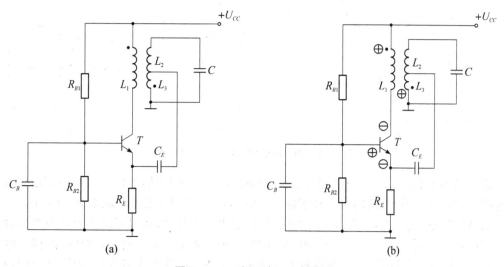

(a)   (b)

图 8-1-8 例 8-1-1 电路图

解：该电路反馈取自 L_3。用瞬时极性法判断电路是否是正反馈。如图 8-1-8(b)所示，给晶体管基极一个瞬时对地的正极性，晶体管集电极极性与之相反，所以 L_1 上端为正，L_3 的下端与 L_1 上端为同名端也为正，故 L_3 上端为负，反馈到晶体管的发射极为负。反馈信号使晶体管输入电压 u_{be} 增大，是正反馈，因此电路满足相位条件，能产生自激振荡。

例 8-1-2 图 8-1-9 为变压器反馈式振荡器，试说明：

（1）C_1、C_2 起什么作用？

（2）振荡频率 $f = ?$

（3）变压器一次、二次绕组同名端如图所示，按线路接法，是否满足正反馈关系？如不满足，应该如何连接？

解：（1）C_1、C_2 起交流旁路作用。

（2）振荡频率为 $f = \dfrac{1}{2\pi\sqrt{CL}}$。

（3）用瞬时极性法可以判断出该电路不满足正反馈关系，所以不能起振。此时应将 3、4 端对调，方能满足起振的相位条件。

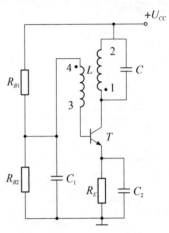

图 8-1-9 例 8-1-2 电路

二、电感反馈式振荡电路（电感三端式振荡器）

变压器耦合振荡电路因使用变压器作反馈，使得电路结构比较笨重，而且因变压器的高低频特性较差，限制了其使用范围。电感反馈式振荡电路是另一种常见的 LC 正弦波振荡电路，其基本电路形式如图 8-1-10(a)所示（该电路又称为哈特莱 Hartely 电路）。电感 L_1 和 L_2 一般是绕在同一骨架上，其间存在着互感，但也可以是互感为零的两个独立线圈。

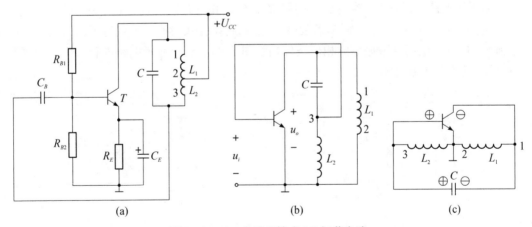

(a)　　　　　　　　　(b)　　　　　　　　(c)

图 8-1-10 电感反馈式 LC 振荡电路

为了清楚起见，忽略一切有功损耗，画出如图 8-1-10(b)或图 8-1-10(c)所示交流等效电路。由图可以看出，集电极负载实际上由电感 L_1 与 C、L_2 支路并联组成。L_1、L_2、C 构成并联谐振回路，由于谐振时回路中电感电流比总电流大得多，所以可以近似认为谐振时两个电感中电流相同，这样，L_1、L_2 对回路电压进行分压，形成反馈。所以，这种电路称为电感反馈式 LC 振荡。可以断定，对振荡频率来说，C、L_2 支路必定是电容性的，否则就不能构成谐振电路。这种电路的振荡频率通过调节电容而改变,调频过程不改变反馈系数 $\left(F=-\dfrac{L_2}{L_1}\right)$,调节方便。但因晶体管寄生电容与振荡回路电感并联,在高频振荡时,并联的寄生容抗减小将使振荡器停振。所以,一般只用于几十兆赫以下的振荡。从图 8-1-10(c) 中还可以看出,电感的三个端子(1、2、3)和三极管的三个极(C、E、B)直接相连,这种电路又称为电感三端式振荡器。

由于电感反馈的反馈系数(电感分压系数)可以做得较大,通常都能够满足振荡的幅度条件,所以,电路振荡与否主要看是否构成正反馈。并联谐振时,电容、电感中的电流比总电流大 Q(振荡回路的品质因数)倍,如果 Q 较大,则两电感中流过相同的电流。反馈电压由两电感分压产生(L_2)。根据瞬时极性法,在晶体管基极加一个瞬时对地的正极性,在集电极得到瞬时对地的负极性,电容 C 及电感 L_2 的极性如图 8-1-10(c)所示,反馈到晶体管输入端的信号增强了原输入信号,所以可以判断该电路构成正反馈环,满足振荡的相位条件,能够起振。

组成电感三端式振荡电路时,反馈系数一般按下面方法选取:

$$|\dot{F}|=\left|\frac{\dot{U}_L}{\dot{U}_O}\right|=\frac{L_2+M}{L_1+M}=\frac{1}{2}\sim\frac{1}{5}(M\text{ 为互感}) \qquad (8-1-6)$$

振荡频率则由谐振回路的谐振频率确定:

$$f_o=\frac{1}{2\pi\sqrt{(L_1+L_2+2M)C}} \qquad (8-1-7)$$

上面两式中考虑了两个电感存在互感的情况,如果采用无互感的独立电感,则式中互感 $M=0$。

三、电容反馈式振荡电路(电容三端式振荡器)

电容反馈式振荡电路基本电路形式如图 8-1-11(a)所示(该电路又称考毕兹 Colpitts 电路),图 8-1-11(b)、(c)为图 8-1-11(a)所示基本电路的交流等效电路。

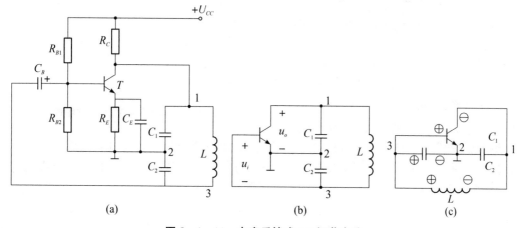

图 8-1-11 电容反馈式 LC 振荡电路

从等效电路中可以看出，C_1、C_2、L 构成并联谐振回路作为集电极负载，由于谐振时回路中电容电流比总电流大得多，所以可以近似认为谐振时两个电容中电流相同，这样，C_1、C_2 对回路电压进行分压，形成反馈。所以，这种电路称为电容反馈式 LC 振荡。电路的振荡频率不能通过调节电容来改变，否则将改变反馈系数 $\left(F = -\dfrac{C_1}{C_2}\right)$，要靠调节电感来调节电路的频率，因此频率调节很不方便。在高频振荡时，晶体管寄生电容和振荡电容并联，不会破坏振荡条件，所以，电容反馈式振荡电路常用于高频固定频率振荡。

从图 8-1-11 中看到，选频网络中的电容 C_1、C_2 的三个端子和三极管的三个极直接相连，所以这个电路又称为电容三端式振荡器，可以采用与电感三端式振荡器相同的方法分析。由于电容反馈的反馈系数可以做得较大，通常都能够满足振荡的幅度条件，所以，振荡与否主要看是否构成正反馈。并联谐振时，电容、电感中的电流比总电流大 Q（振荡回路的品质因数）倍，如果 Q 较大，两电容中流过相同的电流。反馈电压由两电容分压产生(C_2)。根据瞬时极性法，如图 8-1-11(c) 所示，在晶体管基极加一个瞬时对地的正极性，在集电极得到瞬时对地的负极性，电感 L 及电容 C_2 上极性如图 8-1-11(c) 所示，可见反馈到晶体管输入端的信号增强了原输入信号，该电路构成正反馈环，满足振荡的相位条件，所以能够起振。

组成电容三端式振荡电路时，反馈系数一般按下面方法选取：

$$|\,F\,| = \left|\frac{\dot{U}_f}{\dot{U}_o}\right| = \frac{C_1}{C_2} = \frac{1}{3} \sim \frac{1}{5} \tag{8-1-8}$$

振荡频率由谐振回路的谐振频率确定：

$$f_o = \frac{1}{2\pi\sqrt{\dfrac{C_1 C_2}{C_1 + C_2}L}} \tag{8-1-9}$$

综上所述，三端式振荡电路的一般组成如图 8-1-12 所示，Z_{be}、Z_{ce} 为同种性质的电抗（感抗或容抗），Z_{be} 为异种性质的电抗（容抗或感抗）。组成电抗的可以是单一电容或电感，也可以是由电容、电感组成的串联或并联电路。

按照三端式 LC 振荡器的构成原则，可以对上面的电容三端式电路做出改进，以克服频率调节不便的缺点。一种方法是将单一振荡电感改成电感与可调电容的串联结构，由等效电感与分压反馈电容组成振荡回路，这样用可调电容来调节频率而不影响反馈系数，这种改进电路称为克拉波（Clapper）振荡器，如图 8-1-13(a) 所示；另一种方法是将单

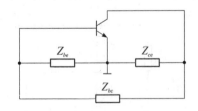

图 8-1-12 三端式 LC 振荡电路一般组成

一振荡电感改成电感与可调电容的并联结构，由等效电感与分压反馈电容组成振荡回路，用可调电容来调节频率而不影响反馈系数。这种改进电路称为西勒（Ciller）振荡器，如图 8-1-13(b) 所示。

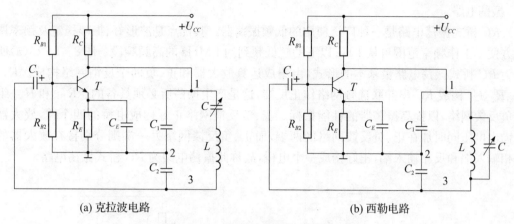

(a) 克拉波电路   (b) 西勒电路

图 8-1-13 改进的电容三端式振荡电路

例 8-1-3 试用自激振荡的相位条件判断图 8-1-14(a)所示电路能否产生正弦波振荡,并指出反馈电压取自哪一段。

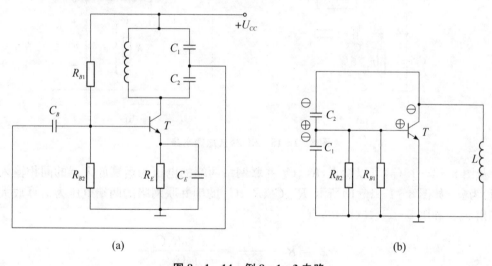

(a)   (b)

图 8-1-14 例 8-1-3 电路

解: 为了清楚起见,画出振荡电路的交流通路如图 8-1-14(b)所示,可见反馈取自 C_1,用瞬时极性法可以判断出该电路是负反馈,不满足相位条件,因此不能产生正弦波振荡。

8.1.3 *RC* 振荡电路

RC 振荡电路区别于 *LC* 振荡电路的一个显著性能是 *RC* 正弦波振荡电路能实现低频振荡,甚至频率能达到 1 Hz 以下。假设用 *LC* 选频网络的正弦波振荡电路实现 1 Hz 的振荡频率,电容若取 100 pF,则电感值根据 $f_0 = \dfrac{1}{2\pi\sqrt{LC}}$ 计算,应为 253 H,这样大的电感即使能制作出来,其 *Q* 值也会降到不能正常工作了。

RC 振荡电路的工作原理与 *LC* 振荡电路的工作原理类似,也是由选频网络、放大电路、正反馈环节构成,其区别仅仅是用 *RC* 选频网络代替了 *LC* 选频网络。本节主要介绍桥式

RC 振荡电路。

RC 桥式振荡电路是一种广泛使用的低频振荡器。其优点是波形好、振幅稳定及频率调节方便。工作频率范围可从 1 Hz 以下的超低频到约 1 MHz 的高频频段。图 8-1-15(a)所示为 RC 桥式振荡电路最基本的形式，由集成运算放大器和正、负两个反馈网络构成。R_1、C_1、R_2、C_2 构成 RC 串并联选频网络作正反馈，这是产生振荡所必须具备的。R_{F1} 和 R_{F2} 组成负反馈网络，以提高振荡器的性能指标。正、负反馈网络正好构成电桥的四个臂，放大器的输出电压同时加在正、负反馈网络的两端，而正、负反馈网络另一端则分别接在放大器的同相输入端和反相输入端，正好构成一个电桥，故称此振荡电路为 RC 桥式振荡电路。

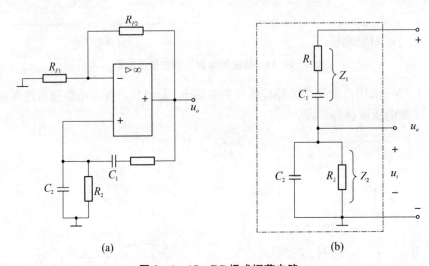

(a)　　　　　　　　　　(b)

图 8-1-15　RC 桥式振荡电路

从图 8-1-15(a)可以看出，R_2、C_2 并联网络两端的电压为运算放大器的同相输入电压，设为 u_i，如图 8-1-15(b)所示，R_1、C_1、R_2、C_2 的串并联网络的两端电压为运算放大器的输出 u_o。在图 8-1-15(b)中，有

$$Z_1 = R_1 + \frac{1}{j\omega C_1} = \frac{1 + j\omega R_1 C_1}{j\omega C_1}$$

$$Z_2 = \frac{R_2 \times \frac{1}{j\omega C_2}}{R_2 + \frac{1}{j\omega C_2}} = \frac{R_2}{1 + j\omega R_2 C_2}$$

RC 串并联网络的反馈分压系数为

$$F = \frac{\dot{U}_i}{\dot{U}_o} = \frac{Z_2}{Z_1 + Z_2} = \frac{j\omega R_2 C_1}{(1 + j\omega R_1 C_1)(1 + j\omega R_2 C_2) + j\omega R_2 C_1}$$

设 $R_1 = R_2 = R$，$C_2 = C_1 = C$，则

$$F = \frac{j\omega RC}{(1 + j\omega RC)(1 + j\omega RC) + j\omega RC} = \frac{1}{3 + j\left(\omega RC - \frac{1}{\omega RC}\right)}$$

如果要使 u_i 与 u_o 同相,必须使 $\omega RC = \dfrac{1}{\omega RC}$,从而得到振荡频率:

$$f_0 = \frac{1}{2\pi RC} \tag{8-1-10}$$

振荡频率时选频网络的反馈系数为

$$F_0 = F_{\max} = \frac{1}{3} \tag{8-1-11}$$

图 8-1-15(a)中负反馈网络的分析很简单,如果同相输入端的输入信号是 u_i,同相比例运算电路的电压放大倍数则为

$$A = \frac{\dot{U}_o}{\dot{U}_i} = 1 + \frac{R_{F2}}{R_{F1}} \tag{8-1-12}$$

当 $R_{F2} = 2R_{F1}$ 时,$A = 3$,则在振荡频率 f_0 的环路增益 $AF = 1$,u_o 和 u_i 同相,电路的正反馈满足振荡平衡条件。起振时,使 $|AF| > 1$,即 $|A| > 3$,随着振荡幅度的增大,$|A|$ 自动减小,直到满足 $|A| = 3$ 或 $|AF| = 1$,振荡振幅达到稳定。

RC 振荡电路的稳幅方式通常是在负反馈电路中采用某种非线性元件来自动调整反馈强弱,以维持输出电压恒定。实现上述稳幅方式的简单方法是把图 8-1-15(a)所示电路中的负反馈电阻 R_{F2} 用热敏电阻来代替。热敏电阻是具有负温度系数的热敏元件,在起振时,振荡幅度较小,流过热敏电阻的电流也较小,温度较低,热敏电阻阻值较大,使 $R_{F2} > 2R_{F1}$,即 $|AF| > 1$,振荡电路容易起振。起振后,振荡幅度不断增加,流过热敏电阻的电流也随之增大,平均功率增大,温度升高,热敏电阻阻值减小,直到 $R_{F2} = 2R_{F1}$ 时,满足了振幅平衡条件,振荡幅度就稳定下来。在工作期间,如果有任何原因使输出电压发生变化,热敏电阻会使这种变化减小。

也可以利用二极管正向伏安特性的非线性稳幅。如图 8-1-16 所示,将原反馈电阻 R_{F2} 分成两部分(R、R_{F2}),R 起限流的作用,在 R_{F2} 上下各并联一个方向相反的二极管,它们在输出电压 u_o 正、负半周内分别导通。在起振初期,由于 u_o 幅度很小,尚不能使二极管导通,正、反向二极管都近似于开路,此时 $(R + R_{F2}) > 2R_{F1}$。随着振荡幅度的增加,二极管在正、负半周内分别导通,其正向电阻逐渐减小,直到 $(R + R_{F2} /\!/ r_D) = 2R_{F1}$ 时,振荡趋于稳定。

不论利用热敏电阻还是二极管,当任何原因使输出电压的幅度发生变化时,都将改变反馈支路电阻值,使振荡幅度趋于稳定。

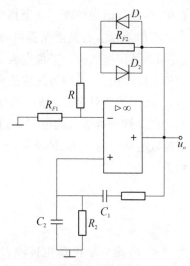

图 8-1-16 利用二极管自动稳幅的 RC 振荡电路

8.1.4 石英晶体正弦波振荡电路

石英晶体谐振器简称石英晶体,由石英晶体组成的选频网络具有非常稳定的固有频率,常用在对振荡频率稳定性要求非常高的电路中。

一、石英晶体的等效电路和振荡频率

将二氧化硅(SiO_2)晶体按一定的方向切割成很薄的晶片,再将晶片两个对应的表面抛光并涂敷银层,引出引脚并封装构成石英晶体谐振器,其结构示意如图 8-1-17(a)所示,图 8-1-17(b)是石英晶体谐振器的图形符号。

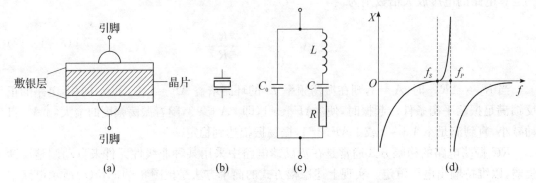

图 8-1-17 石英晶体结构、符号、等效电路及特性

若在石英晶体的两个电极上加一电场,晶片就会产生机械变形。反之,若在晶片的两侧施加机械压力,则在晶片相应的方向上将产生电场,这种物理现象称为压电效应。如果在晶片的两极上加交变电压,晶片就会产生机械振动,同时晶片的机械振动又会产生交变电场。一般情况下,无论是机械振动的振幅,还是交变电场的振幅都非常小,但是,当交变电场的频率为某一特定值时,产生共振,振幅骤然增大,形成压电振荡。这一特定频率就是石英晶体的固有频率,也称谐振频率。在谐振频率附近,石英谐振器和由 LC 组成的串联电路的谐振特性非常相似,因此,石英谐振器可等效成如图 8-1-17(c)所示的 LC 谐振回路。不振动时,石英晶体结构类似一个平板电容器,可等效为一个静态电容 C_0。其值取决于晶片的几何尺寸和电极面积,一般约为几皮法到几十皮法。当晶片产生振动时,机械振动的惯性等效为电感 L,其值约为几毫亨,晶片的弹性等效为电容 C,其值仅为 0.01 pF 到 0.1 pF,$C \ll C_0$。晶片的摩擦损耗等效为电阻 R,其值约为几十欧至 $100\ \Omega$,理想情况下 $R = 0\ \Omega$。

当等效电路中的 L、C、R 支路产生串联谐振时,该支路呈纯阻性,等效电阻为 R,串联谐振频率:

$$f_S = \frac{1}{2\pi\sqrt{LC}} \tag{8-1-13}$$

当 $f < f_S$ 时,C_0 和 C 电抗较大,起主导作用,石英晶体呈容性。

当 $f > f_S$ 时,L、C、R 支路呈感性,将与 C_0 产生并联谐振,石英晶体又呈纯阻性,并联谐振频率:

$$f_P = \frac{1}{2\pi\sqrt{L\dfrac{CC_0}{C+C_0}}} = f_S\sqrt{1+\frac{C}{C_0}} \qquad (8-1-14)$$

由于 $C \ll C_0$，所以 $f_P \approx f_S$。

当 $f > f_P$ 时，电抗主要取决于 C_0，石英晶体又呈容性。石英晶体电抗随频率变化特性如图 8-1-17(d) 所示，只有在 $f_S < f < f_P$ 的情况下，L、C、R 支路呈感性，才会有与 C_0 产生并联谐振的现象。并且 C_0 和 C 的容量相差越悬殊，串联谐振频率 f_S 和并联谐振频率 f_P 越接近，石英晶体呈感性的频带越窄。

根据串联谐振电路品质因数的表达式 $Q = \dfrac{1}{R}\sqrt{\dfrac{L}{C}}$，由于 C 和 R 的数值都很小，L 数值很大，因此，石英晶体的 Q 值非常高，可达 $10^4 \sim 10^6$，由石英晶体构成的振荡电路频率稳定度 $\dfrac{\Delta f}{f}$ 达 $10^{-6} \sim 10^{-8}$，采用稳频措施后可达 $10^{-10} \sim 10^{-11}$。而 LC 振荡器的 Q 值只能达到几十，频率稳定度只能达到 10^{-5}。石英晶体振荡频率高稳定性的特点是其他选频网络所不能比拟的。

二、石英晶体正弦波振荡电路

石英晶体正弦波振荡电路有并联型和串联型两种类型。并联型石英晶体振荡电路的组成如图 8-1-18(a) 所示，图 8-1-18(b) 为串联型石英晶体正弦波振荡电路。

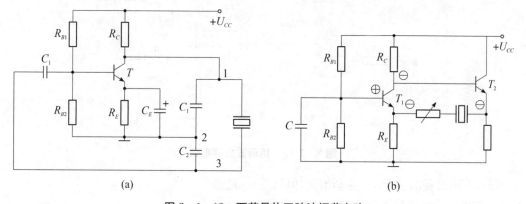

图 8-1-18　石英晶体正弦波振荡电路

在图 8-1-18(a) 所示并联型石英晶体正弦波振荡电路中，将电容三端式正弦波振荡电路中的电感 L 用石英晶体替代，石英晶体在电路中起电感 L 的作用。电路的振荡频率处于石英晶体的串并联谐振频率之间 $f_S < f_0 < f_P$。

图 8-1-18(b) 所示的电路由两级放大器组成，第一级为共基极电路，第二级为共集电极电路，石英晶体所在的支路为放大器的反馈网络。当石英晶体等效电路中的 L、C、R 支路发生串联谐振现象时，石英晶体所在的支路呈纯电阻性负载，根据瞬时极性法判断，谐振时反馈放大器通过石英晶体构成强正反馈，满足振荡器振荡的相位条件。调整电位器 R_F 使电路同时满足振荡的幅度条件，振荡电路就会起振，输出正弦波信号。串联型石英晶体振荡电路的振荡频率为石英晶体的串联谐振频率 f_S。

8.2 非正弦信号产生电路

在工程实践中,除广泛应用正弦波发生电路外,测量设备、数字系统及自动控制系统中,还常常需要非正弦波发生电路。

矩形波发生器是一种能直接产生矩形波或方波的非正弦信号发生器。由于矩形波或方波包含极丰富的谐波,这种电路又称为多谐振荡器。

8.2.1 矩形波发生器

矩形波发生器电路如图 $8-2-1$ 所示,R_1、R_2 组成正反馈电路,R_2 上的反馈电压 U_R 是输出电压的一部分。设开始时运算放大器处于正饱和状态,$u_O = +U_{om}$,此时加在同相输入端的正反馈电压是 $U_R = \dfrac{R_2}{R_1+R_2}U_{om}$。同时,输出电压 $+U_{om}$ 经过 R 对电容 C 充电,如图 $8-2-1(a)$ 所示,形成加在反相输入端的负反馈电压 $u = u_C$。

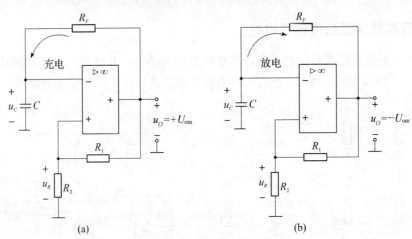

图 $8-2-1$ 矩形波振荡电路

随着充电过程的进行,u_C 逐渐增大,但只要 u_C 还低于 U_R,运算放大器维持正饱和,输出保持在 $+U_{om}$。当 u_C 增长到大于 U_R 时,运算放大器从正饱和转换成负饱和,输出由 $+U_{om}$ 跳变到 $-U_{om}$,此时 U_R 也随着变成 $U_R = -\dfrac{R_2}{R_1+R_2}$,于是电容 C 将反向放电,如图 $8-2-1(b)$ 所示,u_C 逐渐下降,当 $u_- = u_C$ 下降到 0 时,u_C 仍高于 U_R,运算放大器维持负饱和,输出电压保持在 $-U_{om}$,电容 C 开始向反方向充电,当 $u_- = u_C$ 下降到低于 $-U_R$ 时,运算放大器又从负饱和转换为正饱和,输出 u_O 由 $-U_{om}$ 再次跳变到 $+U_{om}$。如此周而复始,形成矩形波输出。工作波形如图 $8-2-2$ 所示。

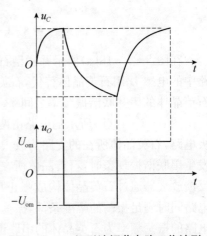

图 $8-2-2$ 矩形波振荡电路工作波形

由于正反馈作用,运算放大器在正饱和与负饱和两种状态间反复翻转,而电路充放电时间常数 $R_F C$ 决定电路在每一状态下的停留时间,即矩形波正、负半周时间 T_1 和 T_2。由于图 8-2-1 所示电路正、反向充电电路完全相同,因此,电路将产生正、负半周相等的方波信号。

为了使输出电压的幅值更加稳定,可在运算放大器的输出端加接一个双向稳压二极管,如图 8-2-3(a) 所示。其工作原理与图 8-2-1 所示电路相同,工作波形如图 8-2-3(b) 所示。

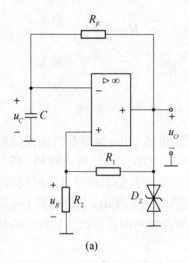

(a)

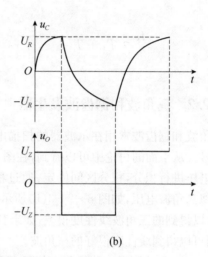

(b)

图 8-2-3 双向限幅的矩形波发生器

如果希望正、负半周的时间不相等,可使充电和放电的时间常数不相等,如图 8-2-4 所示,正向充电经过电阻 R_{F1} 进行,而放电和反向充电则经过电阻 R_{F2} 进行,只要充、放电电阻不相等,正、负半周的时间就不会相等,调节电位器 R_P 可对矩形波的占空比进行连续调节。

设二极管导通电阻为 r_D,R_P 下半部电阻为 R_{P1},上半部电阻为 $R_P - R_{P1}$,电路的正向充电时间常数为 τ_1,反向充电时间常数为 τ_2,则

$$\begin{cases} \tau_1 = (r_D + R_{F1} + R_{P1})C \\ \tau_2 = (r_D + R_{F2} + R_P - R_{P1})C \end{cases}$$

$$(8-2-1)$$

电容的充、放电在 $\pm U_R = \pm \dfrac{R_2}{R_1 + R_2} U_{om}$ 之间

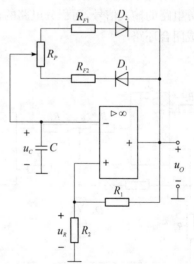

图 8-2-4 占空比可调的矩形波振荡电路

进行,正、反向充电稳态值分别为 $\pm U_{om}$,根据第四章电路暂态过程的分析,可以得出:

正向充电($-U_R \rightarrow +U_R$)时间:

$$T_1 = \tau_1 \ln\left(\frac{U_{om} + U_R}{U_{om} - U_R}\right) = \tau_1 \ln\left(1 + 2\frac{R_2}{R_1}\right) \qquad (8-2-2)$$

反向充电（$+U_R \rightarrow -U_R$）时间：

$$T_2 = \tau_2 \ln\left(\frac{U_{om} + U_R}{U_{om} - U_R}\right) = \tau_2 \ln\left(1 + 2\frac{R_2}{R_1}\right) \qquad (8-2-3)$$

电路振荡输出矩形脉冲占空比可调范围为

$$K = \frac{T_1}{T_1 + T_2} = \frac{\tau_1}{\tau_1 + \tau_2} = \begin{cases} \dfrac{r_D + R_{F1}}{2r_D + R_{F2} + R_P + R_{F1}} & \text{最小} \\[4mm] \dfrac{r_D + R_{F1} + R_P}{2r_D + R_{F2} + R_P + R_{F1}} & \text{最大} \end{cases} \qquad (8-2-4)$$

8.2.2 三角波和锯齿波发生器

三角波和锯齿波常用在示波器的扫描电路或数字电压表中，也可在自动控制电路中作定时信号。从上面的讨论中可以看到，在图8-2-3(a)中，R_F 和 C 构成的 RC 积分电路对矩形波电压进行积分，积分区间固定，通过积分时间常数的调整实现电压—时间转换，得到一个近似三角波电压，如图8-2-3(b)所示的 u_C 波形。但无源 RC 积分电路不是线性积分环节，所以得到的三角波线性度很差，如果利用上一章介绍的由运算放大器构成的线性积分电路，则可以得到线性度很好的三角波。

图8-2-5(a)所示电路为包含线性积分环节的三角波—方波发生器。其中，运算放大器 A_1 构成同相输入的电压比较器，运算放大器 A_2 构成积分电路。比较器的输出 u_{O1} 作为积分电路的输入信号，而积分电路的输出信号 u_{O2} 又反馈作为比较器的输入信号，它们共同构成闭合环路。

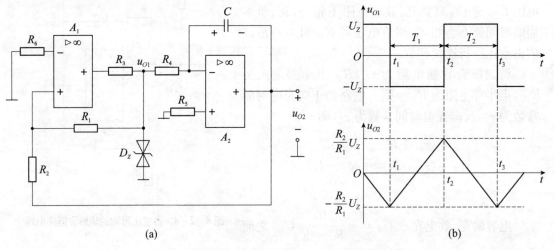

(a)   (b)

图8-2-5 三角波—方波发生器

假设图 $8-2-5(a)$ 所示电路接通电源后，比较器 A_1 的输出电压 $u_{O1}=U_Z$，如图 $8-2-5(b)$ 所示，作为反相积分电路的输入信号，正向对电容 C 充电，充电电流为 $i_C=\dfrac{U_Z}{R_4}$，电容两端电压线性上升 $u_C=u_C(0)+\dfrac{U_Z}{R_4}t$，由于运算放大器 A_2 的反相输入端虚地，输出电压 $u_{O2}=-u_C$ 线性下降，对应图 $8-2-5(b)$ 中时间段 $0\sim t_1$。u_{O2} 通过反馈环路，使 A_1 的同相输入端的电位也线性下降。由叠加定理可以求出 A_1 的同相输入端的电位：

$$u_1=\frac{R_2}{R_1+R_2}U_Z+\frac{R_1}{R_1+R_2}u_{O2} \qquad (8-2-5)$$

式中，第一项是 u_{O1} 单独作用的结果（因此时运算放大器 A_1 正饱和，$u_{O1}=U_Z$），第二项是 u_{O2} 单独作用的结果。随着线性下降，u_{1+} 也线性下降，当 u_{1+} 下降到 0 V 时，运算放大器 A_1 由正饱和转为负饱和，u_{O1} 从 $+U_Z$ 跃变为 $-U_Z$，此时对电容 C 的充电电流转换方向 $i_C=-\dfrac{U_Z}{R_4}$，即开始反向充电，电容两端电压线性下降 $u_C=u_C(t_1)-\dfrac{U_Z}{R_4}t$，输出电压 $u_{O2}=-u_C$ 线性上升，对应图 $8-2-5(b)$ 中时间段。运算放大器 A_1 的同相输入端的电位为

$$u_{1+}=\frac{R_2}{R_1+R_2}(-U_Z)+\frac{R_1}{R_1+R_2}u_{O2} \qquad (8-2-6)$$

随着电容反向充电，u_{O2} 线性上升，u_{1+} 也线性上升，当 u_{1+} 上升到 0 V 时，运算放大器 A_1 再次由负饱和转为正饱和，u_{O1} 从 $-U_Z$ 跃变为 $+U_Z$。如此周而复始，在输出端 u_{O2} 输出三角形电压，在输出端 u_{O1} 输出方波电压，其波形如图 $8-2-5(b)$ 所示。

在图 $8-2-5(a)$ 所示电路中，电容器 C 正、反向充电的时间常数相同，充电电压区间也相同，所以输出波形的线性上升时间与线性下降时间相同，波形为对称三角波。电路中如果电容器 C 正、反向充电的时间常数不同，则可使积分电路 A_2 的输出为不对称三角波，不对称的三角波也称为锯齿波。图 $8-2-6(a)$ 就是实现上述设想的电路。当比较器的输出 $u_{O1}=U_Z$ 时，D_2 导通，对电容 C 正向充电，充电电流 $i_1=\dfrac{U_Z}{r_D+R_5}$（其中，r_D 为二极管导通电阻）。当比较器输出电压为 $u_{O1}=-U_Z$ 时，D_1 导通，电容 C 反向充电，充电电流 $i_2=\dfrac{-U_Z}{r_D+R_4}$。若选取 $R_5\ll R_4$，则积分电路输出波形的上升速率（即 C 反向充电）远小于下降速率，如图 $8-2-6(b)$ 所示。u_{O2} 的波形成为锯齿波。改变 R_4、R_5 的比值可以改变 T_1、T_2 的占空比。

下面分析电路的振荡周期和占空比。电路中电容电压充电变化量 $\pm 2\dfrac{R_2}{R_1}U_Z$，由于积分电路电容充电电流恒定，电压线性变化，电容反向充电积分时间间隔 T_1 为积分时间间隔：

$$T_1=C\frac{\Delta u_C}{|i_1|}=C(R_4+r_D)\frac{2R_2}{R_1} \qquad (8-2-7)$$

电容正向充电积分时间间隔 T_2 为

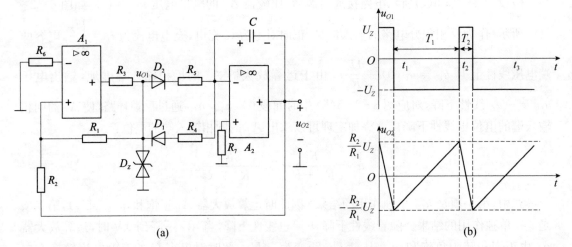

图 8-2-6　锯齿波—矩形波发生电路

$$T_2 = C\frac{\Delta u_C}{|i_2|} = C(R_5 + r_D)\frac{2R_2}{R_1} \qquad (8-2-8)$$

振荡电路输出信号周期：

$$T = T_1 + T_2 = C(R_4 + R_5 + 2r_D)\frac{2R_2}{R_1} \qquad (8-2-9)$$

振荡电路输出矩形脉冲占空比：

$$K = \frac{T_2}{T} = \frac{T_2}{T_1 + T_2} = \frac{R_5 + r_D}{R_4 + R_5 + 2r_D} \qquad (8-2-10)$$

8.3　集成函数发生器 8038 及其应用

集成函数发生器 8038 是一种多用途的波形发生器，可以用来产生正弦波、方波、三角波和锯齿波，其振荡频率可通过外加的直流电压进行调节，是一种应用广泛的压控集成信号发生器。

8.3.1　集成函数发生器 8038 的电路结构及其功能

8038 为塑封双列直插式集成电路，其内部电路结构如图 8-3-1 所示。

在图 8-3-1 中，电压比较器 A 的门限电压 $U_A = \frac{2}{3}(U_{CC} + U_{EE})$，电压比较器 B 的门限电压 $U_B = \frac{1}{3}(U_{CC} + U_{EE})$，电流源 I_1 和 I_2 的大小可通过外接电阻调节，其中 I_2 必须大于 I_1。当触发器的输出端为低电平时，控制开关 S 使电流源 I_2 断开，电流源 I_1 向外接电容 C 充电，使电容两端电压随时间线性上升。当 u_C 上升到 $u_C = U_A$ 时，比较器 A 的输出电压发生跳变，使触发器输出端由低电平变为高电平，控制开关 S 使电流源 I_2 接通。由于 $I_2 > I_1$，因此

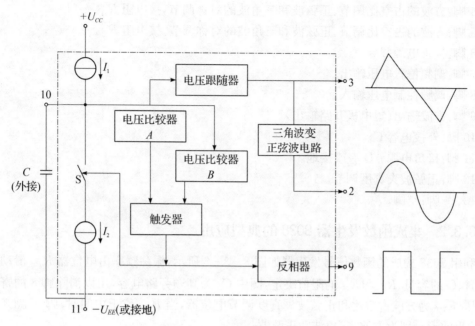

图 8-3-1　8038 内部电路结构

外接电容 C 放电, u_C 随时间线性下降。当 u_C 下降到 $u_C = U_B$ 时,比较器 B 输出发生跳变,使触发器输出端又由高电平变为低电平, I_2 再次断开, I_1 再次向 C 充电, u_C 又随时间线性上升。如此周而复始,产生振荡。

外接电容 C 交替地从一个电流源充电后向另一个电流源放电,若 $I_2 = 2I_1$, u_C 上升时间与下降时间相等,就会在电容 C 的两端产生三角波并输出到脚 3。该三角波经电压跟随器缓冲后,一路经正弦波变换器变成正弦波后由脚 2 输出,另一路通过比较器和触发器,并经过反相器缓冲,由脚 9 输出方波。当 $I_1 < I_2 < 2I_1$ 时, u_C 的上升时间与下降时间不相等,脚 3 输出锯齿波。

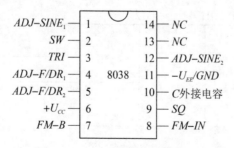

图 8-3-2　8038 外部引脚排列图

8038 能输出方波、三角波、正弦波和锯齿波四种不同的波形。图 8-3-2 为 8038 的外部引脚排列图。各引脚说明如下:

1 脚:正弦波失真度调节。

2 脚:正弦波输出。

3 脚:三角波输出。

4 脚:方波的占空比调节、正弦波和三角波的对称调节,接电阻 R_A。

5 脚:方波的占空比调节、正弦波和三角波的对称调节,接电阻 R_B。

6 脚:接正电源 U_{CC}。

7 脚:调频偏置电压输出。

8 脚:调频控制电压输入。

9 脚:方波输出(集电极开路输出)。

10 脚:外接电容 C。

11 脚:接负电源 $-U_{EE}$ 或接地。

12 脚:正弦波失真度调节。

13、14 脚:空脚。

8.3.2　集成函数发生器 8038 的典型应用

利用 8038 构成的函数信号发生器如图 8-3-3 所示,振荡频率由电位器 R_{P1} 滑动触头的位置、C 的容量、R_A 和 R_B 的阻值决定,图中 C_1 为高频旁路电容,用以消除脚 8 的寄生交流电压,R_{P2} 为方波占空比和正弦波失真度调节电位器,当 R_{P2} 位于中间时,脚 9、脚 3 和脚 2 的输出波形分别为方波、三角波和正弦波。

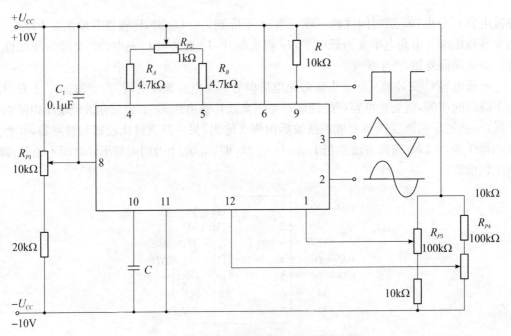

图 8-3-3　8038 构成的函数信号发生器

当 R_{P2} 在中间位置时,调节 R_{P1} 可以改变正电源 $+U_{CC}$ 与脚 8 之间的控制电压(即调频电压),振荡频率随之变化,因此该电路是一个频率可调的函数信号发生器。如果控制电压按一定规律变化,则可构成扫频式函数发生器。

习题

1. 用相位平衡条件判断图-题 8-1 所示电路是否能产生正弦波振荡,并说明理由。

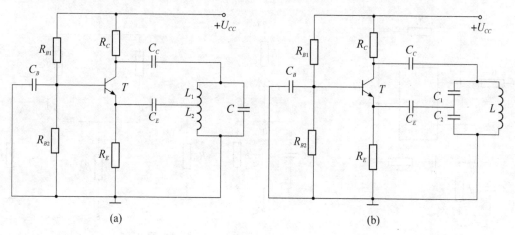

图-题 8-1

2. 变压器反馈式振荡电路如图-题 8-2 所示。已知电路总电感 $L=10\ \text{mH},C=0.01\ \mu\text{F}$。
   (1) 在图中变压器的二次绕组上标明同名端,使反馈信号的相移满足电路振荡的相位条件。
   (2) 试估算电路的振荡频率 f_0。

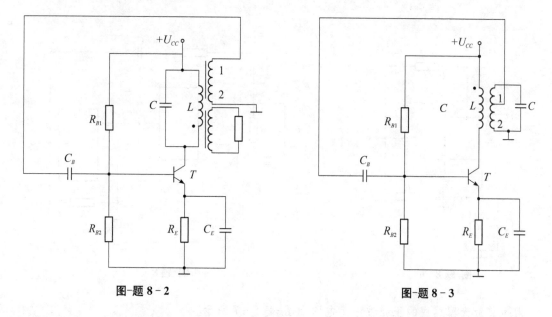

图-题 8-2   图-题 8-3

3. 电路如图-题 8-3 所示,请标明变压器的同名端,使反馈信号的相移满足电路振荡的相位条件。若已知电路总电感 $L=5\ \text{mH},C=0.50\ \text{F}$,求电路振荡频率 f_0。

4. RC 文氏桥式正弦波振荡电路如图-题 8-4 所示。

(1) 分析电路中的反馈支路和类型。

(2) 若 $R=10\,\text{k}\Omega$，$C=0.062\,\mu\text{F}$，求电路振荡频率。

(3) 电路的起振条件是什么？

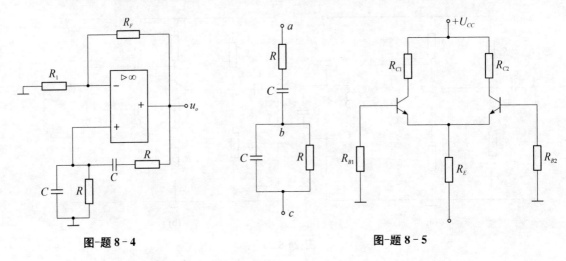

图-题 8-4   图-题 8-5

5. 试用图-题 8-5 所示的差分放大电路和 RC 选频网络组成文氏桥式正弦波振荡电路，并完成连接。要求满足 $f_0=200\,\text{Hz}$，电阻 R 应选多大？设 $C=0.033\,\mu\text{F}$。

6. 有一桥式 RC 振荡电路如图-题 8-6 所示。

(1) 电路满足什么条件才能起振？

(2) 导出电路振荡频率的表达式。在电阻 $R=16\,\text{k}\Omega$，电容 $C=0.01\,\mu\text{F}$ 时，求振荡频率 f_0。

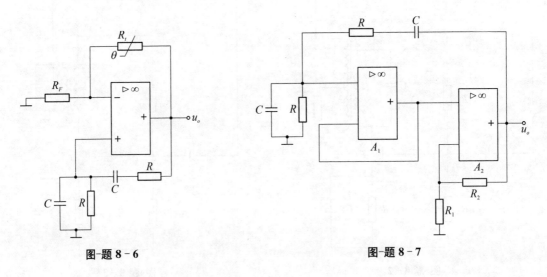

图-题 8-6   图-题 8-7

7. 由运算放大器构成的正弦波振荡电路如图-题 8-7 所示。

(1) 在图中标明运算放大器的同相、反相输入端。

(2) 电路起振和哪些参量有关？应如何选择？

（3）振荡频率和哪些参量有关？写出其表达式。

8. 三角波发生电路如图-题 8-8 所示。

（1）运算放大器 A_1、A_2，各组成何种功能电路？

（2）输出 u_o 为何值时切换运算放大器 A_1 的输出状态？定性画出 u_o、u_{o1} 的波形。导出电路振荡周期的表达式。若 $R=15\,\text{k}\Omega$，$C=0.033\,\mu\text{F}$，$R_1=12\,\text{k}\Omega$，$U_Z=6\,\text{V}$，运算放大器输出最大值，求 T 值。

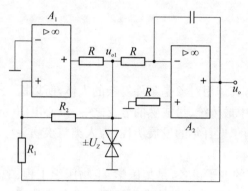

图-题 8-8

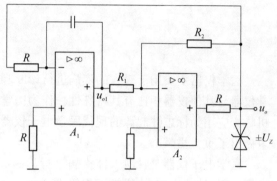

图-题 8-9

9. 波形发生电路如图-题 8-9 所示。

（1）电路为何种波形发生电路？

（2）定性画出 u_o、u_{o1} 的波形。

【微信扫码】
参考答案 & 相关资源

第九章

医学电子仪器基础

医学仪器主要用于对人的疾病进行诊断和治疗,其作用对象是条件复杂的人体,所以医学仪器与其他仪器相比有其特殊性。作为医学仪器中最传统、最成熟的分支之一,以心电图机临床应用为标志性起源的现代医学电子仪器,经历了近百年的发展历程,为人类与疾病斗争做出了重大贡献。

医学电子仪器是针对人体疾病进行诊断和治疗的电子设备,是集医学、生物医学工程、电子工程、计算机技术、机械工程等学科为一体,以电子和计算机技术为核心技术手段的应用型医疗设备。

9.1 生物信号知识简介

9.1.1 人体系统的特征

在医学仪器没有大量出现之前,医生主要凭经验通过手和五官来获取诊断信息。现在,医学仪器可以将人体的各种信息提供给医生观察和诊断。因此,以人体为应用对象的各种医学仪器是与人体系统特征密切相关的。

人体是一个复杂的自然系统,它由神经系统、运动系统、循环系统、呼吸系统等分系统组成,分系统间既相互独立,又保持有机的联系,共同维持生命。运用现代理论分析研究人体,可将人体系统分为器官自控制系统、神经控制系统、内分泌系统和免疫系统等。

1. 器官自控制系统

器官自控制系统具有不受神经系统和内分泌系统控制的机制。例如,舒张期心脏的容积越大,血流入量就越多,则心脏收缩期血搏出量亦越多,这是由心脏本身特性所决定的,不受神经或激素的影响。

2. 神经控制系统

在神经系统中,由神经脉冲以 $1 \sim 100 \text{ m/s}$ 的速度传递信息,是一种由神经进行快速反应的控制调节机制。以运动系统为例,从各级神经发出的控制信号到达被称为最终公共通路的传出路径,在运动神经元处叠加起来,最终表现为运动。

3. 内分系统

通过循环系统的路径将信息传到全身细胞进行控制,与神经快速反应的控制调节相比,内分泌系统的传导速度较慢。由内分泌腺分泌出来的各种激素,沿循环系统路径到达相应器官,极微量的激素就可使其功能亢进或抑制。

4. 免疫系统

免疫的作用是识别异物,并将这种非自体的异物加以抑杀和排除。对人体来说,人体内的非自体识别及其处理形式是最基本的控制机制,许多病态都可用免疫机制加以说明。

9.1.2　人体控制功能的特点

与我们所熟悉的工程控制相比,人体控制系统的控制功能具有以下特点:

(1) 负反馈机制。人体控制系统对任意的外界干扰是稳定的,对系统内参数变化的灵敏度也较低,原因是系统存在着负反馈机制。

(2) 双重支配性。生物体很少以一个变量的正负值来单独控制,往往是各自存在着促进器官和抑制器官的控制,并以两者的协调工作来支配一个系统,构成负反馈控制机制。

(3) 多重层次性。生物体内常见的控制功能是上一级环路对下一级负反馈环路进行高级控制,这种多重层次性控制,使人体系统控制功能有高可靠性。如心脏搏动节律的形成不仅有窦房结的控制作用,还有心房、心室协调同步的控制作用。

(4) 适应性。人体系统具有能根据外界的刺激改变控制系统本身控制特性的适应性。如人从明亮处刚进入暗处时什么都看不见,要过一会儿才能看见东西,这就是人体视觉系统控制功能的适应性表现。

(5) 非线性。人体系统控制功能表现为非线性的本质,虽然有时可以将非线性现象近似当作线性控制处理。

9.1.3　生物信号的基本特性

1. 不稳定性

生物体是一个与外界有密切联系的开放系统,有些节律由于适应性而受到调控。另外生物体的发育、老化及意识状况的变化都会使生物信号不稳定。长时间保持一定的意识状态而不影响神经系统的活动是困难的,所以,生物信号不存在静态的稳定性。因此,我们在检测和处理生物信号时,就有选择时机的问题。有时为了分析问题的方便,在一定的条件下,亦可将这种不稳定近似作为稳定来处理。

2. 非线性

因生物体内充满非线性现象,反映生物体机能的生物信号必然是非线性的。用非线性描述生物体显示出的生物特性才比较准确。但在检测和处理生物信号时,在一定的条件下仍可用线性理论和方法。

3. 概率性

生物体是一个极其复杂的多输入端系统,各种输入会随着在自然界中所能遇到的任何变化而变化,并会在生物体内相互影响。对于任意一个被测的确定现象来说,这些变化就会被看作噪声。生物噪声与生物机能有关,使生物信号表现出概率变化的特性。

9.1.4 生物信号的检测与处理

为了分析研究人体(生物体)的结构与机能,给诊断提供依据,现在可以用医学仪器来检测和处理生物信号。当然,由于医学仪器的不断发展更新,检测与处理生物信号的方法和手段也在不断更新。

1. 生物信号检测

生物信号检测,必须考虑到生物信号的特点,针对不同生理参量采用不同的方式。检测一些十分微弱的信息,必须用高灵敏度的传感器或电极;对一些变化极为缓慢的生物信号则要求检测系统有很好的频率响应特性。一般实际检测到的信息,只是生物体系统信息中的一部分,我们在根据这些信息分析生物体的机能状态时,就应注意观察检测以后生物体状态的变化。

2. 生物信号处理

现在能检测到的生物信号十分丰富,到了不用计算机就很难处理的地步。但计算机只能处理离散信息,计算机对模拟信息的处理,必须先将其采样并作模数转换。另外,对不同特性的生物信号的处理,还要用到一些数学方法,如对非线性的生物信号,可通过拉普拉斯变换的方法,将其按线性处理;又如欲将检测到的以时间域表示的生物信号转换到频率域上,就得采用傅里叶变换的方法。在生物信号的处理过程中,当需作信号波形分析时,又要用到模拟式频谱分析法(即滤波法)和数字式频谱分析法(即快速傅里叶变换法),等等。

总之,生物信号的检测与处理对医学仪器来说十分重要,任何一台医学仪器离开生物信号的检测与处理,该仪器就将失去其存在的价值。

9.2 医学电子仪器的结构和工作方式

9.2.1 医学电子仪器的基本构成

医学电子仪器从功能上来说主要有生理信号检测和治疗两大类,结构主要由信号采集信号预处理、信号处理、记录与显示、数据存储、数据传输、反馈/控制和刺激/激励等系统构成,检测系统一般还应包括信号校准部分,如图 9-2-1 所示,图中虚线表示的部分不是必需的。

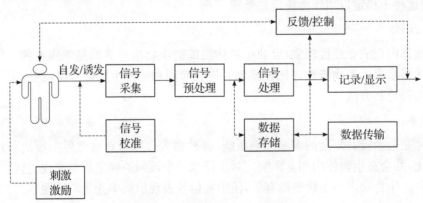

图 9-2-1 医学电子仪器结构框图

1. 生物信号采集系统

生物信号采集系统主要包括被测对象、传感器或电极，它是医学仪器的信号源。

在生物体中，将需用仪器测量的物理（化学）量、特性和状态等称为被测对象，如生物电、生物磁、压力、流量、位移（速度、加速度和力）、阻抗、温度（热辐射）、器官结构等。这些量有的可直接测得，有的需间接测得，但它们都需通过传感器或电极来检测。

传感器的作用是将反映人体机能状态信息的物理量或化学量转变为电（或电磁）信号；电极的作用是直接从生物（人）体上提取电信号。

传感器和电极的性能好坏直接影响到医学仪器的整机性能，应该十分重视。

一般来说，对于生物信号的拾取，传感器需要根据信号本身的特点来选择，与传感器配套的信号提取电路应根据传感器的类型和特点进行设计，一般这种电路是定型的，设计中主要注重参量的设置和调整元件的设置等；仪器的前置放大器在仪器的性能方面起着决定性作用，设计时要重点考虑与传感器电路信号的接口问题。主要有信号电压大小和接口电阻两个因素，这两个参数决定了前置放大器能从传感器中耦合多少功率信号。考虑到噪声影响，一般前置放大器增益都不高，以免噪声在被滤除之前被放大到使放大器饱和的电压水平，这是由生物信号的高噪声水平决定的。在中间放大阶段，主要放大信号的幅值，一般放大倍数较大，以达到后级处理（一般为 A/D）所需幅值，这时的放大器选用通用放大器即可，一般单级放大倍数不大于 100 倍。以上部分是医学电子仪器的模拟电路部分。模拟电路的性能在仪器结构体系中起着至关重要的作用。完成信号提取之后要进行 A/D 转换，转换的精度和速度是转换的关键参数，如果转换精度不高，则可直接选用片内带 A/D 转换器的微处理器以简化电路。转换后的信号为数字信号，使用微处理器进一步处理，微处理器还是仪器的控制核心。

2. 生物信号处理和控制系统

传感器给出的电信号往往不是所需的理想状态，因此需要对信号进行调整。信号调整电路的内容是极其丰富的各种电路的综合，其作用如下：

（1）将信号调整到符合 A/D 转换器工作所需要的数值。例如，传感器输出的信号幅度一般是毫伏数量级，而 A/D 转换器满量程输入电压是 2.5 V、5 V、10 V 等为了充分发挥A/D转换器的分辨率（即转换器输出的数字位数），就要把传感器输出的模拟信号放大到与 A/D 转换器满量程相应的电平值。

（2）滤除信号中不需要的成分。例如，传感器电桥电路的输出中含有不需要的共模分量；在恶劣电磁环境中远距离传输时传输线上除了有用的电信号外，还感应出电噪声；信号中含有不需要的高频噪声等。为了滤除它们，信号调理电路往往含有测量放大器、隔离放大器、滤波器等。

（3）把信号调理到便于进一步处理的需要。例如，传感器电桥输出/输入关系具有非线性性质，电桥输出线性化调整可使系统反馈控制大为简化，"相加平均"电路可使淹没在噪声中的信号的信噪比大为改善。

（4）减轻对后续电路性能指标的过高要求。例如，对大动态范围信号的对数压缩，可以避免对 A/D 转换器的分辨率提出不切实际的要求。

信号处理部分是系统的核心部分，一般通过 A/D 转换将放大后的模拟信号转换为数字信号送入计算机或微处理器进行处理,完成包括信号的运算、分析、诊断、存储等。之所以说信号处理系统是医学仪器的核心,是因为仪器性能的优劣、精度的高低、功能的多少主要取决于它。可以说医学仪器自动化、智能化的发展取决于信息处理系统技术进步的程度。

这部分是仪器的控制核心,各种控制按键、显示、打印等功能都要通过控制核心完成。随着技术的发展和自动诊断功能的加强以及显示内容的丰富和逼真,对控制器功能的要求不断提高,现在通用的控制器是 32 位。

3. 生物信号的记录与显示系统

生物信号的记录与显示系统的作用是将处理后的生物信号变为可供人们直接观察的形式。医学仪器对记录与显示系统的要求是记录显示的效果明显、清晰,便于观察和分析。正确反映输入信号的变化情况,故障少,寿命长,与其他部分有较好的匹配连接。

（1）存储记录器

现在的存储芯片主要是闪存,存储设备是以闪存为核心存储器的 TF 卡盘等。闪存又称 Flash 存储器,是一种可在线进行电擦写、掉电后信息不丢失的存储器,具有低功耗、大容量、擦写速度快,可整片或分扇区在线编程或擦除等特点。并且可由内部嵌入的算法完成对芯片的操作,因而在各种嵌入式系统中得到了广泛的应用。Flash 存储器还具有体积小抗震性强等优点,是嵌入式系统首选存储设备。一般 Fash 存储器和闪存控制器一同工作。闪存控制器的作用一般有两个,一是完成闪存与计算机的通信,二是完成对闪存的控制,优化闪存利用率,完成写平衡。大量的数据经存储装置保留后,既方便诊断和研究,又可重复使用。

（2）数字式显示器

数字式显示器是一种将信号以数字的形式显示以供观察的器件。医学电子仪器中常用的显示器有发光二极管(LED)、LCD 显示屏、OLED 显示屏。其中 LCD 显示屏根据工艺可以分为TN 类液晶显示器、STN 类液晶显示器、TFT 类液晶显示器。根据显示内容可以分为笔段式和图形点阵式,其中图形点阵式显示内容丰富,是现在使用最多的显示器。图形点阵式液晶模块都集成有控制器,完成数据到显示点的转换,液晶模块和微处理器之间只有显示命令和数据的传输。微处理器与图形点阵式液晶模块之间的接口方式有并行接口和串行接口。

4. 电源管理系统

电源系统给整个仪器提供电源。如果电源不稳定,有可能在处理信息时发生错误;如果电源不被管理,则系统有可能损坏。保证电源稳定供电,设计一个稳定的电源管理系统是系统正常工作的保证。设计中首先要提供所需要的电压类型,MPU 以及外围部件(主要包括Flash、SDRAM、LCD、触摸屏等)都需要供电。LCD 供电电路比较复杂,需要专用的驱动芯片为其供电。现在常用的电压有单片机的 3.3 V 和数字电路的 5 V,以及有些运算放大器需要负电压。其次保证电源功率足够,对于每条支路都要保证电源芯片功率是足够的。对于交流系统来说,节省能源不是主要任务,但对于便携式仪器,减小仪器功耗是一个主要任务。

5. 辅助系统

辅助系统的配置、复杂程度及结构均随医学仪器的用途和性能而变化。对仪器的功能精度和自动化程度要求越高,辅助系统应越齐备。辅助系统一般包括控制和反馈、数据存储和传输、标准信号产生和外加能量源等部分。

在医学仪器里控制和反馈的应用分为开环和闭环两种调节控制系统。手动控制、时间程序控制均属开环控制;通过反馈回路对控制对象进行调节的自动控制系统为闭环控制系统。反馈控制在测量和治疗类设备中都得到了充分的利用。例如,利用测量到的脑电等生理参数去激励刺激信号,再将刺激信号反馈到人体,进行睡眠等治疗的反馈治疗仪;按需式心脏起搏器,根据检测到的心电 R 波是否存在决定是否产生刺激脉冲作用到心脏,是一种典型的同时具备测量和治疗功能的闭环反馈控制系统。

　　为了远距离也能调用存储记录器中的数据,还需要有数据传输设备,这可以设专用线路,也可利用其他传输线路兼顾。无线传输和网络传输技术在医学电子仪器中得到了广泛的使用。医学仪器都备有标准信号源(校准信号),以便适时校正仪器的自身特性,确保检测结果准确无误。外加能量源是指仪器向人体施加的能量(如 X 射线、超声波等),用其对生物做信息检测,而不是靠活组织自身的能量。在治疗类仪器中都备有外加能量源。

9.2.2　医学仪器的工作方式

　　医学仪器的工作方式是指因其检测和处理生物信号方法的不同而采用的直接的和间接的、实时的和延时的、间断的和连续的、模拟的和数字的各种工作方式。

　　仪器的直接和间接工作方式,其区别在于:直接工作方式是指仪器的检测对象容易接触或有可靠的探测方法,其传感器或电极能用检测对象本身的能量产生输出信号;而间接工作方式是指仪器的传感器或电极与被测对象不能或无法直接接触,需通过测量其他关系量间接获取欲测对象的量值。

　　仪器的实时和延时工作方式,是指在假设人体被测参数基本稳定不变的情况下,若能在一个极短的时间内输出、显示检测信号,则为实时的工作方式;若需经过一段时间才能输出所检测的信号,则为延时工作方式。

　　另外,由于人体系统内,有些生理参数变化缓慢,有些生理参数变化迅速,这就要求医学仪器选择与之变化相适应的工作方式,即检测变化缓慢的信息时采用间断的工作方式,而检测变化迅速的信息时采用连续的工作方式。

　　由此可见,若测量体温的变化时,可以采用直接的、实时的、间断的工作方式,而检测心电、脑电、肌电时,则需用直接的、实时的、连续的工作方式才能测出完整的波形图。

　　由于计算机在处理生物信号方面有突出的优点,使得医学仪器检测与处理生物信号的方式从模拟发展为模拟和数字两种。目前,传感器和电极均属模拟的工作方式,将模拟量进行 A/D 转换后再由计算机进行信息处理,然后再经 D/A 转换,输出所测信号,这样的仪器是数字的工作方式。数字的工作方式具有精度高、重复性好、稳定可靠、抗干扰能力强等特点。当然,模拟的工作方式因不需要进行两次变换而显得简单、方便。

9.3　医学仪器的特性与分类

9.3.1　医学仪器的主要技术特性

1. 准确度(accuracy)

准确度是衡量仪器测量系统误差的一个尺度。仪器的准确度越高,说明它的测量值与

理论值(或实际值、固有值)间的偏离越小。准确度可理解为测量值与理论值之间的接近程度,所以,准确度定义为

$$准确度 = \frac{理论值 - 测量值}{理论值} \times 100\% \qquad (9-3-1)$$

准确度可用读数的百分数或满度的百分数表示,它通常在被测参数的额定范围内变化。影响准确度的系统总误差一般是指元件的误差、指示或记录系统的机械误差、系统频响欠佳引起的误差、因非线性转换引起的误差、来自被测对象和测试方法的误差等。减小这些误差即减小系统总误差,可以提高准确度。在理想情况下,测量值等于理论值,则准确度最高为零,这是任何仪器都难以做到的。所以,不存在准确度为零的仪器。准确度有时也称为精度。

2. 精密度(precision)

精密度是指仪器对测量结果区分程度的一种度量。用它可以表示出在相同条件下用同一种方法多次测量所得数值的重复性或离散程度。它不同于准确度,精密度高的仪器其准确度未必高。若两台仪器在相同条件下使用,就容易比较出准确度与精密度的不同。有些场合,将精密度和准确度合称为精确度(精密准确度),作为一个特性来考虑时,其含义不变,仍包括上述两个方面。

3. 输入阻抗(input impedance)

医学仪器的输入阻抗与被测对象的阻抗特性、所用电极或传感器的类型及生物体接触界面有关。通常称外加输入变量(如电压、力、压强等)与相应因变量(如电流、速度、流量等)之比为仪器的输入阻抗。

若仪器使用传感器作非电参数测量,对于一个压力传感器而言,其输入阻抗 Z 为被测量的输入变量 X 和另一固有变量的比值,即

$$Z = \frac{X_1}{X_2} \qquad (9-3-2)$$

其功率 P 为

$$P = X_1 \cdot X_2 = \frac{X_1^2}{Z} = Z \cdot X_2^2 \qquad (9-3-3)$$

由于生物体能提供的能量有限,即为了减少功率 P,应尽可能地提高输入阻抗 Z,从而使被测参数不发生畸变。

应用体表电极的仪器,要考虑到体电阻、电极—皮肤接触电阻、皮肤分泌液电阻、皮肤分泌液和角质层下低阻组织的电容、引线电阻、放大器保护电阻以及电极极化电位等的影响。

一般信号输入回路的阻抗主要取决于电极—皮肤接触电阻。接触电阻因人而异,与汗腺的分泌情况及皮肤的清洁程度等有关,一般在 $2 \sim 120$ kΩ 之间。引线和保护电阻一般为 $10 \sim 30$ kΩ 之间。在低频情况下,忽略电容的影响,则体表电极等效电阻可达 $10 \sim 150$ kΩ。因此,生物电放大器的输入电阻应比它大 100 倍以上才能满足要求,一般为 1 MΩ、5.1 MΩ或 10 MΩ。若用微电极测量细胞内电位,微电极阻抗高达数十兆欧至 200 MΩ,因此要求微

电极放大器的输入阻抗应在 10^9 Ω 以上才能满足要求。

4. 灵敏度(sensitivity)

仪器的灵敏度是指输出变化量与引起它变化的输入变化量之比。当输入为单位输入量时,输出量的大小即灵敏度的量值。所以,灵敏度与被测参数的绝对水平无关,当输出变化一定时,灵敏度愈高的仪器对微弱输入信号反应的能力愈强。考虑到医学仪器的记录特点,灵敏度的计量单位分别为:生物电位用 μV(或 mV、V)/cm;压力用 mmHg * /刻度;心率计数用每分钟心搏数/刻度;心率间隔用 μS(或 mS、S)/cm。

仪器的输出跟随输入变化的程度,即输出响应的波形与输入信号相同,而幅度随输入量同样倍数变化时称为线性。在线性系统(仪器)中,灵敏度对所有输入的绝对电平都是相同的,并可以应用叠加原理。

实际的医学仪器不可能是一个理想的线性系统,有时为了满足一定的需要常引入非线性环节,在具体仪器中经常会遇到这种情况。

5. 频率响应(frequency response)

频率响应是指仪器保持线性输出时允许其输入频率变化的范围,它是衡量系统增益随频率变化的一个尺度。放大生物电信号时,总希望仪器能对信号中的一切频率成分快速均匀放大,而实际上做不到。仪器的频率响应受放大器和记录器频率响应的限制,一般要求在通频带内应有平坦的响应。

6. 信噪比(signal to noise ratio)

除被测信号之外的任何干扰都可称为噪声。这些噪声有来自仪器外部的,也有电路本身所固有的。外部噪声主要来自电磁场的干扰。内部噪声主要来自电子器件的热噪声、散粒噪声和 $1/f$ 噪声。

仪器中的噪声和信号是相对存在的。在具体讨论放大电路放大微弱信号的能力时,常用信噪比来描述在弱信号工作时的情况。信噪比定义为信号功率 P_S 与噪声功率 P_N 之比,即

$$\frac{S}{N} = \frac{P_S}{P_N} \qquad (9-3-4)$$

检测生物信号的仪器,要求有较高的信噪比。为了便于对信噪比作定量比较,常以输入端短路时的内部噪声电压作为衡量信噪比的指标,即

$$U_{Ni} = \frac{U_{No}}{A_U} \qquad (9-3-5)$$

式中,U_{Ni} 为输入端短路时的内部噪声电压;U_{No} 为输出端噪声电压;A_U 为电压增益。常用对数形式来表示

$$U_{Ni} = 20\lg\frac{U_{No}}{A_U}(\text{dB}) \qquad (9-3-6)$$

由于放大器不仅放大信号源带来的噪声,也放大自身的固有噪声,这样输出端的信噪比就会小于输入端的信噪比。

7. 零点漂移(zero drift)

仪器的输入量在恒定不变(或无输入信号)时,输出量偏离原来起始值而上下漂动、缓慢变化的现象称为零点漂移。这是由环境温度及湿度的变化、滞后现象、振动、冲击和不希望的对外力的敏感性、制造上的误差等原因造成的,其中温度影响尤为突出。

8. 共模抑制比(common mode rejection ratio,CMRR)

共模抑制比是衡量诸如心电、脑电、肌电等生物电放大器对共模干扰抑制能力的一个重要指标,因此,定义衡量放大差模信号和抑制共模信号的能力为共模抑制比,用下式表示

$$CMRR = \frac{A_d}{A_c} \tag{9-3-7}$$

式中,A_d 为差模增益,A_c 为共模增益。

共模抑制比主要由电路的对称程度决定,也是克服温度漂移的重要因素。在医学仪器中,我们经常将共模抑制比分为两部分考虑,即输入回路的共模抑制比和差分放大电路的共模抑制比。各种提高共模抑制比的方法,将在医学仪器的相关课程根据具体仪器作详细介绍。

医学仪器的主要技术特性有以上八项。还有一些特性,对某些仪器是重要的,如时间常数、阻尼等,这些也在医学仪器的相关课程结合具体仪器再作讨论。

另外,若将医学仪器视为一个连续的线性系统,而传输的信号又是时间的函数,则可用微分方程来描述其输入和输出间的关系,即用传递函数来表示。这样,又可将医学仪器依其传递函数的形式是零阶、一阶、二阶的,来定性为零阶仪器、一阶仪器、二阶仪器。我们将来在遇到这种情况时,知道是在讨论医学仪器的动态特性就可以了。

9.3.2 医学仪器的特殊性

用医学仪器作生物检测一般分为标本化验检查和活体检测两大类。生物系统不同于物理系统,在检测过程中,它不能停止运转,也不能拆去某些部分。因此,人体检测的特殊性和生物信号的特殊性构成了医学仪器的特殊性。

1. 噪声特性

从人体拾取的生物信号不仅幅度微小,而且频率也低。因此,对各种噪声及漂移特性的限制和要求就十分严格。常见的交流感应噪声和电磁感应噪声危害较大,必须采取各种抑制措施,使噪声影响减至最小。一般来说,限制噪声比放大信号更有意义。

2. 个体差异与系统性

人体个体差异相当大,用医学仪器作检测时,应从适应人体的差异性出发,对检测数据随时间变化的情况,要有相应的记录手段。

人体又是一个复杂的系统,测定人体某部分的机能状态时,必须考虑与之相关因素的影响。要选择适当的检测方法,消除相互影响,保持人体的系统性相对稳定。

3. 生理机能的自然性

在检测时,应防止仪器(探头)因接触而造成被测对象生理机能的变化,因为只有保证人体机能处于自然状态下,所测得的信息才是可靠的、准确的。当把传感器置于血管内测量血

流信息时,若传感器体积较大,会使血管中流阻变大,这样测得的血流信号就不准确、不可靠。同样,若作长时间的测量,就必须充分考虑生物体的节律、内环境稳定性、适应性和新陈代谢过程的影响;若在麻醉状态下测量,还需要注意麻醉的深浅度对生理机能的影响。

为了防止人体机能的人为改变,可对人体作无损测量。一般是进行体表的间接测量或从体外输入载波信号,从体内对信号进行调制来取得信息。所以无损测量可以较好地保持人体生理机能的自然性。

4. 接触界面的多样性

为了能测得人体的生物信号,必须使传感器(或电极)与被测对象间有一个合适的、接触良好的接触界面。但是,往往因传感器的实际尺寸较大、被测对象的部位太小而不能形成合适的界面;或者因人体出汗而引起皮肤与导引电极之间的接触不良。接触不良、接触面积不好等构成接触界面的多样性对检测非常不利,于是人们想出各种办法来保证仪器与人体有一个合适稳定的接触界面。

5. 操作与安全性

在医学仪器的临床应用中,操作者为医生或医辅人员,因此要求医学仪器的操作必须简单、方便、适用和可靠。

另外,医学仪器的检测对象是人体,应确保电气安全、辐射安全、热安全和机械安全,使得操作者和受检者均处于绝对安全的条件下。有时因误操作而危害检测对象也是不允许的,所以安全性与操作有内在关系。

9.3.3　典型医学参数

医学仪器主要用于检测各种医学参数,在使用和维修医学仪器时,很有必要了解一些典型的医学和生理学参数,如表 9-3-1 所示。

表 9-3-1　典型医学和生理学参数

典型参数	幅度范围	频率范围	使用传感器(电极)类型
心电(ECG)	0.01~5 mV	0.05~100 Hz	表面电极
脑电(EEG)	2~200 uV	0.1~100 Hz	帽状、表面或针状电极
肌电(EMG)	0.02~5 mV	5~2 000 Hz	表面电极
胃电(EGG)	0.01~1 mV	DC~1 Hz	表面电极
心音(PCG)	1~300 mL/s	0.052 000 Hz	心音传感器
血流(主动脉)	4~25 L/min	DC~20 Hz	电磁超声血流计
输出量	15~500	DC~20 Hz	染料稀释法
心阻抗	0.01~5 mV	DC~60 Hz	表面电极、针电极
体温	32~40 ℃	DC~01 Hz	温度传感器

9.3.4 医学仪器的分类

医学仪器发展非常迅速,各种新的医学仪器不断出现。因此,对医学仪器的分类比较复杂,目前还难以统一,存在着从不同角度对医学仪器进行分类的问题。

一、基本分类方法

根据检测的生理参数来对医学仪器分类,其优点是能够对任一参数的各种测试方法进行比较;根据转换原理的不同进行分类,有利于对各种传感器(电极)进行比较,推广应用;根据生理系统中的应用来分类、根据临床的专业分类及根据用途分类,各有方便之处。

根据仪器在医学、医疗中的用途进行分类,简单明了,对医务人员和仪器管理人员均比较方便。

二、医学仪器按用途分类

医学仪器按用途可分为两大类:诊断用仪器和理疗用仪器。

1. 诊断用仪器

(1) 生物电诊断与监护仪器。如心电图机、脑电图机、肌电图机等。

(2) 生理功能诊断与监护仪器。如血压计、血流图仪、呼吸机,以及检测脉搏、听力、肺功能参数的仪器等。

(3) 人体组织成分的电子分析检验仪器。如血球计数器、生化分析仪、血液气体分析仪等。

(4) 人体组织结构形态的影像诊断仪器。如超声仪器、X 射线计算机层析(断层)摄影、核磁共振计算机断层摄影(NMR-CT)及电子内窥镜等。

2. 理疗用仪器

(1) 电疗机。包括静电治疗机,低、中、高频治疗机。

(2) 光疗机。包括红外线治疗机、紫外线治疗机、激光治疗机等。

(3) 磁疗机。包括旋磁治疗机、中频交变治疗机等。

(4) 超声波治疗机。包括超声雾化吸入器、超声波治疗机等。

这里介绍的生物电和生理功能的诊断与监护仪器,通常称为医用电子仪器。

9.4 生理系统的建模与仪器设计

生理系统建模是对系统整体各个层次的行为、参数及其关系建立数学模型的工作,最终希望用数学的形式表达出来。建模的目的是更好地了解生物系统的行为及规律,为生物控制奠定基础。生理系统建模与仿真可以将生物系统简化为数学模型并对此模型进行计算机分析,从而代替实际的复杂、长期、昂贵乃至无法实现的实验,大大提高研究效率和定量性,并可人为施加控制条件以影响生物系统运行过程。因此,所建生理系统模型不仅为研制医学仪器提供理论基础,还可用于人体疾病诊断、预报、相关参数的自适应控制等,并且为生物学、生理学、仿生学等学科的研究提供了一种新的研究手段和方法。

建模是医学仪器设计的第一步,也是最为关键的一步,它是我们对所关注的生命对象进行科学定量描述(常采用一定形式化的数学语言)的产物。但由于生命系统是一个复杂系统,所以模型反映的仅是我们认识过程中通过适当的简化、抽象和近似所获得的一个较为理想化的人为系统,因此需要不断改进和完善。尽管如此,它毕竟在满足医学临床与研究的前提下,为医学仪器设计提供了可参照的理论依据。

9.4.1　系统模型与建模关系

由一个实际系统构造一个模型的任务,一般包括两方面的内容:第一是建立模型结构,第二是提供数据。

在建立模型结构时,要确定系统的边界,还要鉴别系统的实体、属性和活动。而提供数据则要求能够使包含在活动中的各个属性之间有确定的关系。在选择模型结构时,要满足两个前提条件:一是要细化模型研究的目的,二是要了解有关特定的建模目标与系统结构性质之间的关系。

一般来说,系统模型的结构具有以下一些性质:

(1) 相似性。模型与所研究系统在属性上具有相似的特性和变化规律。这就是说,真实系统的"原型"与"替身"之间具有相似的物理属性或数学描述。

(2) 简单性。从实用的观点来看,由于在模型的建立过程中忽略了一些次要因素和某些非可测变量的影响,因此实际的模型已是一个被简化了的近似模型。一般而言,在实用的前提下,模型越简单越好。

(3) 多面性。对于由许多实体组成的系统来说,其不同的研究目的决定了所要收集的与系统有关的信息是不同的,因此用来表示系统的模型并不是唯一的。由于不同的分析者所关心的是系统的不同方面,或者由于同一分析者要了解系统的各种变化关系,因此对同一个系统可以产生相应于不同层次的多种模型。

在建模关系中,建模者最关注的是模型的有效性,它反映了建模关系正确与否,即模型如何充分地表示实际系统。模型的有效性可用实际系统数据和模型产生的数据之间的符合程度来度量,可用等式象征性地描述,即"实际系统数据=模型产生的数据"。

模型的有效性用符合程度来度量,它可分为以下三个不同级别的模型有效:

(1) 复制有效(replicative valid)。建模者把实际系统看作一个黑箱,仅在输入输出行为水平上认识系统。这样,只要模型产生的输入输出数据与从实际系统所得到的输入输出数据是相匹配的,就认为模型是复制有效。实际上,这类有效的建模只能描述实际系统过去的行为或试验,不能说明实际系统将来的行为,这是低水平的有效。

(2) 预测有效(predictively valid)。建模者对实际系统的内部运行情况了解清楚,也就是掌握了实际系统的内部状态及其总体结构,可预测实际系统的将来的状态和行为变化,但对实际系统内部的分解结构尚不明了。在实际系统取得数据之前,能够由模型看出相应的数据,这就认为模型是预测有效。

(3) 结构有效(structurally valid)。建模者不但搞清了实际系统内部之间的工作关系,且了解了实际系统的内部分解结构,可把实际系统描述为由许多子系统相互连接起来而构成的一个整体。结构有效是模型有效的最高级别,它不但能重复被观察的实际系统的行为,且能反映实际系统产生这个行为的操作过程。

9.4.2 建立生理系统模型的基本方法

建模,即要建立一个在某一特定方面与真实系统具有相似性的系统。真实系统称为原型,而这种相似性的系统就称为该原型系统的模型。对于生理系统,原型一般为真实的活体系统,而模型则为与这些活体系统在某些方面相似的系统。广义而言,生理系统的模型不仅仅包括人造的物理或数学的模型,也应包括动物模型。但我们在这里所讨论的模型概念仅限于狭义的人造模型。根据一般的分类方法,可把模型分为三类,即物理模型、数学模型和描述模型,如图 9-4-1 所示。

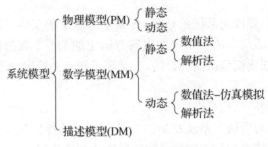

图 9-4-1 系统模型的分类

随着电子技术的发展,建立模型的方法已由最初的静态发展为动态,由形态相似的实体模型发展为性质和功能相似的电路模型,由用简单数学公式描述的模型发展为用计算机程序语言描述的复杂运算模型。然而,尽管模型的概念是建立在与其原型具有某种相似性的基础之上的,但是,相似并不是等同。尤其是对生理系统的模型而言,到目前为止,还无法构造一个与其原型完全一样的模型。当然,那也不是建立模型的目标。

一个模型的建立往往蕴含着三层意思:① 理想化;② 抽象化;③ 简单化。

这三点精辟地指出了建模与仿真方法的特色。从某种意义上说,在建立模型时并不苛求与其原型的等同性;相反,往往依所研究的目的将实际条件理想化,将具体事物抽象化,同时还常常对一个复杂的系统进行一系列的简化以适应解决问题的需要。例如,对循环系统的研究,实际的血液循环网是个大的闭合回路,同时又与全身各个器官和系统相耦合和作用,但根据建模的目的,可以有形形色色的模型。例如,当研究心肌的力学特性时,可建立心肌的力学模型,而忽略其他因素的作用;而当研究血管的输运作用时,则可将心脏简化为一个泵。

正是由于在建立模型过程中所采用的理想化、抽象化、简化等手段,一般而言,模型是难以全面地反映其所描述的客观事物的,而仅仅能在有限的角度反映事物的某些特征。鉴于这一基本事实,把通过模型的方法对事物的表述称为模型空间。同时,由于模型是基于某一真实系统而构造的,因此,在模型空间所得出的问题的解就与真实空间同一问题的解有必然的联系,如图 9-4-2 所示。

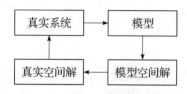

图 9 - 4 - 2　生理系统建模的基本方法

9.4.3　构建生理模型的常用方法与实例

构建生理模型的方法很多,在此结合现代医学仪器设计,主要阐述最常用的三种方法,即理论分析法、类比分析法和数据分析法,并以医学仪器设计的相关实例加以说明。

一、理论分析法建模

理论分析是构建生理模型中广泛使用的方法。理论分析是指应用自然科学中已被证明的正确的理论、原理和定律,对被研究系统的有关要素进行分析、演绎、归纳,从而建立系统的数学模型。

【建模案例:无创血氧饱和度检测】

人体血液中的氧含量是生命体征的重要参数之一,在手术麻醉过程中尤为重要。因此血氧饱和度(SpO_2)作为常规监测指标之所以重要并被广泛采用,是由于它能连续、无创、实时提供病人体内氧合状况。

血氧饱和度用以表示血液中血氧的浓度,它是被氧结合的氧合血红蛋白(oxygenated hemoglobin,HbO_2)的容量占全部血红蛋白(hemoglobin,Hb)的容量的百分比,即

$$SpO_2 = \frac{HbO_2}{Hb} = \frac{HbO_2}{HbO_2 + HbR} \times 100\% \qquad (9-4-1)$$

式中,HbR 称为脱氧的或还原的血红蛋白(reduced or deoxygenated hemoglobin,HbR)。Hb 由 HbO_2 与 HbR 两部分组成。

对血氧饱和度的测量分有创和无创两种。有创测量是对血液抽样后进行血气分析,无创测量则是利用分光光度测定原理。由于血液中不同成分对同一种光线的吸收率各不相同,通过测量穿过血液中不同光线的衰减程度,可换算出血液中不同成分的含量。这就是无创血氧饱和度的测量原理,下面遵循图 9 - 4 - 2 所示的步骤来进行模型构建。

1. **实验观察**

要想测量血液中多种物质的含量,所使用的光线波长种类数必须至少等于物质的种类数。由于血氧饱和度主要由血液中氧合血红蛋白和还原血红蛋白的含量决定,使用两种光线便可以测量血氧饱和度。当我们用光垂直照射透过人体手指末端时,若在另一端用光电管接收(光电管输出的电流与光强成正比),则发现光的强度明显减弱,用滤波器滤波后的电流可分为直流(DC)和交流(AC)两部分。在光穿过手指透射后,观察发现血液中氧合血红蛋白(HbO_2)与还原血红蛋白(HbR)对特定不同波长光的吸收率相差很大,如图 9 - 4 - 3 所示。

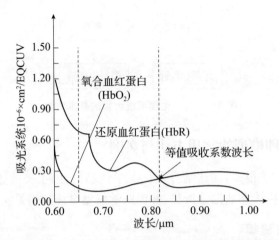

图 9-4-3 血红蛋白对红光和近红外光的吸光系数曲线

进一步观察发现,交流成分的波峰与波谷对应的是心血管系统的收缩与舒张,因此它对应的是动脉血液中脉动的部分。这是一个与时间相关的量,而其余部分与时间无关,即出现光容积脉搏波,如图 9-4-4 所示,图中假定组织的脉动仅仅是由动脉血液而引起,其结果导致光程的改变,使输出光强信号被调制而改变。

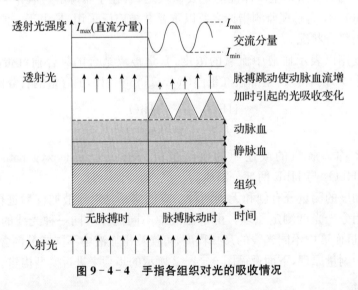

图 9-4-4 手指各组织对光的吸收情况

脉搏血氧测定法假设组织模型由两部分组成:无血组织(皮肤、骨骼、静脉血、其他组织等)表现为固定的光吸收,为图中的直流成分;而动脉血管(由氧合血红蛋白和还原血红蛋白组成的动脉血液)则为脉动变化的光吸收,即图中的交流变化的信号。因此,采用光学的方法就能够实现对血氧饱和度的无创检测。

2. 分析

根据比尔(Beer-Lambert)定律,波长为 λ 的单色光在吸收物质媒体中传播距离 d 后,其光强为

$$I(\lambda)=I_0(\lambda)\exp(-\varepsilon Cd)$$

或

$$D=\ln[I_0(\lambda)]=\varepsilon Cd \qquad (9-4-2)$$

式中，I_0 和 I 分别为入射光和透射光的强度；C 为光所穿过的物质浓度；d 为所穿过的路径；ε 为吸收系数，是常数，与吸光物质的种类有关，同时还与入射光的波长有关；D 为吸光度(absorbance)，反映光通过吸收物质时被吸收的程度。显然，只要测出入射光强 I_0 和透射光强 I 就能方便地得出物质浓度 C。

若物质中存在两种或两种以上的成分，要确定其成分含量及浓度，就要采用双波长或多波长的比尔定律。为简单起见，只考虑两种成分的情况，即将波长的比尔定律写成

$$\left.\begin{array}{l}\ln[I_0(\lambda_1)]=D_1=\varepsilon_{11}C_1d+\varepsilon_{12}C_2d\\ \ln[I_0(\lambda_2)]=D_2=\varepsilon_{21}C_1d+\varepsilon_{22}C_2d\end{array}\right\} \qquad (9-4-3)$$

式中，D_1、D_2 分别为波长为 λ_1、λ_2 的光通过物质时测得的吸光度；C 为物质 $j(j=1,2)$ 的浓度；ε_{ij} 为物质 j 对于 λ_i 的吸收系数。从式(9-4-3)联立方程解出 C_1 和 C_2，这样动脉血液中的血氧饱和度可由下式得出

$$\mathrm{SpO_2}=\frac{C_1}{C_1+C_2}=\frac{\varepsilon_{22}\dfrac{D_1}{D_2}-\varepsilon_{12}}{(\varepsilon_{22}-\varepsilon_{21})\dfrac{D_1}{D_2}+(\varepsilon_{11}-\varepsilon_{12})} \qquad (9-4-4)$$

从上式可以看出，对 λ_1 和 λ_2 两者的合理选取至关重要，为此首先必须知道所测物质中所含成分的吸光系数随波长的变化。

为提高检测灵敏度，一般应选用吸光系数差异较大的两个波长光。由于在红光谱区(600～700 nm)，HbO_2 与 HbR 的吸收差别很大，因而血的光吸收程度极大地依赖于血氧饱和度的大小。而在近红外光谱区(800～1 000 nm)，则其吸收差别较小，因此不同血氧饱和度的血液光吸收程度主要与两种血红蛋白含量的比例有关。从氧合血红蛋白 HbO_2 与还原血红蛋白 HbR 对红光与红外光的吸光系数曲线(图9-4-3)分析，可选定两光波长，即红光波长为 $\lambda_1=650$ nm 和红外光波长为 $\lambda_2=805$ nm。因此只要测定两路透射光强以及由于脉搏搏动而引起的透射光强变化量，并根据相关吸光系数 ε_{ij}，代入式(9-4-4)就可以算出动脉血液的血氧饱和度。

脉搏波传感器接收的信号中包含着两种成分，分别以直流(DC)和交流(AC)的形式存在，可用电路的方法加以区分，以便获得动脉波动的血液信号和参考直流信号。当动脉搏动、血管舒张、动脉血的容积发生变化时，假设导致动脉血的光程由 d 增加了 Δd，而舒张期的吸收作为背景吸收保持不变光程 d，这时相应的透射光强由 $I(\lambda)$ 变化到 $I(\lambda)-\Delta I(\lambda)$，则式(9-4-2)可写成

$$\Delta D=\ln[I(\lambda)/I_0(\lambda)]-\ln[I(\lambda)-\Delta I(\lambda)/I_0(\lambda)]$$
$$=\ln[I(\lambda)/(I(\lambda)-\Delta I(\lambda))]=-\ln[1+\Delta I(\lambda)/I(\lambda)]=\varepsilon C\Delta d$$

$$(9-4-5)$$

考虑到透射光中交流成分占直流量的百分比为远小于 1 的数值,则

$$\Delta D = -\ln[1 - \Delta I(\lambda)/I(\lambda)] \approx \Delta I(\lambda)/I(\lambda) \approx AC(\lambda)/DC(\lambda) \quad (9-4-6)$$

参照式(9-4-3)推导过程,可知

$$SpO_2 = \frac{C_1}{C_1 + C_2} = \frac{\varepsilon_{22}\dfrac{\Delta D_1}{\Delta D_2}}{(\varepsilon_{22} - \varepsilon_{21})\dfrac{\Delta D_1}{\Delta D_2} + (\varepsilon_{11} - \varepsilon_{12})}$$

当波长 λ_2 选为氧合血红蛋白 HbO_2 和还原血红蛋白 HbR 吸光系数曲线交点(805 nm)附近时,即 $\varepsilon_{22} = \varepsilon_{21}$,并将其代入式(9-4-4),可求动脉血液中 HbO_2 浓度和全部 Hb 浓度的比值,即 SpO_2:

$$SpO_2 = \frac{\varepsilon_{22}\dfrac{\Delta D_1}{\Delta D_2} - \varepsilon_{12}}{\varepsilon_{11} - \varepsilon_{12}} = \frac{\varepsilon_{22}}{\varepsilon_{11} - \varepsilon_{12}} \times \frac{\Delta D_1}{\Delta D_2} - \frac{\varepsilon_{12}}{\varepsilon_{11} - \varepsilon_{12}} = A \times \frac{\Delta D_1}{\Delta D_2} - B$$

$$(9-4-7)$$

将式(9-4-6)代入式(9-4-7):

$$SpO_2 = A \times \frac{\Delta D_1}{\Delta D_2} - B = A \times \frac{AC(\lambda_1)/DC(\lambda_1)}{AC(\lambda_2)/DC(\lambda_2)} - B = A \times R - B$$

$$R = \frac{AC(\lambda_1)/DC(\lambda_1)}{AC(\lambda_2)/DC(\lambda_2)}$$

$$(9-4-8)$$

其中,A、B 是与动脉血液中 HbO_2 和 HbR 光吸收系数有关的常数,原则上可以由计算得到,但考虑到光源发光二极管的个体差别,一般根据实验测量来确定。为了增大检测灵敏度,要求 B 尽可能小,因此选 $A = 650$ nm,此时 ε_{11}、ε_{12} 的差值最大。

3. 仪器设计

根据上述理论分析所得到的数学模型式(9-4-4),可知仪器设计只要能够测定相关参量,运用式(9-4-4),就可以计算出动脉血液中的血氧饱和度。

设计中采用双波长二极管、光电检测器以及检测电路组成的电路,原理框图如图 9-4-5 所示。其工作原理如下:

由微处理器 MPU 产生对红光 650 nm 和红外光 805 nm 双波长 LED 的控制信号,控制信号由 D/A 转换器将数字信号转换为模拟信号。模拟信号由运算放大器放大和缓冲输出依次驱动红光和红外光双波长发光二极管。

光电传感器电路包括红光和红外光发射及接收电路、发光二极管 LED 驱动电路、电流电压(I/V)转换电路。交替发出的红光或红外光透过手指被光电二极管接收,经 I/V 电路转换为电压信号 V 输出到后继信号控制与处理电路。为提高信噪比,由单片机 MCU 通过数模转换端口 DAC_0 自动调节红光或红外发光二极管的发射光强,使对应的 PIN 光电二极管电流转换的电压信号 v 达到最大,而且不失真。由于动脉血的脉动作用,该电压信号 v 是

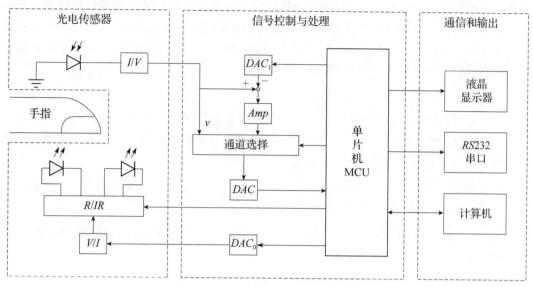

图 9 - 4 - 5　血氧饱和度检测原理图

由较大的直流分量 V 和较小的交流分量 ΔV 组成的。对于直流分量 V，单片机在数据处理时只需将 v 通过 ADC（数模转换）获取的数据取平均值即可；对于交流分量 ΔV，为保证精度由单片机将 v 与通过数模转换端口 DAC_1 送出的直流分量 V 相减，将得到的交流分量 ΔV 经适当放大再送入 ADC 转换，然后由单片机进行有效值计算。

通过测量直流、交流信号，就可获得透射光强以及由于脉搏搏动而引起的透射光强的变化量。按照定义，搏动吸光度之比为

$$R = \frac{(AC650)/(DC650)}{(AC805)/(DC805)} \tag{9-4-9}$$

模型中的有关系数，理论上可通过动脉血中的 HbO_2 和 HbR 对红光和红外光的吸光系数来计算，但考虑到光电传感器特性的离散性，一般要通过实验定标来确定。由血氧饱和度的定义和临床实验结果可得出血氧饱和度（SpO_2）和 R 成负相关的经验曲线，从而得到血氧饱和度值。

二、类比分析法建模

若两个不同的系统可以用同一形式的数学模型来描述，则这两个系统就可以互相类比。即是说，类比分析法是根据两个（或两类）系统某些属性或关系的相似，去推论两者的其他属性或者关系也可能相似的一种方法。类比方法在生理系统分析中应用很广。

【建模案例：无创连续血压测量】

血压是反映人体循环系统机能的重要参数。通常所说的血压都指动脉血压，即由心脏泵血活动造成的血液对单位面积血管壁的侧压力，它和心脏功能及外周血管的状况有密切联系，通常所说的血压是指动脉内壁的压强与大气压强之差。

无论是临床医学还是基础医学，实现血压的无创连续测量都是非常重要的。实验结果表明，当动脉血管随心脏周期性地收缩和舒张，血管内的血液容积随之发生变化，表明血管

内外两侧的压强差与血液的容积变化有密切关系,因此可利用血液容积变化来对血压进行无创连续测量。利用脉搏波速度测量血压是另一种无创连续测量方法,即脉搏波传导速度(pulse wave transit velocity,PWTV)或传导时间(pulse wave transit time,PWTT)和动脉血压值有关,也同血管容积和血管壁弹性量有关。

1. 血管中血流的流体动力学模型

因为血液是流体,可以应用流体力学理论来研究血液在血管中的流动机理。若假设血液为不可压缩的牛顿液体,且血管截面为圆形,则血液在血管中的流动过程可以用流体力学中的纳维一斯托克思方程来描述:

$$\rho \frac{\mathrm{d}v}{\mathrm{d}t} + v(\nabla \cdot v) = \nabla p + \mu \nabla^2 v + \rho g \qquad (9-4-10)$$

式中:ρ 为血液的重力密度;v 为血流速度;t 为时间;p 为血压;μ 为血液黏滞系数;g 为重力加速度。

2. 电学类比模型

经过一系列简化和推导后,可以得出以下结论:血管中的血压和血流的关系类似于电路中的电压和电流之间的关系,因此,可以用一个等效电路(见图9-4-6)来模拟血流在血管中的流动状态。

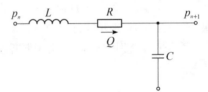

图 9‑4‑6 血管中血压和血流关系的等效电路

图中电阻表示等效流阻,电感表示等效流感,电容表示血管顺应性,电压表示血压,电流表示血流。相应的血流的电学方程式为

$$\left. \begin{array}{l} L \dfrac{\mathrm{d}i_{in}}{\mathrm{d}t} + R \cdot i_{in} = u_{in} - u_{out} \\[2mm] C \dfrac{\mathrm{d}u_{out}}{\mathrm{d}t} = i_{in} - i_{out} \end{array} \right\} \qquad (9-4-11)$$

有了这样一个模型,对于给定的血管和血液参数,就可计算当血压变化时的血流变化,或当血流变化时的血压变化,以及各参量的改变引起的变化,如血管硬化时的情况等。

3. 仪器设计

根据上述理论分析所得到的数学模型(9-4-11),可知仪器设计只要能够测定相关参量,运用式(9-4-11),就可以实现血压的无创连续测量。

本设计采用脉搏速度测量法实现无创连续血压测量。根据上述心血管模型,当血压增高时,将使动脉管变僵直,血管的顺应性减小,反映在电路模型中是电感量 L 和电容量 C 变小,由图9-4-6中 R、L、C 决定的时间常数变小,从而使信号(脉搏波)传递加快,因此在脉搏波速度与血压之间可建立一定的函数关系,通过测量脉搏波的传导速度,即可实现对人体血压进行无创连续测量。其结构如图 9 - 4 - 7 所示。

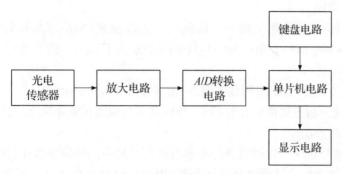

图 9 - 4 - 7　无创连续血压测量原理框图

工作原理如下:

光电传感器采集测量信号,经放大电路滤波和放大后,输入 A/D 转换电路,转换以后的数字信号进入单片机进行相应的运算,最后以 mmHg 的单位显示被测血压值。单片机系统可以满足被测电量数据与血压数据换算功能的要求。

考虑到动脉壁的弹性因人而异,在利用脉搏波传递时间估算特定个体的血压之前,应该首先获得被测个体的特征参数。因此,仪器初始化时应对其进行定标。

三、数据分析法建模

数据分析法也是在医学仪器设计中最常用的建模方法之一。

由于生命系统是复杂系统,对于其表象,有时难以用理论分析直接推导其规律,加之对系统结构的性质不清楚,亦不便于类比分析。但是,若有一定量的能表征系统规律、描述系统状态的实验数据可以使用,则往往可用回归分析等方法,建立系统的数学模型。此外,对模型的验证往往也可借助数据分析法。

【建模案例:心率变异性分析】

心率变异性(heart rate variability,HRV)是指逐次心动周期之间的微小时间变异数,HRV 一般用 $R-R$ 间期来描述,也可以用瞬时心率描述。健康人在静息状态下呈现出 $R-R$ 间期的周期性变化是由于交感神经和迷走神经随呼吸和血压等因素发生改变所致,心率微小的涨落在某种意义下反映产生 HRV 的生理系统的状态。当患某些疾病时,会出现新陈代谢异常,神经系统及体液的内在平衡调节机制被打破,导致 HRV 发生一定的改变。HRV 分析就是通过对心率微小涨落的变换和处理以获取心血管系统、自主神经系统等有关信息的信号的分析过程,它对于大多数心血管疾病及其他相关疾病的早期诊断、治疗及预后评价等都有着重要意义。

1. 心率变异性常见分析方法

目前,对 HRV 的分析有很多种方法,总体而言,可以分为两大类:一种是线性分析法,另种是非线性分析法。其中,线性分析法又可分为统计学方法(时域分析法)、谱分析法(频域分析法)和传递函数分析法;非线性分析法又可分为 Poincare 映射图法、分数维法、复杂度分析法和非线性动力学分析法等。

（1）时域分析方法

HRV 的时域分析方法主要建立在统计学方法和几何学方法的基础上。对于短时分析主要采用了如下指标。

时域分析指标：平均心率平均 $R-R$ 间期极差标准差（$SDNN$）、相邻间期差的标准差（$SDSD$）、相邻间期差的均方根（$rMSSD$）、邻间期差大于 50 ms 的个数（$NN50$）、$NN50$ 占总的间期数的百分比（$PNN50$）。

几何学分析指标：$R-R$ 间期直方图、三角指数（triangle index）。

HRV 的时域分析方法由于计算简单、指标意义直观而被临床医学广泛接受。

（2）频域分析方法

HRV 的频域分析法可以把复杂的心率波动信号按不同频段来描述其能量的分布情况，把各种生理因素的作用适量分离开进行分析，因而比时域分析法具有更高的准确性和灵敏度。频域分析法主要有 Welch 法和自回归（AR）模型等方法。用频域分析方法计算的参数有总功率（TP）、低频功率（LF）、高频功率（HF）、两个频率范围内总功率的比值（LF/HF）、归一化的 LF 和 HF。

（3）非线性分析方法

HRV 的非线性分析方法主要有关联维数（correlation dimension）D、近似熵（approximate entropy）E、Lyapunov 指数（Lyapunov exponent）L 等 3 个相互独立的非线性动力学方法；此外还有 $R-R$ 间期散点图和 $R-R$ 间期差值散点图，便于定性直观地分析 HRV 信号。

散点图方法采用 $\Delta RR(n+1)$ 和 $\Delta RR(n)$ 图形代表 3 个连续的 $R-R$ 间期变异性之间的关联，主要用于分析外界因素对窦性节律的影响。D 主要反映了产生 HRV 信号的非线性心脏系统的复杂性，表示用多少过去值可以预测信号的未来值，维数高说明需要较多过去值或随机影响起作用。E 表示了 HRV 信号的可预测性，即在已给过去值的条件下能较好地预测信号的未来值。对规则信号，$E=0$；对随机信号，$E=\infty$；对于确定性混沌信号，$E>0$；E 越大，信号越难预测。L 是与 HRV 信号的混沌程度相关的，指数越大，混沌程度越大。

由于影响 HRV 的各种生理和病理因素常常具有突变性，对 HRV 的分析应该采用非线性动力学分析法。然而，为进一步寻找 HRV 的非线性动力学参数，就必须深入分析相空间状态点的分布结构，并具有描述反映系统动力学演变的相空间状态点运动统计学等知识，这些都严重地制约了其实际应用水平，但不能否认非线性动力学分析法的巨大潜力。而线性分析法拥有其完善健全的数学分析体系，具备了强大的理论支持；而且由于在采集心率的过程中，患者所处的内外环境大多是相当稳定的，HRV 发生突变的可能性并不是很大，因此线性分析法仍不失为当前 HRV 分析的有效手段之一。

2. HRV 的自回归（AR）模型方法

AR 模型是一种参数分析方法，与其他模型相比具有计算上的优点：可用于短数据谱分析，有较高的谱分辨率，谱峰识别准，可得出平滑的谱估计曲线。AR 模型实际上是一个系数按最小均方误差原则估计出的模型，它是个全极点模型，其传递函数为

$$H(z) = \frac{1}{1 + \sum_{k=1}^{p} a_k z^{-k}} \qquad (9-4-12)$$

随机序列 $x(n)$ 的 AR 模型是

$$x(n) = -\sum^{p} a_k x(n-k) + u(n) \qquad (9-4-13)$$

式中，$u(n)$ 为一个方差为的白噪声序列。AR 模型待求的参数为激励白噪声的方差 σ^2，系数 $a_1, a_2, \cdots, a_p$ 和阶次 p。

AR 模型估计的功率谱为

$$S_{AR}(\mathrm{e}^{\mathrm{j}\omega}) = \frac{E_p}{\left| 1 + \sum_{k=1}^{p} a_k \mathrm{e}^{-\mathrm{j}\omega k} \right|^2} \qquad (9-4-14)$$

计算 AR 模型的参数有几种方法，其中 Marple 算法不受 $L-D$ 算法的约束，是严格意义上的最小二乘法。

AR 模型分析法的基本步骤如下：

（1）记录心电信号。

（2）用斜率值法进行 R 波识别计算逐次心跳的 $R-R$ 间期，以心跳次数为横坐标、心电图中 $R-R$ 间期的大小为纵坐标，得到心率图。

（3）心率图中 $R-R$ 间期随心跳次数的变化可看作一种随机信号，对这种随机信号进行谱分析，可得 HRV 谱。

（4）进行谱分解，分组归类，计算出各组分的功率（高频组分 HF：0.4～0.15 Hz；低频组分 LF：0.15～0.03 Hz；甚低频组分 VLF：0.03 Hz 以下，以及 LF/HF 比值），对各组分进行比较，并作临床意义分析。

同样，可根据得到的心率图进行时域分析。其统计学方法指标如下：

$$SDNN = \sqrt{\frac{1}{N} \sum_{i=1}^{N} (RR_i - \overline{RR})^2} \qquad (9-4-15)$$

式中 $SDNN$ 为正常 $R-R$ 间期的标准差，ms；N 为指定时间内心搏总数；RR_i 为第 i 个 $R-R$ 间期；RR 为指定时间内正常 $R-R$ 间期的平均值。

$$rMSSD = \sqrt{\frac{1}{N-1} \sum_{i=1}^{N-1} (RR_{i+1} - RR_i)^2} \qquad (9-4-16)$$

式中，$rMSSD$ 为相邻两个 $R-R$ 间期差值的均方根，ms。同样可以得到 $SDSD$、$NN50$ 和 $PNN50$。

3. 分析系统设计

根据上述时域分析（统计学）方法和频域分析（自回归模型）方法可知 HRV 分析系统设计只要能够完成相关参量计算，就可以实现心率变异性分析。

本设计采用线性分析方法实现 HRV 分析，其系统组成框图如图 9-4-8 所示。工作原理如下：采集心电信号（ECG），形成、记录数字化心电信号；对原始心电信号进行滤波；检测已滤波除噪后心电信号的 R 波，获得 $R-R$ 间期序列；对 $R-R$ 间期序列，即心率变异信号进行时域、频域线性分析；显示输出结果。

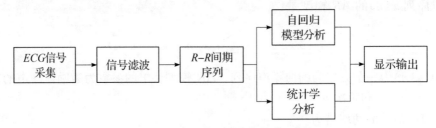

图 9-4-8　HRV 分析系统组成框图

下面对采集的 6 个成人的 HRV 数据进行线性分析，表 9-4-1 列出了 LF、HF、LF/HF、SDNN、rMSSD 几个频域、时域指标的结果。该结果包含有丰富的生理信息，对于临床病理生理分析有重大的意义。

表 9-4-1　HRV 数据分析表

ID	性别	年龄	R-R 间期总数/个	LF （ms²）	HF （ms²）	$\dfrac{LF}{HF}$	SDNN （ms）	rMSSD （ms）
1	男	33	2 471	202.13	195.11	1.036	38.698	17.41
2	男	31	2 048	213.60	226.51	0.943	44.068	25.82
3	女	44	1 897	195.73	201.37	0.972	44.101	23.07
4	男	54	2 028	166.57	168.42	0.989	33.187	15.51
5	女	52	1 919	161.75	174.68	0.926	29.737	20.19
6	男	63	2 674	146.19	129.14	1.132	21.989	9.436

甚低频（VLF）：它们可以用来解释与热量调节相关机制，还有血管紧张酶以及其他体液调节机制。

低频（LF）：这个节律通常以 0.1 Hz 为中心，交感神经和副交感神经都涉及这一活动。功率的增长通常被认为是交感神经活动的结果（精神紧张、脑出血、冠状动脉堵塞等），因此低频功率的增加通常是交感神经兴奋的标志。

高频（HF）：这一频段与呼吸频率相一致，与胸内的变化和呼吸运动引起的机械变动相关，一般认为由心脏上的迷走神经调节，通常被认为是副交感神经兴奋的标志。

rMSSD：反映副交感神经活动。

SDNN：反映总自主神经活动。

一般情况下甚低频成分比较复杂，临床机制还没有充分了解，因此通常比较 LF 和 HF 频率成分。当低频成分增加，高频成分减少，两者成负相关关系，而两者的变动与交感—副交感神经平衡相一致，因此，可以通过单独调节低频功率或高频功率，找到一个合适的 LF/HF 值，从而定量地调节交感神经和副交感神经的平衡，为临床保健和治疗提供理论依据。

9.5　生物医学仪器的设计原则与步骤

医学仪器设计是一项复杂的系统工程。一般地,设计者是按照预期目标和确定的原理进行设计与实现的;如果没有确定原理可用,就要按照上节所述的生理系统的建模方法进行建模仿真和预实现,在此基础上再进行后续设计。由于设计生物医学仪器时会受到许多因素的影响,有些因素来自主观要求,有些因素是客观存在,因而在设计时要遵循一些设计原则和设计步骤。

9.5.1　医学电子仪器设计原则

1. 市场需求原则

任何医学电子仪器设计必须有市场需求。这个市场需求可以是当前迫切的,也可以是潜在的。市场调研是医学电子仪器立项开发的最初阶段,是设计立项的源头,只有充分的市场调研,获得真实的市场需求,后续的产品开发才有目标,产品定位才清楚,市场策略才清晰。这是迈向产品研发成功的关键因素之一。

2. 技术可行性原则

技术可行性分析是针对要开发的医学电子仪器而进行关键技术的可实现性分析。任何医学电子仪器的开发需要明确整个开发过程的受控,其中的关键技术可行与否是影响"受控"的最大因素,必须在正式启动这个产品项目之前明确这些关键技术的可行性,从而降低产品开发的技术风险,确保整个开发过程的完全受控。

3. 预期应用原则

医学电子仪器的预期应用必须是明确的,是治疗产品、诊断产品还是兼有治疗与诊断功能的综合产品,是针对成人、小儿或新生儿还是针对上述的全部对象,是针对中国国内市场、欧洲市场或北美市场还是针对上述的全部市场等,从而更加明确产品的市场定位。

4. 标准与法规符合原则

医学电子仪器的设计一定是针对预期应用和预期目标市场需求的,因而需要满足所预期市场的标准与法规要求。任何医疗器械的应用市场及区域都会受到当地政府的监督和管理,而标准与法规则是监管的手段,也是相关产品进入相应市场的基本需求来源,需要在产品立项时明确。

5. 设计过程管理原则

医学电子仪器设计是一个分阶段的过程设计,每个阶段都应有设计的输入、输出和里程碑节点,以及完成的里程碑,要求有明确的设计文档和审核记录,确保整个设计过程受控。

6. 投入、产出的赢利原则

医学电子仪器的开发是需要投入的,赢利是确保投资方获得收益的基本要求。在市场的分析中必须给出充分的理由说明产出,以及在预见的时间内产出与投入的效益率,计算出预期的可能赢利。

9.5.2　医学电子仪器设计过程

1. 策划阶段

定义产品,主要进行市场调研、技术可行性分析、立项说明、产品规格定义、产品方案设计以及开发计划等的说明。里程碑输出产品规格定义书、技术可行性分析书、商业计划书以及立项说明书等。

2. 详细设计阶段

详细设计产品,主要进行风险分析、硬件详细设计、软件详细设计、机械详细设计、计算与控制方法的详细设计以及相关详细设计的测量方案设计,可以根据项目的大小进行进一步的分解,进行逐个子板的上述设计,里程碑输出风险分析报告、系统设计方案、硬件设计方案、软件设计方案、机械设计方案以及对应的详细设计说明和相关设计的测试等。

3. 集成与验证阶段

产品的分层集成以及整机集成与验证,主要是进行各级的集成测试、整机验证方案设计、整机验证报告、标准符合性测试以及产品的风险评估等。里程碑输出产品的验证方案、验证报告、标准符合性报告、产品使用说明和风险管理报告等。

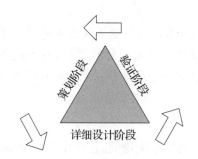

图 9-5-1　主要的研发过程框图

图 9-5-1 说明可靠设计的三阶段设计原则以及相互的关联性,主要工作是由研发承担的。实际上后面介绍的工程化和维护阶段也属于验证阶段的拓展,研发需要继续介入,并将其中的问题及更改需求反馈给承担设计的人员进行更改,同样也符合上述的三阶段设计原则。

4. 工程化及小批量制造阶段

进行工程样机和小批量制作,由制造部门根据研发所提供的技术文件组织工程样机及小批量制造,对于原材料的可采购性、自动化测试工装易用性、各类板卡的可制造性、整机的可制造性进行评估,完成最终的产品制造工艺的确认,正式转入批量生产。里程碑输出工程化制造文件、小批量制造说明等。

5. 销售与维护阶段

产品进入市场,销售与客服部门将对客户进行完整的培训,紧密跟踪产品在客户端的使用情况并及时通报,总结需求规律,提出进一步的改进建议,维护产品的生命周期。

9.5.3 新产品转化流程

现代医学电子仪器设计是理、工、医多学科知识高度综合和交叉运用的过程,同时由于其作用对象是人这一特殊性,从产品设计到最终上市使用需要经过监管部门的审批,因此在充分考虑上述基本设计原则和过程的基础上,一般应按下列步骤进行设计并向药品监督管理部门申报产品注册证。

1. 生理模型的构建

这是医学仪器设计的第一步,也是最关键的一步,它决定了医学仪器的工作原理。在充分分析所要设计的仪器需要完成的功能的基础上(即对生理、病理、生化、解剖等相关知识分析),根据物理、化学、数学和生物医学的基本理论,或对实验所获得数据的统计分析,构建设计目标的数学模型(或物理模型,或描述模型),并提出应达到的技术参数指标。

2. 系统设计

根据构建的生理模型和技术指标,在充分考虑设计原则的基础上,进行产品的结构设计,包括系统的总体结构框图、各部分的结构图及软件设计流程图设计。

3. 实验样机设计

实验样机设计包括了仪器的软硬件设计、工艺设计、电气安全设计、电磁兼容性设计、生物相容性设计。在完成以上设计的基础上制作实验样机,并对样机进行技术参数和安全性能的测试。各项指标应满足设计要求,如果样机性能指标达不到设计要求,应对样机进行改进和完善,直至满足设计指标要求。

4. 动物实验研究

一般地,在样机(最少两台)制作完成后,在进入临床实验前应进行充分的动物实验,动物实验的目的有两个方面,一是检验样机的安全性(包括样机本身的技术指标、电气安全、生物安全、可靠性和操作性能等),另一个是有效性检验(包括临床疗效、生理参数测量的准确性等),并将实验结果反馈到上面的1~3步骤中。

5. 产品注册

(1)医疗器械分类管理

医疗器械按照风险程度由低到高,管理类别依次分为第一类、第二类和第三类。第一类医疗器械实行备案管理。第二类、第三类医疗器械实行注册管理。境内第一类医疗器械备案,备案人向设区的市级药品监督管理部门提交备案资料。境内第二类医疗器械由省、自治区、直辖市药品监督管理部门审查、批准后发给医疗器械注册证。境内第三类医疗器械由国家药品监督管理局审查、批准后发给医疗器械注册证。进口第一类医疗器械备案,备案人向国家药品监督管理局提交备案资料。进口第二类、第三类医疗器械由国家药品监督管理局审查、批准后发给医疗器械注册证。香港、澳门、台湾地区医疗器械的注册、备案,参照进口医疗器械办理。医疗器械产品可根据国家药品监督管理局公布的分类目录确定分类,对于分类目录中没有的新产品,应向食品药品监管部门申请分类界定,确定所属管理类别。

(2)型式试验

根据《医疗器械注册管理办法》要求,申请人或者备案人应当编制拟注册或者备案医疗器械的产品技术要求,产品技术要求可根据医疗器械相关标准要求进行编写。第一类医疗器械的产品技术要求由备案人办理备案时提交药品监督管理部门。第二类、第三类医疗器械的产品技术要求由药品监督管理部门在批准注册时予以核准。产品技术要求主要包括医疗器械成品的性能指标和检验方法,其中性能指标是指可进行客观判定的成品的功能性、安全性指标以及与质量控制相关的其他指标。在中国上市的医疗器械应当符合经注册核准或者备案的产品技术要求。申请第二类、第三类医疗器械注册,应当提供产品检测报告,产品注册申请资料中的产品检验报告可以是注册申请人的自检报告或者委托有资质的医疗器械检验机构出具的检验报告。办理第一类医疗器械备案的,备案人可以提交产品自检报告。型式试验检测根据产品技术要求进行,主要包括产品性能、电气安全、电磁兼容、生物相容性等方面的检测,其主要目的是确保产品的安全可靠性。

(3) 临床评价

注册检验样品的生产应当符合医疗器械质量管理体系的相关要求,注册检验合格的方可进行临床试验或者申请注册。根据《医疗器械临床试验质量管理规范》开展临床试验。医疗器械临床评价是指申请人或者备案人通过临床文献资料、临床经验数据、临床试验等信息,对产品是否满足使用要求或者适用范围进行确认的过程。需要进行临床试验的,提交的临床评价资料应当包括临床试验方案和临床试验报告。办理第一类医疗器械备案,不需进行临床试验。申请第二类、第三类医疗器械注册,应当进行临床试验。

有下列情形之一的,可以免于临床试验:

① 工作机理明确、设计定型,生产工艺成熟已上市的同品种医疗器械,临床应用多年,且无严重不良事件记录,不改变常规用途的;

② 通过非临床评价能够证明该医疗器械安全、有效的;

③ 通过对同品种医疗器械临床试验或者临床使用获得的数据进行分析评价,能够证明该医疗器械安全、有效的。

免于临床试验的医疗器械目录由国家药品监督管理局制定、调整并公布。未列入免于临床试验的医疗器械目录的产品,通过对同品种医疗器械临床试验或者临床使用获得的数据进行分析评价,能够证明该医疗器械安全、有效的,申请人可以在申报注册时予以说明,并提交相关证明资料。

(4) 产品注册

申请医疗器械注册,申请人应当按照相关要求向药品监督管理部门报送申报资料。申报资料主要包括:注册申请表、产品说明书和标签样稿、产品检验报告、临床评价资料(若需要进行临床试验)、产品风险分析资料、产品技术要求等。受理注册申请的药品监督管理部门应当自受理之日起 3 个工作日内将申报资料转交技术审评机构。境内第二类、第三类医疗器械注册质量管理体系核查,由省、自治区、直辖市药品监督管理部门开展,其中境内第三类医疗器械注册质量管理体系核查,由国家药品监督管理局技术审评机构通知相应省、自治区、直辖市药品监督管理部门开展核查,必要时参与核查。受理注册申请的药品监督管理部门应当在技术审评结束后 20 个工作日内作出决定。对符合安全、有效要求的,准予注册,自作出审批决定之日起 10 个工作日内发给医疗器械注册证,经过核准的产品技术要求以附件形式发给申请人。对不予注册的,应当书面说明理由,并同时告知申请人享有申请复审和依法申请行政复议或者提起行政诉讼的权利。医疗器械注册证有效期为 5 年。

习题

1. 用框图说明医学仪器的基本结构并简要说明各部分功能。
2. 医学仪器的主要技术特性是什么？
3. 医学仪器有哪些特殊性？
4. 数学模型、物理模型和描述模型三种模型在医学仪器设计中均起重要作用。试举一种常用医学仪器并指出其设计所基于的模型类别。
5. 简述医学电子仪器的设计原则与步骤。
6. 我国医疗器械是如何进行分类管理的？
7. 简述我国医疗器械注册流程。
8. 文献调研：医学仪器发展的最新进展。

【微信扫码】
参考答案 & 相关资源

参考文献

［1］邱关源原著,罗先觉主编. 电路［M］. 6 版. 北京:高等教育出版社,2022.

［2］童诗白,华成英原著,华成英主编. 模拟电子技术基础［M］. 6 版. 北京:高等教育出版社,2023.

［3］刘鸿莲. 医用电子学［M］. 北京:人民卫生出版社,2004.

［4］史学军,陆峰,张宇飞,李娟. 电路与模拟电子技术［M］. 北京:人民邮电出版社,2024.

［5］杜慧茜,马志峰,邓小英,吴琼之. 电路与模拟电子技术基础［M］. 北京:清华大学出版社,2023.

［6］Neamen D A. *Microelectronics Circuit Analysis and Design*［M］. 4th ed. 北京:清华大学出版社,2018.

［7］Nilsoin J,Ried S. *Electric Circuits*［M］. 10th ed. 北京:电子工业出版社,2017.

［8］王松林,吴大正,李小平,王辉. 电路基础［M］. 4 版. 西安:电子科技大学出版社,2023.

［9］孙肖子. 模拟电子电路及技术基础［M］. 3 版. 西安:电子科技大学出版社,2023.

［10］翟安边. 电子电路——分析与设计［M］. 武汉:华中科技大学出版社,2010.